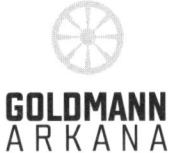

GOLDMANN
ARKANA

VIDYAMALA BURCH

Gut leben trotz Schmerz und Krankheit

Der achtsame Weg, sich vom Leiden zu befreien

Aus dem Englischen von Andrea Panster

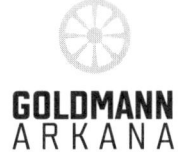

Die englische Originalausgabe erschien 2008 unter dem Titel »Living Well with Pain & Illness. The Mindful Way to Free Yourself from Suffering« bei Piatkus Books, London, UK.

HINWEIS
Die in diesem Buch vorgestellten Methoden und Techniken können parallel zu einer medizinischen Behandlung angewandt werden. Sie sollen diese aber nicht ersetzen. Wer unter ungeklärten Schmerzen oder anderen beunruhigenden Symptomen leidet, sollte den Rat eines qualifizierten Arztes oder Therapeuten einholen.

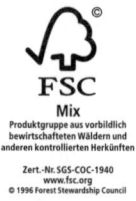

Verlagsgruppe Random House FSC-DEU-0100
Das FSC-zertifizierte Papier *EOS* für dieses Buch liefert Salzer, St. Pölten.

1. Auflage
Deutsche Erstausgabe
© 2009 der deutschsprachigen Ausgabe
Arkana, München
in der Verlagsgruppe Random House GmbH
© 2008 der Originalausgabe Vidyamala Burch
Lektorat: Claudia Göbel
Satz: EDV-Fotosatz Huber/Verlagsservice G. Pfeifer, Germering
Druck und Bindung: GGP Media GmbH, Pößneck
Printed in Germany
978-3-442-33849-8
www.arkana-verlag.de

Sieh nicht zurück, mein Freund,
Keiner weiß, wie die Welt begann.
Fürchte die Zukunft nicht, nichts währt ewig.
Weilst du in der Vergangenheit oder der Zukunft,
entgeht dir der Augenblick.
Rumi[1]

Inhalt

Vorwort von Dr. Amanda de C. Williams.   11
Einleitung: So arbeiten Sie mit diesem Buch   17

Erster Teil: Ein neues Verhältnis zum Schmerz

1 Mein Weg hierher   25
Primäres und sekundäres Leid   31
Achtsamkeitsbasiertes Schmerzmanagement und
das breathworks-Programm   32

2 Was ist Schmerz?   35
Akuter und chronischer Schmerz   36
Der Forschungsstand zu chronischem Schmerz   39
Mit dem Schmerz arbeiten   42

3 Die zwei Pfeile   44
Abblocken und Ertrinken   49
Die kluge Antwort   52

Zweiter Teil: Achtsamkeit und Heilung

4 Erkundung der Achtsamkeit   61
Die Wurzeln der Achtsamkeit   63
Die Achtsamkeit erkunden   65
Menschlichkeit und Mitgefühl   73
Wie man den Schmerz auf den Kopf stellt und von
innen nach außen kehrt   74
Gegenseitige Verbundenheit und Güte   77

5 Die breathworks-Methode der fünf Schritte der Achtsamkeit. ... 79
Schritt 1: Am Anfang steht die Achtsamkeit. ... 80
Schritt 2: Sich auf das Unangenehme zubewegen ... 81
Schritt 3: Das Angenehme suchen ... 85
Schritt 4: Das Gewahrsein ausdehnen, um ein größeres Gefäß zu werden, und Gleichmut pflegen. ... 88
Schritt 5: Auswählen – dem Schmerz begegnen, statt darauf zu reagieren ... 92
Besonderheiten bei der Achtsamkeitspraxis mit Krankheit und Schmerz. ... 95

6 Heilung, Ganzheit, Heilverfahren ... 98
Mein Weg zur Ganzheit. ... 101

Dritter Teil: Rückkehr in den Körper

7 Der Atem. ... 111
Rehabilitation durch Körperbewusstsein ... 111
Was ist der Atem? ... 112
Forschergeist. ... 119
Die optimale Ganzkörperatmung ... 121

8 Die achtsame Bewegung ... 128
Achtsame Bewegungen im Liegen ... 137
Achtsame Bewegungen im Sitzen ... 146

Vierter Teil: Einführung in die Meditation

9 Was ist Meditation? ... 159
Sich in der Meditation üben. ... 160
Die Meditation und das westliche Gesundheitswesen. . 161
Der breathworks-Meditationsansatz ... 163
»Innehalten« und »Sehen« ... 165

10 Die richtige Einstellung 169
Drei wichtige Faktoren: Absicht, Aufmerksamkeit
und Interesse 173
Allgemeine Meditationshinweise 181

11 Mit Schmerzen meditieren 185
Mit starken körperlichen Schmerzen oder Unbehagen
arbeiten 185
Die Einstellung zu Schmerz und Meditation 188
Der Schmerz kann zur geistigen Sammlung genutzt
werden 193

Fünfter Teil: Meditationspraxis

12 Vorbereitung 197
Körperhaltung 197
Regelmäßigkeit 205
Ihr persönlicher Übungsplan 206
Übungsdauer 207
Umgebung 207

13 Körper-Scan 209
Das Gewahrsein im Körper verankern 211
Die Methode 211
Wege durch den Körper 212
Veränderung durch Gewahrsein 217
Loslassen, sich überlassen, zulassen 217
Den Atem nutzen 219
Körper und Geist 220
Häufige Schwierigkeiten beim Körper-Scan 221

14 Im Rhythmus des Atems 226
Die Übung 227
Die Übungsstruktur 232
Eingehendere Beschäftigung mit der Übung 234

15 Liebevolles Gewahrsein 238
Die Übung. 238
Die Übungselemente 246

16 Vom Umgang mit Gedanken und Gefühlen 250
1. Mit den Gedanken umgehen 250
2. Gefühle – von der Arbeit mit starken Emotionen ... 259

Sechster Teil: Stete Achtsamkeit

17 Achtsamkeit im Alltag 267
Bringen Sie Ihre Ziele mit Ihrer Wirklichkeit in
Einklang 267
Der Kreislauf aus Aufschwung und Zusammenbruch. . 269
Die Drei-Minuten-Atempause 274
Achten Sie auf Ernährung und Schlaf. 276
Umgehen Sie die Schlaglöcher auf Ihrem Weg 277
Autobiografie in fünf Kapiteln. 278

18 Am Ball bleiben. 280
Das Leben gibt den Ton an 280
Die Reise geht weiter. 283

Anhang 1: Übungsplan 285

**Anhang 2: Tagebuch angenehmer und
unangenehmer Ereignisse.** 287

Anhang 3: Wenn Sie mehr wissen wollen 292
Hilfsmittel und Formen der Unterstützung. 292
Wenn Sie Ihre Meditationspraxis vertiefen möchten. . . 294

Danksagung 299
Anmerkungen 303
Weiterführende Literatur...................... 314

Vorwort

Der Schmerz ist eine universelle Erfahrung. Trotz dieser Vertrautheit gibt es vieles, was wir nicht verstehen und wofür es fast keine angemessenen Konzepte gibt. Ich beschäftige mich seit mehr als zwanzig Jahren mit dem Phänomen Schmerz, wobei ich Methoden aus der kognitiven Verhaltenstherapie anwende und meist mit Gruppen arbeite. Darüber hinaus habe ich mit meinen Erkenntnissen zur Forschungsliteratur über die Wirksamkeit der kognitiven Verhaltenstherapie beigetragen. Ich lerne sehr viel von den Tausenden von Patienten, die im Londoner Krankenhaus »Guy's and St. Thomas« in der Abteilung für Schmerzmanagement behandelt werden, deren Forschungen ich leite, aber auch aus der Beschäftigung mit den Fachveröffentlichungen und Forschungsergebnissen. Als ich Vidyamala Burch und die in diesem Buch beschriebene Arbeit kennenlernte, wurde meine Vorstellung von der Psychologie des Schmerzes allerdings um eine neue Dimension erweitert.

Die meisten Schwierigkeiten bei der Begriffsfindung im Bereich des Schmerzes entstehen aus dem tiefen Dualismus des westlichen Denkens. Danach schwebt ein unabhängiger Geist frei umher und beobachtet und ordnet den Körper, in dem er offiziell zu Hause ist. Ein solches Denken sorgt für Verwirrung und untergräbt ein ganzheitliches Verständnis des Menschen. Wenn wir auch nichtwestliche Philosophien berücksichtigen, finden wir möglicherweise effektivere Möglichkeiten, die höchst komplexen und immer wiederkehrenden Vorgänge – natürlich etwas vereinfacht – darzustellen, die der Schmerzerfahrung zu Grunde liegen. Das Buch *Gut leben trotz Schmerz und Krankheit* bedient sich einiger dieser Vorstellungen und der damit verbundenen Methoden sowie Grundeinstellungen.

Es überträgt sie auf die Probleme von Menschen, die mit Schmerzen leben müssen. Dies geschieht auf eine zutiefst inspirierende und zugleich durch und durch praktische Art und Weise. Dieses Buch ist ein Paradebeispiel für wissenschaftliche Neugier, Verantwortungsbewusstsein, Ehrlichkeit und den Wunsch, die neuesten Erkenntnisse zu Grunde zu legen. Gerade diese Einstellung unterscheidet die theoretische und praktische Anwendung der Achtsamkeit sowie diverser Meditationsmethoden im Bereich des Schmerzmanagements von vielen anderen alternativen und ergänzenden Behandlungsmethoden, denen sie bisweilen zugeordnet wird.

Schmerzen sind das Signal eines höchst effizienten Warnsystems. Es schlägt sofort Alarm und beansprucht unsere Aufmerksamkeit. Dieses System soll nicht nur vor äußeren Gefahren warnen. Vielmehr handelt es sich um ein Gleichgewicht zwischen den Signalen, die uns mitteilen, was in- und außerhalb unseres Körpers geschieht, und dem, was unser Gehirn als wichtig und beachtenswert einstuft. Es kann wie jedes komplexe System aus dem Tritt geraten. Es schlägt falschen Alarm, verstärkt Schmerzen, überschätzt Bedrohungen und lenkt die Aufmerksamkeit auf einen Schmerz, der bereits allzu vertraut ist. Diese Empfindungen sind vollkommen real. Aber man hat etwas Spielraum, sodass man sich von der Bedrohung, der Qual und dem Nachdruck der Schmerzerfahrung lösen kann. Zusammenfassend könnte man sagen, dass sich das Verhältnis zum Schmerz verändert.

Ich habe Vidyamala Burch im Jahr 2004 kennengelernt, ein paar Jahre, nachdem sie mir geschrieben hatte. Sie wollte wissen, wie sie die Qualität ihrer Arbeit bei breathworks am besten prüfen könne, und mir ihre Erkenntnisse im Bereich des Schmerzmanagements mitteilen. Ihr Ansatz ist vorbildlich: Es genügt nicht, sich selbst davon zu überzeugen, dass die eigene Methode funktioniert – man braucht Beweise. Der Antrieb für ihre Arbeit sind ihre Patienten und ihre eigene wissenschaftliche Neugier. Sie sprach ebenso leidenschaftlich von ihrer Arbeit wie davon, dass sie die Wirksamkeit ihrer Methode sowohl den Patienten gegenüber als auch im weiteren Feld der Schmerztherapie beweisen wollte.

Inzwischen häufen sich die Nachweise für den Erfolg eines derartigen Schmerzmanagements. Eine der ersten Studien zur Achtsamkeit stammt von Jon Kabat-Zinn und seiner Gruppe[1]. Daran nahmen auch Menschen mit chronischen oder Dauerschmerzen teil. Eine Forschungsliteratur entwickelte sich allerdings erst Jahrzehnte später, vor allem auf der Grundlage der Studien des Zentrums für Schmerztherapie an der Rheumaklinik in Bath[2]. Vidyamala Burch und ihre Kollegen hatten von Anfang an eine vernünftige Einstellung zur Beurteilung ihrer Arbeit. Dies zeigte sich auch in ihren Bemühungen zu verstehen, auf welche Weise die Achtsamkeit die Schmerzerfahrung sowie die Wirkung von Schmerzen auf den Menschen verändert. Vidyamala Burch erinnert uns daran, dass der Begriff »Rehabilitation« die Bedeutung »wieder bewohnen, wieder zu Hause sein« hat. Die in diesem Buch beschriebenen Methoden helfen Menschen mit chronischen Schmerzen, wieder harmonischer und mit mehr Leichtigkeit in ihrem Körper zu wohnen, ganz gleich, wie schmerzhaft er sich anfühlt, statt gegen ihn anzukämpfen oder seine Botschaften ausblenden zu wollen.

Menschen mit Schmerzen werden in der medizinischen Literatur viel zu häufig als inaktiv, vermeidend, vorsichtig und zurückgezogen beschrieben. Sie selbst bezeichnen ihre Erfahrung als »Kampf gegen den Schmerz« oder den Versuch, »nicht vor dem Schmerz zu kapitulieren«. Aber sie können nicht »gewinnen« und meist empfinden sie ihr Leben als ein einziges Schlachtfeld. Dieses Buch dagegen zeigt, wie man Frieden mit dem Schmerz schließt, wie man ihn versteht und Berührungspunkte findet – und sogar mit ihm arbeiten kann. Es enthält nicht nur hilfreiche Schilderungen und eine Darstellung der Meditation sowie verwandter Methoden im Hinblick auf dauerhafte Schmerzen. Es finden sich darin auch ehrliche Worte, wie man den eigenen Widerstand und das verdrehte Denken überwindet, sowie wohlbedachte Kapitel über die richtige Körperhaltung bei Schmerzen. Vidyamala Burch schreibt ehrlich über die Schwierigkeiten, die der Schmerz mit sich bringt (sie schrieb das Buch in genau eingeteilten Arbeitsetappen am Computer, da ihre Schmerzen im Sitzen stetig zunehmen und die Sitzdauer begrenzen). Sie zeigt Akzeptanz und Güte, statt falschen Trost zu spenden. Die eigenen Kämpfe schildert sie mit Humor, Wärme und Verständnis und bringt diese Haltung auch den Geschichten anderer entgegen.

Dies ist eines der großzügigsten und mitfühlendsten Bücher, die ich kenne. Wer offen ist, wird zwangsläufig etwas daraus lernen. Leser mit und ohne Schmerzen werden die eloquent beschriebenen Fallen erkennen, in die wir tappen, wenn wir versuchen, den Dingen auszuweichen, die wir nicht in unserem Leben haben wollen. Mit intuitiver Stimme und auf eine nachdenkliche, gründliche, aber keineswegs unkritische Weise schildert Burch Achtsamkeit und Meditation in Theorie und Praxis. Sie beschreibt die eigenen Erfahrungen, vor allem ihre Schmerzen, aber ohne jede Spur von Ichbezogenheit oder Überbewertung der eigenen Erfahrungen. Sie stellt das Leben mit dem Schmerz keineswegs als etwas Außergewöhnliches, Mystisches dar. Sie beschreibt es vielmehr als äußerst »lebendig«, geprägt durch Verbundenheit und Gewahrsein sich selbst und anderen gegenüber. In diesem Zusammenhang muss ich daran denken, welche Wirkung diese Einstellung im Jahr 2006 bei einem ausgebuchten Seminar im Rahmen eines Kongresses der Britischen Schmerzgesellschaft entfaltete. Burch und ihre Kollegen Gary Hennessey und Sona Fricker fesselten die Aufmerksamkeit von Ärzten, Physiotherapeuten, Psychologen, Krankenschwestern und anderen, als sie über ihre Arbeit sprachen, Fragen beantworteten und Achtsamkeitsübungen mit dem Publikum machten.

2001 schrieb Burch in ihrem ersten Brief an mich: »Ich liebe diese Arbeit. Die Menschen, die mir begegnen, berühren und inspirieren mich oft tief.« Genau dies zeigte sich auch im persönlichen Gespräch: der aufrichtige Wunsch, andere an ihrem Wissen teilhaben zu lassen, die Fähigkeit, die vielen kleinen Details der Kämpfe von Menschen mit chronischen Schmerzen in den größeren Zusammenhang des Schmerzes und in die verschiedenen Dimensionen der Schmerzlinderung einzuordnen, und der Drang, die qualitativ hochwertigste Hilfe anzubieten, zu der sie und ihre Kollegen fähig sind. Es scheint, als hätten Burch und ihre engsten Mitarbeiter den breathworks-Kurs und die Ressourcen aus dem Nichts erschaffen: aus ihren persönlichen Überzeugungen, ihrem Einsatz und ihrem emotionalen Engagement. Dieser Geist erfüllt auch das vorliegende Buch.

Dr. Amanda C. de C. Williams
Dozentin für klinische Gesundheitspsychologie
College der Universität London

Einleitung:
So arbeiten Sie mit diesem Buch

Im Jahr 1990 nahm ich in einem kleinen Buchladen in London ein Buch mit dem Titel *Wege durch den Tod*[1] zur Hand. Es enthält Übungen, die den Menschen helfen sollten, Krankheit und Tod in würdevollem Gewahrsein zu begegnen, indem sie sich der Erfahrung *zu*wandten. Ein Kapitel war der Arbeit mit körperlichen Schmerzen gewidmet. Ich verschlang es geradezu. Auf Grund einer Wirbelsäulenverletzung lebte ich bereits seit 14 Jahren mit ständigen Schmerzen und beim Lesen empfand ich eine enorme Erleichterung. Zum ersten Mal hatte ich einen Ansatz gefunden, von dem ich intuitiv wusste, dass er richtig war.

Ich meditierte schon seit einigen Jahren, doch dies war die erste ausführliche Anleitung, wie man mit körperlichen Schmerzen meditierte. Das Radikale, Fesselnde daran war die Botschaft, dass man sich dem Schmerz freundlich und voller Akzeptanz öffnen sollte, statt ihn immer nur besiegen und überwinden zu wollen. Ich nahm diese Worte an und begann, sie auf meine Situation zu übertragen. Ich wusste, dass die tief sitzende Gewohnheit, gegen den Schmerz anzukämpfen, ihn nur noch schlimmer machte, und wollte den Kampf einstellen.

Das vorliegende Buch ist allen Menschen gewidmet, die in der gleichen Situation sind wie jene in einen endlosen Kampf verstrickte junge Frau. Menschen, die nach neuen Möglichkeiten suchen, wie sie mit Schmerzen, Krankheit oder anderen chronischen Beschwerden leben können, unabhängig von deren Ursache. Ich habe es in der Hoffnung geschrieben, dass es Ihnen eine ebenso große Hilfe ist, wie ich sie durch das Buch *Wege durch den Tod* und andere Werke sowie die Lehrer erfahren habe, bei denen ich das Glück hatte, über insgesamt zwanzig Jahre die Achtsamkeitspraxis studieren zu können. Achtsamkeit ist eine besondere Form des Gewahrseins, die von Aufmerksamkeit geprägt ist und jedem Augenblick voller Wärme begegnet – und die mir das Leben gerettet hat. Sie zeigte mir, wie ich kreativ auf meine geistige und emotionale Verfassung eingehen kann, statt darauf zu reagieren. Ich konnte die Waffen niederlegen und mich auf eine reife, friedliche Weise mit meiner Situation abfinden. Der Schmerz ist immer noch da, aber das von dem ständigen Kampf verursachte Leid hat nachgelassen. Die Qualität meines Lebens hat sich sogar so stark verbessert, dass ich es kaum wiedererkenne.

Im Jahr 2004 rief ich mit weiteren Gründungsmitgliedern die gemeinnützige Organisation breathworks ins Leben. Sie macht Menschen, die mit Schmerzen, Krankheit und Stress leben müssen, mit achtsamkeitsbasierten Strategien bekannt. Gewöhnlich vermitteln wir die in diesem Buch vorgestellten Methoden in Gruppen mit zehn bis fünfzehn Teilnehmern. Diese kommen acht Wochen lang einmal wöchentlich zu Sitzungen zusammen. Die Menschen, die ich kennenlerne, sind mir stets eine Inspiration. Wenn sich jemand wirklichen Schwierigkeiten stellt und er keine andere Wahl hat, als tief im Inneren zu suchen, kommt oft seine seelische Stärke zum Vorschein. Während ich beobachte, wie die Teilnehmer jede Woche Zentimeter für Zentimeter in ein Leben zurückfinden, das sie lebenswert finden, lerne ich stets dazu.

Seit ich breathworks leite, werde ich immer wieder von Leuten um Arbeitsmaterialien gebeten, die keinen Kurs besuchen können, um vom Zauber der Achtsamkeit zu profitieren. Dieses Buch ist zum einen eine Antwort auf diese Bitten. Ich hoffe sehr, Sie finden es interessant und praktisch umsetzbar. Zum anderen habe ich es aus der starken Erinnerung heraus geschrieben, wie ich mich selbst vor all den Jahren fühlte, als ich mich zum ersten Mal und ohne großes Hintergrundwissen der Einsamkeit meiner Behinderung und meiner chronischen Schmerzen stellte. In den darauffolgenden Jahren habe ich viele Fehler gemacht, aber auch viele wertvolle Lektionen gelernt. Wenn dieses Buch auch nur einer Handvoll Menschen dabei hilft, ihr Leben mit Schmerz und Krankheit etwas leichter zu bewältigen, dann war es der Mühe wert.

So arbeiten Sie mit diesem Buch

Das Buch gliedert sich in verschiedene Teile. Sie legen die Prinzipien dar, die einem achtsamen Umgang mit Schmerz und Krankheit zu Grunde liegen, und bieten praktische Anleitungen und Übungen.

Prinzipien
Der erste Teil beginnt mit der Geschichte meines Lebens mit dem Schmerz. Er beschäftigt sich mit der Frage, was Schmerz ist, und schildert, wie wir mit Hilfe der Achtsamkeit ein neues Verhältnis dazu aufbauen können.
Der zweite Teil erforscht die Achtsamkeit und zeigt, wie sie Ihnen auch dann Ganzheit schenken kann, wenn Ihr Körper verletzt oder krank ist.

Praktische Anleitung
Der dritte Teil zeigt, wie Sie mithilfe des Atemgewahrseins und der achtsamen Bewegung in Ihren Körper zurückkehren können.
Der vierte Teil beschäftigt sich eingehender mit der Meditation und gibt nützliche Tipps.
Der fünfte Teil stellt drei formale Meditationsübungen vor.
Der sechste Teil zeigt, wie Sie auch im Alltag achtsam sein können.

Ich weiß aus eigener Erfahrung, wie wichtig es ist, sich in allen Lebensbereichen in Achtsamkeit zu üben. Denn wenn

Sie zwar meditieren, aber im Laufe des Tages das Gewahrsein verlieren oder den Schmerz verstärken, indem Sie sich unachtsam bewegen oder ständig in schädliche Denk- und Sprechgewohnheiten zurückfallen, schmälert das den Nutzen der Meditation. Deshalb umfasst das hier vorgestellte Achtsamkeitsprogramm alle Aspekte Ihres Lebens: Atemgewahrsein und Körperbewusstsein, achtsame Bewegung, die Veränderung Ihrer Gedanken und Gefühle durch die Meditation sowie Achtsamkeit im Alltag. Niemand ist perfekt, aber wenn Sie jedem Augenblick des Tages achtsam begegnen, wie unvollkommen er auch sein mag, wird sich Ihr Leben dramatisch verbessern.

Der Schwerpunkt dieses Buches liegt auf den körperlichen Schmerzen, aber die vorgestellten Achtsamkeitstechniken sind bei Krankheiten aller Art von Interesse. Die Methoden werden Ihnen helfen, Ihre Kräfte einzuteilen und mit Erschöpfung umzugehen, und so Ihre Lebensqualität erhöhen. Sie sind auch bei geistigen und emotionalen Problemen wie Stress, Angst und Depression von Nutzen.

Da ich selbst mit Schmerzen lebe, weiß ich, wie abschreckend ein dicker, schwerer Wälzer mit dicht beschriebenen Seiten sein kann. Deshalb hat dieses Buch ein handliches Format und ist in kurze Abschnitte gegliedert. So können Sie in Ihrem eigenen Tempo darin eintauchen und es wieder aus der Hand legen. Vielleicht möchten Sie gleich mit der Erkundung des Atems und der Bewegung im dritten Teil oder den Meditationsübungen in Teil fünf beginnen. In dem Fall werden Ihnen die anderen Kapitel ein tiefes Verständnis dessen vermitteln, was Sie da gerade tun.

Wenn man die Achtsamkeit zu einem festen Bestandteil seines Lebens machen möchte, muss man üben. Anhang 1 enthält einen Wochenplan, der Ihnen zeigt, wie Sie sich die vorgestellten Methoden systematisch aneignen können. Dies wird Ihnen helfen, den größtmöglichen Nutzen aus dem vorliegenden Programm zu ziehen und einen befriedigenden mehrwöchigen Übungsplan aufzustellen, den Sie auch auf Dauer beibehalten können.

Zusätzlich zu den im Buch enthaltenen Anweisungen sind geführte Übungen hilfreich. Ich empfehle, dass Sie begleitend zu diesem Buch die geführten Meditationen auf den CDs verwenden, die meine Kollegen von breathworks Deutschland aufgenommen haben. Sie können die Aufnahmen über unsere deutsche Internetseite www.breathworks.de bestellen. Außerdem können Sie dort das Handbuch mit den kompletten *Achtsamen Bewegungsübungen* inklusive Anleitung und das Handbuch zum Thema *Achtsamkeit im Alltag* bestellen.

Das lateinische Sprichwort »Carpe diem« bedeutet: Nutze den Tag! Oft findet man diese Einstellung gerade bei Menschen, deren Leben sich aufgrund ihres Leidens auf die bloßen Grundlagen beschränkt. Dieses Buch soll Ihnen helfen, an allen Tagen Ihres Lebens jeden Augenblick mit der ganzen Liebe zu nutzen, die Sie in Ihrem Herzen tragen.

Erster Teil

Ein neues Verhältnis zum Schmerz

1 Mein Weg hierher

Kurz nach meinem 23. Geburtstag verbrachte ich die Weihnachtsferien bei meinen Eltern in Wellington in Neuseeland. An Neujahr wurde ich frühmorgens von einem Freund geweckt, der an mein Fenster klopfte. Er war auf dem Weg nach Auckland, wo auch ich damals lebte, und bot an, mich mitzunehmen. Verkatert von der Silvesterfeier rappelte ich mich auf, hinterließ meiner Familie eine Nachricht und schlüpfte leise zur Tür hinaus. Auf dem Beifahrersitz schlief ich ein. Als ich unversehens wieder erwachte, lag ich in einem demolierten Wagen und sah Tims blutüberströmtes Gesicht vor mir. Er war am Steuer eingeschlafen und der Wagen war auf offener Strecke gegen einen Telegrafenmasten geprallt. Meine Schulter, mein Hals und mein Arm taten weh ... Und mein Rücken schmerzte fürchterlich. Ich erinnere mich nicht nur an den Schmerz, sondern auch an die Geräusche im Wagen. Ich vernahm nicht nur Tims Klagen. Da war auch noch etwas anderes im Hintergrund. Allmählich wurde mir klar, dass ich mich selbst schreien hörte.

Sechs Jahre vor dem Unfall hatte ich mich an der Wirbelsäule verletzt. Auf Grund einer angeborenen Wirbelsäulen-Instabilität hatte ich mir einen Wirbel gebrochen, als ich im Rahmen meiner Ausbildung zur Rettungsschwimmerin jemanden aus einem Swimmingpool gezogen hatte. Danach musste ich monatelang ein Gipskorsett tragen, mich zwei großen Operationen unterziehen und konnte fast ein Jahr lang nicht zur Schule gehen. Ich wurde zwar wieder einigermaßen gesund. Trotzdem fiel es mir schwer, mit den körperlichen Schmerzen zu leben. Und nun hatte dieser Unfall meinen geschwächten Körper geradezu zerschmettert. Ein Rettungswagen brachte uns ins Krankenhaus, wo man mir sagte, ich hätte einen Schlüsselbeinbruch, ein Schleudertrauma, eine Gehirnerschütterung und ein stark verstauchtes Handgelenk. Hinzu kamen schreckliche Rückenschmerzen. Es sollte noch zwei Jahre dauern, bis Röntgenaufnahmen ans Licht bringen würden, dass meine Wirbelsäule bei dem Unfall gebrochen war. Wenn ich je die Chance auf ein Leben ohne chronische Schmerzen gehabt hatte, war sie nun dahin. Seit dreißig Jahren ist der – manchmal sehr starke – Schmerz mein ständiger Begleiter.

Chronische Schmerzen gelten als die lautlose Epidemie der modernen Welt. Die Studie *Pain in Europe* (Schmerz in Europa) aus dem Jahr 2004 ergab, dass einer von fünf Menschen in Europa schon seit längerem mit Dauerschmerzen lebt.[1] Der Bericht beschreibt das Leben, das so viele von uns führen. Ein großer Teil fühlt sich isoliert und verzweifelt und empfindet sich als eine Last für Familie, Freunde und Kollegen. Diese Menschen haben ihren Arbeitsplatz verloren oder Depressionen bekommen auf Grund der Schmerzen, die bei jedem sechsten von ihnen manchmal sogar so schlimm waren, dass er sterben wollte. Jede dritte Person unter ihnen gab an, in jeder Minute ihres Lebens unter Schmerzen zu leiden – sieben Tage die Woche. In Nordamerika sieht es nicht anders aus: Im Jahr 2000 berichteten 83 Millionen Amerikaner, dass der Schmerz ihre Fähigkeit zu arbeiten oder an anderen Aktivitäten teilzunehmen beeinflusste.[2]

Dies ist kein Handbuch, das die medizinischen Behandlungsmöglichkeiten der Schmerzlinderung erläutert. Hier geht es vielmehr darum, was geschieht, wenn Sie sämtliche Anweisungen Ihres Arztes befolgen und der Schmerz trotzdem nicht vergeht, wie das bei Menschen mit chronischen Schmerzen der Fall ist. Kann man kreativ damit umgehen, statt in Depression und Verzweiflung zu verfallen? Mein Weg mit dem Schmerz ist eng mit der Praxis des achtsamen Gewahrseins und den buddhistischen Lehren verbunden. Diese wissen viel über die Schmerzerfahrung zu berichten und die Informationen sind klar, praktisch und auch in der heutigen Situation noch von Belang. Seit einigen Jahren gebe ich meinen Ansatz auch an andere Menschen weiter, die unter chronischen Schmerzen leiden. Bei der Vermittlung des breathworks-Programms für Schmerz- und Stressmanagement, wie wir es nennen, werde ich von Freunden unterstützt. Bevor ich diesen Ansatz erläutere, möchte ich allerdings berichten, was nach meinem Unfall geschehen ist und wie diese Erfahrung mein Leben seither beeinflusst.

Ein paar Monate nach dem Unfall begann ich wieder zu arbeiten, aber mein ganzer Rücken tat weh und ich empfand die Arbeit als körperliche und emotionale Belastung. Nach zwei Jahren zähen Ringens gab ich schließlich den Bitten meiner Mutter nach und ging noch einmal zum Arzt. Der schickte mich nach Hause und verordnete mir zwei Wochen absolute Bettruhe. Er wollte sehen, ob sich die Lage dadurch beruhigte. Ich legte mich ins Bett, und als ich endlich zur Ruhe kam, brach ich völlig zusammen. All die Jahre, in denen ich mich über die Grenzen meines Körpers hinweggesetzt hatte, forderten ihren Tribut, und ich hatte monatelang nicht die Kraft aufzustehen.

Es war eine Zeit der Abrechnung. Vor dem Unfall hatte ich in meinem Beruf als Film- und Tontechnikerin große Fortschritte gemacht und vor Abgabeterminen gelegentlich sogar die Nacht durchgearbeitet. Ich liebte meine Tätigkeit und sie gestattete es mir, mir und allen anderen vorzumachen, ich sei so fit und aktiv wie eh und je. Meine Identität war mit meiner Arbeit verknüpft. Doch nun konnte ich nicht arbeiten.

Nach mehreren Monaten Bettruhe ging es mir körperlich immer noch nicht besser und ein anderer Arzt bot an, mir Steroide zu spritzen. Nach den Injektionen bekam ich enorme Schmerzen und Probleme beim Wasserlassen. Binnen Kurzem war ich schwer krank und meine Blase versagte. Ich wurde ins Krankenhaus eingeliefert, bekam einen Katheter und wurde zur Beobachtung auf die neurochirurgische Intensivstation verlegt. Verwirrt lag ich im Bett: Die anderen Patienten erholten sich von Hirnblutungen und Tumoren. Ich hatte noch nie so kranke Menschen gesehen und bekam es mit der Angst zu tun.

Nach einer der ärztlichen Untersuchungen musste ich 24 Stunden aufrecht sitzen, um Komplikationen zu vermeiden. Ich hatte seit Monaten nicht mehr aufrecht gesessen, aber dieses Mal blieb mir keine Wahl: Ich musste da durch. In den langen Nachtstunden glaubte ich mich am Rande des Wahnsinns. Es war, als gäbe es zwei Stimmen in mir. Die eine sagte: »Ich halte das nicht aus. Ich werde verrückt. Das halte ich nie im Leben bis morgen durch.« Worauf die andere erwiderte: »Aber du musst. Du hast keine Wahl.« Sie stritten unaufhörlich – ich fühlte mich wie in einem Schraubstock, in dem es von Sekunde zu Sekunde enger wurde. Mit einem Mal entstand inmitten dieses Chaos etwas Neues. Ich empfand eine große Klarheit und eine dritte Stimme meldete sich zu Wort: »Du musst nicht bis morgen durchhalten. Du musst nur diesen Augenblick überstehen.«

Schlagartig veränderte sich meine ganze Erfahrung. Die quälende Spannung löste sich und wurde ganz weit, als ich verstand, dass die dritte Stimme die Wahrheit sprach. Nicht in meinem Kopf, sondern tief in meinen Knochen wusste ich, dass sich das Leben nur Augenblick für Augenblick entfalten kann. Ich verstand, dass der gegenwärtige Moment stets erträglich ist, und bekam einen Vorgeschmack auf das Selbstvertrauen, das dieses Wissen mit sich bringt. Die Angst verschwand und ich entspannte mich.

Als ich in jener Nacht aufrecht in meinem Krankenbett saß, begriff ich, dass meine Qual mehr aus der Angst vor der Zukunft geboren war – vor den künftigen Augenblicken des Schmerzes, die sich in meiner Vorstellung bis zum Morgen ausdehnten – als aus dem, was mir tatsächlich gerade widerfuhr. Ich verstand nicht, was geschehen war. Aber ich wusste, dass dies ein enormer Durchbruch war. Es war eine einschneidende Erfahrung, die noch eine Weile wie die Nachbeben eines Erdstoßes in meinem Körper, meinen Gefühlen und meinen Gedanken widerhallte. Sie schmeckte nach Freiheit.

Jene lange Nacht im Sitzen war der Wendepunkt in meinem Leben. Ich gewann Einsichten, die meine Abwehr überwanden und mir eine völlig neue Art des Seins offenbarten. Es war, als hätte sich der Kompass meines Lebens neu justiert, und meine Gewohnheiten, meine Einstellungen und mein Verständnis würden allmählich folgen. Ich musste allerdings noch viele Jahre mit chronischen Schmerzen leben, bis ich das Gelernte so in meinen Alltag einbauen konnte, dass es zum einen praktikabel war und ich es andererseits dauerhaft durchhalten konnte. Einige Jahre lang war mein Denken von einer einfachen Teilung in Schmerz (unerwünscht) und die Abwesenheit von Schmerz (erwünscht) beherrscht. Ich lernte, so unglaublich sich dies anhören mag, dass die chronischen Schmerzen im Grunde nicht das Problem waren. In Wirklichkeit waren mein Kummer und mein Elend die Folge meines *Widerstandes* gegen das Leid – der unzähligen Möglichkeiten des Geistes und des Herzens zu sagen: Ich will das nicht. *Das* macht den Schmerz so unglaublich qualvoll.

Langsam und allmählich verwandelte sich meine kämpferische Haltung in Akzeptanz. Dabei waren mir die Techniken der Achtsamkeit und der Meditation, mit denen ich beharrlich an meiner Gemütsverfassung arbeiten konnte, eine große Hilfe. Meine erste Meditationserfahrung machte ich, als mir der Krankenhauspfarrer einen Besuch abstattete, obwohl ich mich nicht gerade für religiös hielt. Er war ein überaus gütiger Mensch, setzte sich an mein Bett, nahm meine Hand und führte mich durch eine Visualisierungsübung. Ich sollte mich an einen Augenblick erinnern, in dem ich glücklich gewesen war. Ich dachte an einen Urlaub auf der Südinsel Neuseelands zurück. Damals war ich ein unbeschwerter Teenager und schwelgte in der Schönheit der Berge. Bei jener Begegnung mit dem Pfarrer machte ich die einschneidende Erfahrung, dass ich zwar einen verletzten Körper, aber einen unversehrten Geist besaß und Frieden finden konnte.

Bei meiner Entlassung aus dem Krankenhaus wusste ich, dass ich nicht in meinen Beruf in der Filmbranche zurückkonnte. Irgendwie musste ich neue Werte und neue Ziele finden und ich sehnte mich nach dem Frieden, den ich empfunden hatte, als ich mich in jener Nacht auf der Intensivstation und später in der Meditation mit dem Pfarrer in den gegenwärtigen Augenblick hinein entspannt hatte. Tag für Tag lag ich stundenlang auf dem Bett, hörte Kassetten mit geführten Meditationen und versuchte zu verstehen. Meine äußere Welt war geschrumpft, aber meine innere Welt blühte auf.

Zunächst führte mich mein Weg ins buddhistische Zentrum in Auckland und schließlich in das Taraloka Women's Retreat Centre im englischen Shropshire, wo ich fünf Jahre lang blieb. Allmählich wurde ich meiner selbst und meiner Umgebung besser gewahr. Ich lernte, meiner Erfahrung nicht auszuweichen, selbst wenn sie schmerzhaft war, und aufrichtig und liebevoll in meinem Körper zu wohnen.

Das Leben mit dem Schmerz hat mich zutiefst verändert. Inzwischen kann ich mich immer häufiger der Realität meiner Situation stellen und erkenne dabei, dass meine Wirklichkeit nicht nur den Schmerz und die körperlichen Einschränkungen, sondern auch viele kleine schöne Dinge einschließt. In meinem Kampf gegen den Schmerz und in dem Versuch, ihn auszublenden, hatte ich auch die Schönheit ausgesperrt. Als ich mich dem Schmerz öffnete, stieß ich auch die Tür zu einer Vielfalt von Empfindungen wie Liebe, Zärtlichkeit und Feingefühl auf. Ich weiß, das Leben ist bittersüß. Wenn ich mich von der Erwartung löse, dass es entweder ganz wunderbar oder ganz schrecklich ist, und eine aufrichtige Mischung aus beidem im Herzen trage, bin ich entspannt und offen. Ich stelle mich meiner Situation, bin ihr gegenüber empfänglich geworden. Das hat mich zu einem freundlicheren, toleranteren Menschen gemacht, der auch wesentlich mehr Mitgefühl mit anderen hat.

Primäres und sekundäres Leid

Der in diesem Buch erläuterte Ansatz ist das Ergebnis des Wissens, das ich mir in den vielen Jahren angeeignet habe, in denen ich mich nun schon trotz chronischer Schmerzen darum bemühe, ein achtsames Leben zu führen. Einer der Schlüsselfaktoren ist die Erfahrung, dass sich Schmerz oder Leid zweiteilen lassen. Da sind zum einen die unangenehmen körperlichen Empfindungen in einem beliebigen Augenblick, die ich als *primäres Leid* bezeichne. Zum anderen ist da noch der Widerstand in seinen unendlichen Ausprägungen gegen die – oft sogar gleichzeitig auftretenden – körperlichen, geistigen und emotionalen Empfindungen, was ich *sekundäres Leid* nenne.

In dieser Unterscheidung steckt der Schlüssel zum erfolgreichen Umgang mit chronischen Schmerzen, denn sie zeigt, wo man verändernd eingreifen kann. Es kann leicht passieren, dass man auf der falschen Ebene ansetzt. Wenn Schmerzen aufgrund Ihrer Lebensumstände und Ihres Gesundheitszustandes untrennbar zu Ihrem Leben gehören und Sie sie besiegen oder verbannen möchten, ist die Enttäuschung programmiert. Auch wenn Sie das sekundäre Leid passiv hinnehmen, leiden Sie unnötig. Gelingt es Ihnen jedoch, die beiden Schmerzebenen zu trennen, können Sie die Abwehrgewohnheiten identifizieren, die sekundäres Leid hervorrufen. Eine Veränderung Ihres Verhaltens kann diesen Aspekt Ihres Leides bisweilen sogar dramatisch vermindern. Sie finden zu einem kreativen Leben zurück und bekommen das Gefühl, mehr Kontrolle darüber zu haben.

> **Ingrid**
> Im letzten Herbst wurden meine Migräneanfälle immer schlimmer. Als ich Sie sprechen hörte, beschloss ich, auf meinen Schmerz zuzugehen, statt mich dagegen zu wehren. Ich beruhigte mich, machte mir keine Vorwürfe mehr und versuchte, meinen Schmerzen liebevoller zu begegnen. Von diesem Augenblick an wurde meine Migräne wesentlich besser.

Achtsamkeitsbasiertes Schmerzmanagement und das breathworks-Programm

Ich habe nie vergessen, wie furchtbar allein ich mich damals als junge Frau im Krankenhaus gefühlt habe. Nach Jahren der Meditations- und Achtsamkeitspraxis und nach vielen Tausend Stunden, in denen ich trotz körperlicher Schmerzen dasaß oder -lag und mich um Gewahrsein bemühte, hatte ich das Gefühl, anderen Menschen in ähnlichen Krisen helfen zu können. Ich wusste, dass Achtsamkeit funktionierte. Ich musste nur noch herausfinden, wie sie in ein Programm zu »verpacken« war, das ich anderen zur Selbsthilfe anbieten konnte.

Ich lernte aus dem Beispiel von Jon Kabat-Zinn. Er hatte 1979 an der medizinischen Fakultät der Universität von Massachusetts die sogenannte Stress Reduction Clinic – eine »Stressverminderungsklinik« – eingerichtet und die Methode der »Stressbewältigung durch Übung der Achtsamkeit« (MBSR) entwickelt. Über 16 000 Teilnehmer haben dieses Programm bereits absolviert, darunter auch viele Menschen mit chronischen Schmerzen und Erkrankungen[3]. Im Jahr 2001 besuchte ich eines von Kabat-Zinns Retreats und lernte sowohl aus seiner Gegenwart und seinem Können als Lehrer als auch aus seiner großen Erfahrung mit dieser Arbeit.

Noch im selben Jahr begann ich im Rahmen eines kleinen Pilotprojekts mit meiner eigenen Arbeit und erstellte Schritt für Schritt eine Methode, die sich später zum breathworks-

Programm für Schmerz- und Stressmanagement weiterentwickeln sollte. Mit meinen Kollegen Ratnaguna und Sona Fricker gebe ich Kurse für Leute, die mit Schmerzen leben. Vor Kurzem haben wir das Programm auch für die Bedürfnisse von Menschen mit Stress oder Beschwerden wie Angst, Depressionen oder Erschöpfung ausgelegt. Wir bilden Trainer für die Vermittlung des Programms aus, und obwohl die breathworks-Gemeinde klein und ziemlich jung ist, bietet sie Aktivitäten in mehreren Ländern sowie Fernkurse für diejenigen an, die kein Seminar besuchen können und/oder ans Haus gefesselt sind. Dieses Buch ist ein weiterer Schritt, um das weiterzugeben, was ich in diesen schmerzvollen, aber schönen Jahren gelernt habe.

Zur Achtsamkeit fand ich über mein Interesse am Buddhismus, der sich sehr genau damit auseinandersetzt. Kapitel 3 vermittelt etwas Hintergrundwissen zu dieser Tradition, um zu zeigen, in welchem Zusammenhang die Praxis der Achtsamkeit ursprünglich entstanden ist. Man muss natürlich nicht Buddhist sein, um die von mir vorgestellten Techniken und Prinzipien verstehen und anwenden zu können. Das Bemühen um ein kluges und liebevolles Gewahrsein des gegenwärtigen Augenblicks spielt in vielen Philosophien eine wichtige Rolle[4]. Man kann sich unabhängig von seiner religiösen Überzeugung oder seinem religiösen Hintergrund darin üben.

Darüber hinaus ist Achtsamkeit in jeder Situation hilfreich. Viele Menschen mit chronischen Schmerzen erhalten nie eine eindeutige Diagnose. Das kann sehr verwirrend sein. Aber bei einem achtsamkeitsbasierten Ansatz ist die Schmerzursache unerheblich. Es kommt vielmehr darauf an, wie Sie die Schmerzen unabhängig von einer Diagnose *erleben*. In vielen Fällen ist keine eindeutige Ursache zu ermitteln. Trotzdem kann man jederzeit neue Bewältigungsstrategien entwickeln. Sie müssen die Erfahrung allerdings in ihrer Gesamtheit wahrnehmen, statt sich davon abzulenken – selbst wenn auch die Schmerzen dazugehören. Ein solch bewusstes Gewahrsein wird als »Achtsamkeit« bezeichnet und die Techniken in diesem Buch sollen Ihnen helfen, achtsamer zu werden. Wenn Sie die Dinge immer detaillierter und genauer wahrnehmen, können Sie das komplexe Geflecht aus Schmerz und Widerstand entwirren und etwas Platz in Ihrem Kopf und Ihrem Herzen schaffen. So können Sie die Beziehung zu Ihrem primären Leid verändern und das mit chronischen Schmerzen einhergehende sekundäre Leid lindern. Diese Entwicklung verläuft nicht geradlinig und Sie werden häufig auf Widerstände stoßen. Aber mit etwas Übung werden Sie lernen, den Kreislauf aus Anspannung, Reaktion und Leiden zu durchbrechen und ihn durch Güte, Gewahrsein und Entscheidungsfreiheit zu ersetzen.

Sie können sich zusätzlich zu allen anderen Therapien, die Sie vielleicht bekommen, in Achtsamkeit üben. Ich möchte Sie ermutigen, so viel Hilfe wie möglich in Anspruch zu nehmen und sowohl konventionelle als auch alternative Behandlungsmethoden zu nutzen – falls dies angemessen erscheint –, während Sie gleichzeitig Ihre Achtsamkeit schulen. Ich arbeite sowohl mit Menschen, die erst seit Kurzem unter Schmerzen leiden, als auch mit Leuten, die seit Jahrzehnten davon begleitet werden. Wir haben Kursteilnehmer mit Krebs im Endstadium, die sich neben der Chemotherapie in Achtsamkeit schulen, und andere, die einfach nach einer Möglichkeit suchten, das Beste aus ihrem Leben zu machen. Sie müssen lediglich motiviert und willens sein, sich mit den in diesem Buch vorgestellten Übungen und Methoden zu beschäftigen.

Ich sage meinen Kursteilnehmern stets, dass ich ihr Leiden für real halte (dies zu hören kann eine große Erleichterung sein), und ermuntere sie, sofort die Verantwortung dafür zu übernehmen. Sie müssen nicht abwarten, bis die ärztlichen Untersuchungen oder Behandlungen abgeschlossen sind, um sich in Achtsamkeit zu üben. Sie haben keine Zeit zu verlieren und müssen nicht mehr zuwarten. Sie können sofort anfangen. Worauf warten Sie noch?

2 Was ist Schmerz?

Bevor ich einen detaillierten Überblick über das breathworks-Programm gebe, halte ich es für angebracht, kurz innezuhalten, um folgenden Punkten nachzugehen: Lässt sich dieser achtsamkeitsbasierte Ansatz mit dem modernen medizinischen Schmerzverständnis vereinbaren? Ist die Arbeit mit chronischen Schmerzen auf der Ebene unserer Reaktion und unseres Widerstandes dagegen überhaupt sinnvoll? Um dies zu beantworten, müssen wir zunächst eine noch grundlegendere Frage klären, auf die viele Menschen mit chronischen Schmerzen nie eine richtige Antwort erhalten: *Was ist Schmerz?*

Gemeinhin gilt, dass Schmerz das Ergebnis einer Schädigung des Körpers ist. Im 17. Jahrhundert entwickelte der französische Philosoph René Descartes seine »Glockenturmtheorie«. Descartes dachte, wie das Ziehen am Seil die Glocke im Kirchturm erklingen lässt, so verursacht eine Schädigung des Körpergewebes einen Reiz, der dann im Gehirn das Schmerzsignal auslöst. In Anlehnung an Descartes war der Schmerz für die westlichen Ärzte eine Empfindung, die neurologisch zu erklären war. Man hielt die Intensität für direkt proportional zum Ausmaß der Gewebeschädigung. Dies würde bedeuten, dass Menschen mit der gleichen Verletzung auch den gleichen Schmerz empfinden. Wenn keine eindeutige körperliche Ursache auszumachen war, wurde dem Patienten oft vorgeworfen, er simuliere.

In den letzten fünfzig Jahren hat sich die Einstellung zum Schmerz stark verändert, nachdem die Wissenschaft herausgefunden hat, wie sehr der ganze Mensch – sowohl geistig als auch körperlich – davon betroffen ist. Forschungen mit modernsten Methoden zeigen, wie komplex der Schmerz wirklich ist. Die führende Gruppe der Schmerzexperten weltweit, die Internationale Gesellschaft zum Studium des Schmerzes (im Englischen abgekürzt IASP) hat eine Schmerzdefinition aufgestellt, die in den meisten Gesundheitsberufen zur Einschätzung körperlicher Schmerzphänomene herangezogen wird. Die Organisation bezeichnet ihn als »unangenehme sinnliche und emotionale Erfahrung, die mit tatsächlichen oder möglichen Gewebeschäden einhergeht oder sich im Sinne einer solchen Schädigung beschreiben lässt«[1]. Sie fügen hinzu: »Schmerz ist immer subjektiv.«[2]

Als entscheidender Faktor gilt: Schmerz ist eine *Erfahrung*. Jeder Mensch mit chronischen Schmerzen weiß, dass eine Erfahrung eine höchstpersönliche Angelegenheit ist, und die Wissenschaft stellt gerade fest, dass viele Lebensfaktoren das Schmerzerlebnis beeinflussen. Gefühle, Überzeugungen und Ansichten, die in unserer Gesellschaft und Kultur großen Einfluss haben, aber auch frühere Erlebnisse spielen eine Rolle dabei, wie wir die Erfahrung wahrnehmen, die wir als »Schmerz« bezeichnen.[3] Ich werde den Begriff Schmerz in diesem Buch sehr weit fassen. Gemeint ist jede unangenehme Erfahrung, die eine körperliche Komponente hat, ob sie von einer Erkrankung, einer Verletzung, von Stress oder von Gefühlen herrührt. Ich werde Möglichkeiten aufzeigen, wie man unabhängig von der Ursache mit der Schmerzerfahrung leben kann. Darüber hinaus möchte ich darlegen, wie die moderne Forschung einige der physiologischen Schmerzmechanismen erklärt, da mir persönlich dieses Wissen sehr hilft. Es unterstützt mich dabei, meinen Schmerz nicht noch durch meine Angst zu verstärken.

Akuter und chronischer Schmerz

Schmerzen lassen sich in zwei Hauptkategorien gliedern: akute und chronische.

Akute Schmerzen hat man unmittelbar nach einer Verletzung. Wenn man sich einen Zeh anstößt oder etwas Heißes anfasst, empfindet man akute Schmerzen. Sie sind die direkte Folge des Signals, das unsere verletzten Muskeln, Knochen, Bänder oder unsere Haut aussenden. Diese Schmerzen gehören zum eingebauten Alarmsystem des Körpers. Er signalisiert Ihnen, dass Sie angegriffen werden, und teilt Ihnen mit, dass Sie die verletzte Stelle versorgen und heilen lassen müssen. Vermutlich sehen Sie eine Entzündung oder andere äußerliche Erscheinungen, zum Beispiel einen blauen Fleck, eine Schwellung oder eine Blase, und die verletzte Stelle schmerzt. Nach einer Verletzung werden in den betroffenen Zellen und Gewebeteilen die verschiedensten chemischen Reaktionen ausgelöst, die eine Heilung des Schadens veranlassen. Dieser Prozess ist meist innerhalb von sechs Wochen abgeschlossen. In dieser Zeit lassen die akuten Schmerzen gewöhnlich immer mehr nach und fast jedes verletzte Gewebe heilt innerhalb von sechs Monaten vollständig aus. Akute Schmerzen entstehen auch ohne sichtbare Verletzung, wie etwa die Bauchschmerzen nach übermäßigem Essen oder der Kopfschmerz bei einem Kater.

Chronische Schmerzen, also *Dauer-* oder *Langzeitschmerzen,* müssen mindestens drei Monate bestehen[4] – und können sich manchmal sogar jahrzehntelang hinziehen. Das Wort »chronisch« wird häufig missverstanden und in der Bedeutung von »stark« verwendet, obwohl es eigentlich »langwierig« heißt. Bisweilen entstehen chronische Schmerzen nach einer Verletzung und bleiben aus oft unerklärlichen Gründen auch nach der Heilung des Gewebes bestehen. Sie können sich aber auch ohne klare oder ersichtliche Ursache bemerkbar machen. Halten die Schmerzen auch ohne weitere körperliche Schädigung an, wird die Schmerzerfahrung zu einem eigenständigen medizinischen Problem, das oft als »chronisches Schmerzsyndrom« bezeichnet wird.

Die Experten unterscheiden sich in ihrer Definition der verschiedenen Formen chronischer Schmerzen[5], sind sich aber darin einig, dass diese komplex und vielschichtig sind.

Manche Schmerzen sind die Folge einer eindeutigen und anhaltenden Gewebeschädigung – etwa bei Krebs oder entzündlichen Gelenkerkrankungen. Sie werden von kontinuierlichen Vorgängen im Bereich der Erkrankung oder von Abnutzung hervorgerufen. Hier scheinen die unangenehmen Empfindungen eine klare Ursache zu haben.

Neuralgien werden nicht von Gewebeverletzungen ausgelöst, sondern treten direkt im Nervensystem auf. Das kann verwirren und oft lässt sich mit normalen medizinischen Untersuchungsmethoden keine klare Ursache ermitteln. In manchen Fällen werden neuropathische Schmerzen von einer Schädigung oder Verletzung der Nerven, der Wirbelsäule oder des Gehirns verursacht. In anderen Fällen dauert der Schmerz an, obwohl keine Beeinträchtigungen vorliegen oder die Heilung der verletzten Stelle bereits abgeschlossen ist. Die Ärzte glauben, unser Nervensystem reagiert auf die Schmerzerfahrung, indem es die Kapazität zur Verarbeitung von Schmerzsignalen erhöht, so wie ein Computer zusätzliche Schaltkreise und Arbeitsspeicher für eine wichtige Aufgabe zur Verfügung stellt. Dadurch kann das Zentralnervensystem übermäßig empfindlich reagieren und geringfügige Schmerzen fühlen sich erheblich schlimmer an. Eine weitere Analogie wäre, dass das Nervensystem wie ein Schmerzverstärker wirkt. Bei chronischen Schmerzen ist es, als sei der Verstärker auf laut gestellt.

Neuralgien können sich auch als ungewöhnliche Empfindungen wie das Gefühl von elektrischen Schocks oder von Wasser, als Brennen oder verzerrte Körperwahrnehmung äußern. Ich spüre oft ein Brennen an meinen Fußsohlen oder glaube, man würde mir heißes Wachs aufs Schienbein tropfen, obwohl diese Stellen völlig unversehrt sind. Ein weiteres Beispiel für Nervenschmerzen ist der Phantomschmerz – also das Gefühl, ein Körperteil schmerze auch nach seiner Amputation weiter. Hier werden die Schmerzen von verletzten Nerven oder von Nerven ausgelöst, deren Signale durcheinandergeraten sind. Ein Ingenieur würde derartige Nervenschmerzen nicht als ein mechanisches, sondern als ein elektrisches Problem beschreiben.

Man muss verstehen, dass Nervenschmerzen *echt* sind und in schweren Fällen verheerende Folgen haben können. Wenn es den Anschein hat, als läge keine mechanische Ursache vor, denken Sie vielleicht, Sie würden sich alles nur einbilden. Aber inzwischen setzt sich in der medizinischen Welt immer mehr die Ansicht durch, dass dieser Schmerz ein eigenständiges Leiden darstellt und sehr unangenehm sein kann.

Chronische Schmerzen haben meist viele Ursachen: Sie können die Folge mechanischer Probleme aufgrund von Erkrankungen wie Arthrose sein, sie können von Muskelüberlastungen durch eine schlechte Haltung herrühren oder auf altersbedingten Verschleiß zurückgehen. Auch ein überempfindliches Nervensystem kann der Auslöser sein.

Die wissenschaftliche Meinung zu den Ursachen chronischer Schmerzen deckt sich mit meiner eigenen Erfahrung. Bei mir bedingen alte Verletzungen, Nervenschädigungen und Operationen mechanische Schwächen und Belastungen. Darüber hinaus kenne ich eine gewisse Überempfindlichkeit – als sei mein Nervensystem automatisch auf Schmerz programmiert. Manchmal stelle ich mir vor, die chronischen Schmerzen seien nur ein ständiges, aber völlig bedeutungsloses »Hintergrundrauschen« in meinem Leben: Es ist, als sei man in einem Raum mit einem Radiogerät gefangen. Der Sender ist verstellt und es rauscht, knackt und brummt in einem fort.

Der Forschungsstand zu chronischem Schmerz

Derzeit wird die Schmerzerfahrung intensiv mit modernen Mess- und Bildgebungsverfahren erforscht. In den letzten Jahren ermöglichen es bildgebende Verfahren wie die Positron-Emissions-Tomografie (PET) und die funktionelle Magnetresonanztomografie (fMRI) den Wissenschaftlern erstmals, bei ihren Experimenten Aufnahmen vom Gehirn zu machen. Sie sehen Bilder eines Gehirns in dem Augenblick, in dem der schmerzhafte Reiz ausgelöst wird. Die Ergebnisse zeigen, dass die Schmerzwahrnehmung äußerst kompliziert ist. Das Gehirn macht sich einen Reim auf die körperlichen Reize, indem es ein Bild oder eine Darstellung erzeugt, die von den Wissenschaftlern als *Neuromatrix* bezeichnet wird. Dann vergleicht es die eingehenden Signale mit dem, was zu erwarten wäre, und lässt sich bei der Identifikation von Ort, Qualität und Ausmaß der Bedrohung von der Neuromatrix leiten. Bekannte Reize wie das Gefühl der Kleidung auf der Haut werden ignoriert. Aber Schmerzen sind nicht normal, daher fesseln sie die Aufmerksamkeit des Gehirns und setzen alle anderen Signale außer Kraft. Dies wirkt sich auf Empfinden, Urteilsvermögen und Gefühlswelt aus. Die Aufnahmen zeigen sogar Veränderungen im Gehirn von Menschen mit chronischen Schmerzen, die mit einer erhöhten Empfindsamkeit in Verbindung gebracht werden.

Dieses komplexere Schmerzverständnis rüttelt an vielen Theorien. So sollte man beispielsweise meinen, dass detaillierte, im Computertomografen entstandene Aufnahmen von einem Menschen mit Rückenschmerzen es den Ärzten erlauben sollten, die Ursache des Problems auszumachen. Tatsächlich ergab eine Studie, bei der Menschen *ohne* Rückenschmerzen gescannt wurden, dass 64 Prozent der Teilnehmer Bandscheibenanomalien aufwiesen.[6] Andererseits waren bei einer weiteren Studie mit Menschen *mit* Rückenschmerzen bei 85 Prozent keine Schäden erkennbar.[7] Zudem offenbart die Forschung eine enorme Variationsbreite der Schmerzwahrnehmung. Setzt man bei zwei verschiedenen Personen den gleichen schmerzhaften Reiz, während man sie im Computertomografen beobachtet, kann sich ihre Gehirnaktivität erheblich unterscheiden.[8]

Weit verbreitet ist unter anderem die sogenannte Gate-Control- oder Kontrollschrankentheorie, die in den 60er-Jahren von Patrick Wall – einem weltbekannten und auf die Untersuchung von Schmerzen spezialisierten Neurowissenschaftler – und seinem Mitarbeiter Ronald Melzack aufgestellt wurde.[9] Die beiden Forscher behaupten, die Nervenverbindungen, das Rückenmark und die Schmerzzentren des Gehirns wiesen so etwas wie »Tore« auf. Damit man Schmerz empfinden könne, müssten diese Tore geöffnet werden. Dies geschieht, wenn sich ein gesunder Mensch verletzt. Schmerzsignale übermitteln die Nachricht, dass der betroffene Körperteil geschützt werden muss, damit er heilen kann. Diese Tore können sich auch wieder schließen. Daraufhin nimmt der Schmerz ab oder verschwindet ganz. Bei einem gesunden Menschen geschieht das, wenn der Heilungsprozess abgeschlossen ist.

Das Öffnen und Schließen dieser Tore ist ein komplexer Vorgang und wird vom emotionalen Zustand, der geistigen Aktivität und davon beeinflusst, worauf die Aufmerksamkeit gerade gerichtet ist. Von Belang ist auch, ob das Gehirn mit Schmerzen rechnet oder darauf programmiert ist, Schäden oder Belastungen zu entdecken. In diesem Fall öffnen sich die Schranken (oder Tore), damit ihm nichts entgeht – und die Schmerzerfahrung wird verstärkt. Menschen mit chronischen Schmerzen berichten gewöhnlich, sie könnten mit einem gewissen Intensitätsniveau recht gut umgehen. Einen plötzlichen und unerwarteten Anstieg empfänden sie dagegen als sehr viel schlimmer, da sie befürchteten, er könnte von neuen Schäden verursacht sein. Diese Besorgnis öffnet die Tore oder lässt sie länger offen stehen.

Viele Forscher suchen nach Möglichkeiten, diese Tore bei Menschen mit chronischen Schmerzen zu schließen, damit deren Nervensystem wieder normal funktionieren kann. Hier kann das Achtsamkeitstraining nützlich sein, da es das gesamte geistige, körperliche, emotionale und nervliche System beruhigt und ihm gestattet, ins Gleichgewicht zurückzufinden.

Mit dem Schmerz arbeiten

Diese Forschungen zeichnen ein Bild vom Schmerz, das Geist, Körper und Umwelt einbezieht. Patrick Wall schreibt dazu:

> Reiner Schmerz wird niemals isoliert wahrgenommen. Er ist stets von Gefühlen begleitet und hat eine Bedeutung, sodass jeder Schmerz eine individuelle Erfahrung des Menschen ist, der ihn empfindet. Der Begriff »Schmerz« umfasst eine Klasse kombinierter sensorisch-emotionaler Ereignisse. Dazu gehören viele verschiedene Arten von Schmerz, die für den Leidenden eine ganz persönliche, einzigartige Erfahrung sind.[10]

Dieses wachsende Bewusstsein für die Komplexität des Schmerzes macht der Ärzteschaft klar, dass eine Behandlung die Gesamterfahrung des Menschen berücksichtigen muss. Das *biopsychosoziale* Schmerzmodell ist im Umgang mit chronischen Schmerzen weit verbreitet und legt nahe, dass die biologischen, psychologischen und sozialen Aspekte im Leben eines Menschen seinen Umgang mit dem Schmerz beeinflussen. Dies führte zur Entwicklung vieler medizinischer Schmerzmanagementprogramme. Diese Intensivkurse finden oft in Krankenhäusern statt und bieten intensive Hilfe im Umgang mit den mannigfaltigen Folgen, die der Schmerz für das Leben eines Menschen hat. Oft stellen Fachleute aus vielen Bereichen, zum Beispiel Physiotherapeuten, Anästhesisten, Beschäftigungstherapeuten und Psychologen ihre Informationen zur Verfügung.

Eines dieser Programme ist das achtsamkeitsbasierte Schmerzmanagement. Es verbindet die wissenschaftliche Sicht des Schmerzes mit einem durch Meditation und Achtsamkeit gewonnenen Verständnis für das Wesen der Erfahrung. Die Übungen wurzeln in der uralten buddhistischen Tradition. Sie ergänzen das wissenschaftliche Verständnis auf praktische Weise, indem sie Möglichkeiten für einen konstruktiven Umgang mit dem Schmerz aufzeigen. Das folgende Kapitel erklärt anhand einer von Buddha selbst erzählten Geschichte, was Achtsamkeit ist und wie sie funktioniert.

3 Die zwei Pfeile

Die Geschichte von den zwei Pfeilen wurde ursprünglich von Buddha selbst erzählt, der vor 2500 Jahren in Nordindien lebte und als junger Mann durch Kontemplation und Meditation seinen Geist erforschte. Mit 35 Jahren erlangte er einen Zustand, den die Buddhisten »Erleuchtung« oder »Erwachen« nennen. Er beschrieb ihn als vollkommene geistige und emotionale Befreiung, die ihm ein tiefes Verständnis für die menschliche Erfahrung schenkte. Den Rest seines Lebens verbrachte er damit, seine Einsichten weiterzugeben. Seine Methoden zur Schulung des menschlichen Herzens und Geistes bilden die Grundlage der buddhistischen Tradition.

Im Allgemeinen gilt der Buddhismus als Religion. Man kann ihn aber auch schlicht als Lebensansatz betrachten. Er ist pragmatisch und beruht auf Erfahrung, statt sich beispielsweise mit dem Glauben an einen Schöpfergott zu befassen. Die buddhistische Reflexion und Meditation untersucht genauestens die Vorgänge der Erfahrung des gegenwärtigen Augenblicks. Derzeit ziehen sowohl die buddhistische Philosophie als auch die buddhistische Praxis verstärkt das Interesse westlicher Psychologen und Ärzte auf sich.[1]

Buddhas Lehre handelt vom Umgang mit dem Leid. Sie beginnt mit der Feststellung, dass Leid ein untrennbarer Bestandteil der menschlichen Erfahrung und der Kern unseres Dilemmas ist. Niemand will leiden, aber in Wirklichkeit erlebt jeder Mensch irgendwann ein gewisses Maß an Schmerz. Buddha lehrt, dass der Weise nicht nur von dem Wunsch getrieben wird, das Leid zu verhindern oder auszumerzen, sondern vielmehr lernt, seine Einstellung dazu zu verändern. Natürlich lassen sich manche Schmerzen lindern und dies ist auch vernünftig – man isst, man hat Hunger oder nimmt ein Schmerzmittel, damit der Kopfschmerz vergeht. Doch hartnäckige, chronische Schmerzen oder tödliche Krankheiten (wie der Lebensschmerz, der zu den Grundbedingungen des menschlichen Lebens gehört) lassen sich nicht so einfach beseitigen. Der kluge Mensch weiß, dass eine umfassendere Lösung gefunden werden muss.

In der Geschichte von den zwei Pfeilen gibt Buddha praktische Hinweise, wie man das Verhältnis zum Schmerz ändern kann. Er wird gebeten, den Unterschied zwischen dem Handeln eines weisen und dem eines gewöhnlichen Menschen infolge von Schmerz darzulegen. Buddha wählt als Beispiel die Situation, dass jemand von einem Pfeil getroffen wird:

> Wird da, ihr Mönche, der unbelehrte gewöhnliche Mensch von einem Wehgefühl getroffen, dann ist er traurig, beklommen, er jammert, schlägt sich stöhnend an die Brust, gerät in Verwirrung. So empfindet er zwei Gefühle: ein körperliches und ein gemüthaftes.
>
> Gleichwie, ihr Mönche, wenn da ein Mann von einem Pfeil angeschossen würde, und er würde dann noch von einem zweiten Pfeil angeschossen. Da würde dieser Mensch, ihr Mönche, die Gefühle von zwei Pfeilen empfinden.[2]

Dieses Bild deckt sich mit meiner eigenen Schmerzerfahrung. Ich habe ein unangenehmes Gefühl im Körper – in meinem Fall Rückenschmerzen. Das ist der erste Pfeil. Doch es kommt mir vor, als folgten Angst, Kummer, Wut, Furcht und ähnlich quälende Gefühle auf dem Fuß. Dies ist der zweite Pfeil und ich erfahre zusätzlich zu den körperlichen Schmerzen noch viel weiteres Leid. Oft fühlt es sich sogar an, als würde ich von einem ganzen Schwarm von Pfeilen getroffen! Trauer und Gram sind häufig angemessene Antworten auf den Schmerz. Aber auch emotional gesunde Verhaltensweisen werden immer komplexer und problematischer, wenn man sich davon beherrschen lässt. Denn sie sind nicht nur eine Antwort auf den Schmerz, sondern verursachen zusätzliches Leid, wie Buddha erklärt:

> Ist er von einem Wehgefühl getroffen worden, so leistet er Widerstand. Dann wird in ihm, der dem Wehgefühl Widerstand leistet, der Hang zum Widerstand gegen das Wehgefühl angelegt.

Offenbar bewegt sich der menschliche Geist seit Jahrtausenden in denselben eingefahrenen Bahnen. Sie werden vom zweiten Pfeil getroffen, weil Sie den ersten – den körperlichen Schmerz – loswerden möchten. Paradoxerweise binden Ihre Bemühungen, dem Schmerz zu entgehen, Ihre Energie daran, bis die Abwehr zur Gewohnheit wird und Sie immer wieder »dem Wehgefühl Widerstand leisten«, ohne zu wissen, weshalb. Meiner Erfahrung nach und soweit ich von den Teilnehmern der breathworks-Kurse weiß, ist dieser *Widerstand* gegen den Schmerz die Hauptursache von Kummer und Leid. Er ist der Grund, weshalb Sie vom zweiten Pfeil durchbohrt werden. Dies gilt übrigens auch für alle anderen hartnäckigen Probleme, ob körperlicher oder geistiger Art.

Buddha erklärt nun genauer, wie wir uns verhalten, wenn wir uns sträuben:

> Wird er nun von einem Wehgefühl getroffen, dann genießt er Sinnenwohl. Und warum? Nicht kennt ja, ihr Mönche, der unerfahrene gewöhnliche Mensch eine andere Entrinnung vor dem Wehgefühl als Sinnenwohl. Dann wird in ihm, der Sinnenwohl genießt, der Hang zum Reiz angelegt.

Als ich dies zum ersten Mal hörte, konnte ich nicht zustimmen. Ich reagierte bevorzugt auf den Schmerz, indem ich alles von mir stieß. Ich versuchte nicht, ihn durch etwas Angenehmes zu ersetzen. Aber als ich gründlicher darüber nachdachte, wurde mir klar, dass ich gern einen Streit vom Zaun brach, weil ich mich lieber stritt, als den Schmerz spüren zu müssen – so verdreht das auch war. Sobald ich mich irgendwie ablenke, errichte ich eine Barriere, die mich von der unangenehmen Erfahrung trennt. Dies scheint im Augenblick ganz vernünftig zu sein, erzeugt aber immer weitere Abwehrschichten: Als dächte ich, ich könnte meinem Schatten entfliehen, wenn ich nur schnell genug liefe.

Wenn Sie sich Ihre eigenen Erfahrungen ansehen, werden Sie sicher erkennen, welche Formen der zwanghaften Ablenkung Ihnen am liebsten sind. Auf diese greifen Sie immer dann zurück, wenn Sie schmerzliche Gefühle vermeiden möchten, und die Methoden reichen von offenkundigen »Genüssen« wie Zigaretten, Pralinen, Drogen, Alkohol und Einkaufen bis hin zu weniger deutlichen Mitteln wie Streitereien oder Tätigkeiten wie zwanghaftes Putzen oder Staubwischen.

Man muss sich allerdings klarmachen, dass Buddha keineswegs alle Vergnügungen ablehnt. Lebt man achtsam und gewahr, so wird das Leben leichter und freier, es macht mehr Spaß und ist erfüllender. Die achtsame oder bewusste »Ablenkung« – wenn man sich vorsätzlich auf andere Gedanken bringt – kann im Leben mit dem Schmerz manchmal sogar von großem Nutzen sein. Wenn Buddha von der Jagd nach dem Vergnügen spricht, meint er damit, dass wir zwanghaft, blind und getrieben nach Ablenkung suchen und Unachtsamkeit und Vermeidung zur Gewohnheit werden. Man gewöhnt sich schnell an den Widerstand und ebenso schnell wird aus zwanghafter Ablenkung Besessenheit.

Ich habe viele Angewohnheiten, mit denen ich mich von meinen Rückenschmerzen ablenke. Abgesehen von meiner Streitlust surfe ich hektisch im Internet, laufe wie ein eingesperrtes Tier im Haus herum, koche endlos viele Tassen Tee und finde mich mit einem Mal vor dem Kühlschrank wieder, sehe hinein und habe nicht die geringste Ahnung, wie ich dorthin gekommen bin. Dieser Zustand ist stets mit Anspannung und emotionalem Druck verbunden. Es kann sehr viel Kraft kosten, das betreffende Verhalten einzustellen und zu einem ganzheitlicheren, achtsameren Selbstempfinden zurückzukehren. Wie Buddha erklärt, ist dieses zwanghafte Vermeidungsverhalten belastend:

> Fühlt er ein Wehgefühl, so fühlt er als Gefesselter. Den nennt man, ihr Mönche, einen unerfahrenen gewöhnlichen Menschen: Gefesselt ist er durch Geburt, Alter und Sterben, durch Trauer, Jammer, Schmerz, Trübsal und Verwirrung. Gefesselt ist er, sag' ich, ans Leiden.

Der Kampf gegen den Schmerz, der als Widerstand, Abneigung und Zwang zum Ausdruck kommt, verschlimmert Leid und Stress. Ich bin an meinen Schmerz und an meine Reaktion darauf »gefesselt«, ja sogar gekettet. Eine Fußfessel ist eine Kette, die um den Knöchel gelegt wird, und wenn ich zwanghaft – mit Vermeidungs- oder Zwangsverhalten – auf meinen Schmerz reagiere, fühle ich mich in der Tat wie angekettet. Ehe ich michs versehe, kommt mir die ganze Erfahrung wie ein dichtes Netz aus widerstreitenden Kräften und Neigungen vor. Fassen wir zusammen:

- Zuerst kommt die Schmerzerfahrung – also die zu Grunde liegenden unangenehmen Empfindungen. Buddha bezeichnete dies als »ersten Pfeil«, ich nenne es das *primäre Leid*.

- Sie reagieren mit Unmut, Widerstand und Wut auf diese Schmerzen.

- Sie versuchen, den Schmerzen zu entfliehen, indem Sie sich in zwanghaften Ablenkungsmanövern und Vermeidungsstrategien verfangen.

◇ In dem Versuch, dem Schmerz zu entfliehen, geraten sie ironischerweise aus dem Gleichgewicht und bleiben in diesem Zustand gefangen, bis Sie schließlich an das Leid und den Stress gebunden oder gefesselt sind und diese Ihr Leben und Denken beherrschen. Buddha bezeichnete dies als den »zweiten Pfeil«, ich nenne es *sekundäres Leid*.

Abblocken und Ertrinken

Wenn ich meine Erfahrung eingehender betrachte und mit anderen Menschen spreche, die ebenfalls unter chronischen Schmerzen leiden, erkenne ich bestimmte Muster, wie mein Widerstand in meinem alltäglichen Verhalten zum Ausdruck kommt. Diese Muster lassen sich einer der folgenden Vorlieben zuordnen: der Neigung zum *Abblocken* oder der Neigung zum *Ertrinken*. Vermutlich stellen Sie fest, dass sich Ihre persönlichen Vermeidungsstrategien entweder der einen oder der anderen Kategorie zuordnen lassen.

Abblocken: Eindeutiges Abwehr- und Vermeidungsverhalten

Wenn Sie vor etwas Unangenehmem davonlaufen, fühlen Sie sich oft rastlos, zerbrechlich und getrieben. Es ist, als könnten Sie nicht mehr aufhören. In dem Versuch, dem Schmerz zu entgehen, werden Sie süchtig – nach Alkohol, Zigaretten, Drogen, Einkaufen, Schokolade, Arbeit, Reden, Schlaf und so weiter. Jedes Mal, wenn der Schmerz durchbricht, greifen Sie wieder zur »Droge« Ihrer Wahl, und ehe es Ihnen bewusst ist, drehen Sie sich in einem Teufelskreis aus Vermeidung, Angst und Panik.

Ertrinken: Besessenheit und das Gefühl, völlig überwältigt zu sein

Es kann auch sein, dass Sie sich Sorgen machen und sich von den Schmerzen überwältigt fühlen. Sie verlieren die Perspektive und meinen, dass Sie im Schmerz ertrinken und er Ihre gesamte Erfahrung ausmacht. Vielleicht sind Sie auch erschöpft, deprimiert und kaum noch funktionsfähig. Möglicherweise wird nicht sofort deutlich, dass auch das Gefühl, vom Schmerz beherrscht zu werden, eine Form des Widerstandes dagegen ist. Denn auch diese Vorstellung beruht auf dem Wunsch, die Erfahrung möge anders sein, als sie ist.

Ein beliebtes Muster besteht darin, zunächst vor dem Schmerz davonzulaufen und sich hektisch in Vermeidungsstrategien zu stürzen, um ihn abzublocken. Dieses Verhalten lässt sich eine Weile durchhalten, aber es hat seinen Preis: Es ist sehr ermüdend und irgendwann ist Ihre Kraft zum Weglaufen aufgezehrt. Ihr Schutzwall ist durchbrochen, Sie sind erschöpft und der Schmerz stürmt Ihr Bewusstsein – oft mit grausamer Intensität. An diesem Punkt verfallen Sie oft ins andere Extrem, fühlen sich überwältigt und brechen zusammen. Der Schmerz bestimmt Ihre Erfahrung. Vermutlich trübt sich Ihre Sicht und Sie vergessen, dass Ihr Leben auch noch aus anderen Dingen besteht. Vielleicht fühlt es sich beinahe so an, als seien Sie zur *Verkörperung* Ihres Schmerzes geworden. Nach einer gewissen Zeit kehren Ihre Kräfte und Ihre Energie teilweise zurück und Sie werden wieder aktiv. Eine Weile fühlen Sie sich ausgeglichener, aber schon bald stecken Sie wieder in den Mustern der Vermeidung und der zwanghaften Ablenkung fest – begleitet vom vertrauten Wirbeln des Teufelskreises. Und der deprimierend vertraute Kreislauf vollzieht sich immer weiter.

Die Neigung zu diesen Verhaltensweisen kommt bei jedem Menschen anders zum Ausdruck. Die meisten Patienten mit chronischen gesundheitlichen Problemen schwanken zwischen dem Abblocken und dem Ertrinken hin und her. Dabei durch-

Die zwei Pfeile 51

PRIMÄRES LEID
(erster Pfeil)
Chronischer Schmerz/Krankheit
(im Sinne der zu Grunde liegenden unangenehmen Empfindungen)

↓

WIDERSTAND

↓

SEKUNDÄRES LEID
(zweiter Pfeil)

ABBLOCKEN	ERTRINKEN
◆ Härtet sich gegen unangenehme Empfindungen ab	◆ Fühlt sich von unangenehmen Empfindungen überwältigt
◆ Ruhelos ◆ Kann nicht aufhören	◆ Erschöpft ◆ Ist körperlich inaktiv, was zu Funktionsverlust, Muskelabbau usw. führt
◆ Fühlt sich getrieben ◆ Verfällt Süchten aller Art, zum Beispiel • Essen • Zigaretten • Alkohol • Drogen • zu viel reden • zu viel arbeiten	◆ Gibt auf ◆ Interessiert sich für nichts – Zerstreutheit
◆ Ist emotional spröde und gereizt	◆ Ist emotional abgestumpft und passiv
◆ Ängstlich ◆ Wütend und gereizt	◆ Depressiv ◆ Bemitleidet sich, fühlt sich als Opfer
◆ Verdrängt	◆ Neigt zu Katastrophendenken und Verlust der Perspektive
◆ Lebt mehr »im Kopf« als im Körper ◆ Ist übermäßig kontrollierend	◆ Wird von der körperlicher Erfahrung beherrscht ◆ Verliert die Initiative • Rückzug • Isolation

Abbildung 1: Primäres und sekundäres Leid

laufen sie entweder große Zyklen mit starken Extremen, die sich über längere Zeiträume erstrecken. Oder sie pendeln in kürzeren Abständen mehrmals am Tag oder sogar von einem Augenblick zum nächsten zwischen den Polen.

Die kluge Antwort
Buddha zufolge gibt es noch eine andere Möglichkeit, schmerzhaften körperlichen Empfindungen zu begegnen, nämlich die des »klugen« Menschen:

> Wird aber der erfahrene edle Jünger, ihr Mönche, von einem Wehgefühl getroffen, dann ist er nicht traurig, beklommen, jammert nicht, schlägt sich nicht stöhnend an die Brust, gerät nicht in Verwirrung. So empfindet er nur ein Gefühl, ein körperliches, kein gemütmäßiges. Gleichwie, ihr Mönche, wenn da ein Mann von einem Pfeil angeschossen würde, aber kein zweiter Pfeil würde nach ihm geschossen.

Auch ein kluger Mensch, der mit sich und den Grundbedingungen des menschlichen Lebens im Reinen ist, spürt den ersten Pfeil. Das Leid ist ein fester Bestandteil der Erfahrung: Wenn es nicht gerade körperliche Schmerzen sind, handelt es sich vielleicht um die Qual, von geliebten Menschen getrennt zu sein, man befindet sich in einer unangenehmen Situation oder wird mit den Problemen des Alterns konfrontiert. Vor kurzem erzählte mir ein Freund, als seine Kinder noch Babys waren, habe er eine unermesslich tiefe Liebe für sie empfunden. Gleichzeitig habe er darunter gelitten zu wissen, dass das Leben auch für sie Schwierigkeiten bereithalten würde. Die Perfektion der Neugeborenen würde zerstört werden und er konnte nichts dagegen tun. Er konnte lediglich für sie sorgen und ihnen Obdach geben. Ich bin mir sicher, dass jede Mutter und jeder Vater dieses quälende, schmerzliche Gefühl der Liebe kennt – denn vor dem ersten Pfeil kann man seine Kinder nicht schützen.

Wenn man darüber nachdenkt, dann wird offensichtlich, dass Leid unabwendbar ist. Dennoch überrascht die Stärke unseres Widerstandes. Jahrelang hielt ich meine Rückenschmerzen für ein Zeichen des Versagens und versuchte völlig realitätsfremd, ein Heilmittel zu finden, statt die Verantwortung für meine Reaktion zu übernehmen. Als ich erkannte, dass der Schmerz ein natürlicher Bestandteil des Lebens ist, war ich erleichtert. Mir wurde klar, dass mein Mangel an Akzeptanz sehr viel quälender war als die Rückenschmerzen selbst.

Buddha sagt, die Antwort eines klugen Menschen auf das Leid unterscheide sich darin, dass er nicht versuche, sich schmerzhaften Gefühlen zu entziehen, indem er sich dagegen sträubt, sie ablehnt oder zwanghaft nach Ablenkung sucht.

> Den nennt man, ihr Mönche, einen edlen Jünger: Entfesselt ist er von Geburt, Altern und Sterben, von Trauer, Jammer, Schmerz, Trübsal und Verzweiflung. Entfesselt ist er, sag' ich, vom Leiden. Das ist nun, ihr Mönche, die Besonderheit, die Zielsetzung, der Unterschied zwischen einem erfahrenen edlen Jünger und einem unerfahrenen gewöhnlichen Menschen.

Buddha rät uns, das primäre Leid allmählich zu akzeptieren und das sekundäre Leid zu vermeiden, indem wir es dem edlen Jünger nachtun, denn: »Er kennt ja der Wirklichkeit gemäß der Gefühle Aufgang und Untergang, Labsal, Elend und Entrinnung.« Mit anderen Worten, er achtet auf das, was ihm tatsächlich widerfährt, ohne es abblocken zu wollen oder sich überwältigt zu fühlen.

So hilft die Achtsamkeit

Wenn Sie mit Schmerzen leben müssen, klingt dies vielleicht beunruhigend oder sogar unrealistisch. Es ist leicht, in Ablehnung und Ablenkung zu verharren und den Schmerz als etwas Festes, Hartes zu empfinden – als Monster, das im Schatten lauert und Ihr Leben beherrscht, weil Sie es fürchten. Hier kommt die Achtsamkeit ins Spiel. Mit ihrer Hilfe können Sie ein beständiges, ruhiges und freundliches Gewahrsein entwickeln, das gleichzeitig so fein und genau ist, dass Sie die einzelnen Elemente einer Erfahrung erkennen können. Wenn Sie etwa ein schmerzhaftes Gefühl bewusst wahrnehmen, können Sie es erforschen, seine Beschaffenheit erkunden und es so sehen, wie es ist – nicht so, wie Sie es sich vorstellen. Dabei können Sie ganz erstaunliche Dinge entdecken. Vielleicht stellen Sie fest, dass sich die Empfindungen, die Sie als »meine Schmerzen« identifizieren, ständig verändern. Manchmal bringen sie sogar angenehme Gefühle mit sich. Möglicherweise nehmen Sie neben den Schmerzen auch körperliche Anspannung, quälende und wuterfüllte Gedanken oder zerstreuende Fantasien und Unruhe wahr, sind reizbar oder aufgewühlt.

Wenn Sie verhindern können, dass Sie vom Widerstand überwältigt werden, haben Sie die Chance, sich in ein weiteres Gewahrsein hinein zu entspannen. Wichtig ist nur, dass Sie die Gefühle aufsteigen und wieder ziehen lassen, Augenblick für Augenblick, und dabei empfänglich und offen bleiben. Auf diese Weise entsteht eine Lücke im dichten Netz der Gewohnheiten, ein Augenblick der Entscheidungsfreiheit, in dem Sie die winzige Chance haben, jeden Augenblick einen neuen Anfang zu machen. Sie müssen nur den üblichen Reaktionsablauf durchbrechen. Dies ist das »Schlachtfeld« des Gewahrseins. Automatische Impulse sind bisweilen unwiderstehlich und man braucht Mut, um ihnen zu widerstehen. Aber es gibt auch den Moment der Freiheit, in dem Sie den Schlüssel zu einem freudigen, kreativen Leben voller Selbstvertrauen finden können.

> **Alan**
> Nach einem Autounfall hatte Alan starke Schmerzen im Bein. Als er den ersten breathworks-Kurs besuchte, war er vollkommen von ihnen überwältigt und meinte, sie hätten sein Leben zerstört. Aber als er sich unmittelbar damit auseinandersetzte, nahm er sie als eine Welle von Empfindungen wahr, die sein Bein emporströmten und nicht annähernd so unangenehm waren, wie er befürchtet hatte. Er entdeckte auch angenehme Gefühle wie die Weichheit seines Atems und die Wärme seiner Hände. Sein Gesicht leuchtete, als er den anderen Teilnehmern erzählte, er empfinde nun zum ersten Mal seit Jahren eine gewisse Freiheit im Verhältnis zu seinen Schmerzen.

So durchbrechen Sie den Kreislauf

Die Achtsamkeit ist auch der Schlüssel, um den Kreislauf aus Abblocken und Ertrinken zu durchbrechen. Wenn Sie in eines der beiden Extreme verfallen, ertappen Sie sich dabei und wählen einen anderen Weg. Falls Sie den Schmerz abblocken, können Sie Ihren Widerstand zum Schmelzen bringen und ihn ins Feld Ihres Gewahrseins einbeziehen. Falls Sie darin ertrinken, können Sie Ihren Blick weiten, bis er auch andere Elemente Ihrer Erfahrung umfasst.

Ich selbst kann monatelang in der Phase des Abblockens verharren. Dabei werde ich immer härter gegenüber meinen körperlichen Schmerzen und immer spröder und getriebener im Umgang mit anderen. Es ist, als zwänge mich eine große Kraft, mich nur ja nicht zu entspannen. In diesen Phasen glaube ich tatsächlich, mein Schmerz sei gar nicht so schlimm und ich käme schon zurecht, obwohl meine Freunde mir sagen, dass meine Gesellschaft nicht besonders angenehm ist! Irgendwann bin ich erschöpft, der gesunde Menschenverstand siegt und ich muss meinem müden Körper Ruhe gönnen. An diesem Punkt flackert gelegentlich auch der Schmerz wieder auf und ich bekomme die Konsequenzen meiner Härte gegenüber meinem Körper zu spüren. Es ist ernüchternd festzustellen, wie ich ihn den lieben langen Tag schikaniert habe.

Wenn die Energie dann schließlich zurückkehrt und ich mich von meinem Zusammenbruch erhole, spüre ich oft eine wunderbare Sanftheit und Offenheit. Es ist, als sei meine Wahrnehmung geläutert, als könnte ich ein volles, ein herrliches und ausgeglichenes Leben führen und fürsorglich und rücksichtsvoll mit meinem Körper umgehen. Dieser Moment birgt die größte Chance, aber auch die größte Gefahr – wenn ich mich unbedingt verändern möchte, aber meine Gewohnheiten nur darauf warten, erneut zuzuschlagen. Dies ist der Moment der Achtsamkeit. Wenn es mir gelingt, in diesem weiten, tiefen, gütigen und dennoch proaktiven Selbstempfinden zu verharren, kann ich dem zweiten Pfeil entgehen. Passe ich dagegen nicht auf, falle ich schnell in Abblocken und Vermeidung zurück.

Im Laufe der Jahre hat sich meine Achtsamkeitspraxis vertieft und die Extreme sind »kleiner« geworden. Ich schwanke zwar immer noch zwischen Abblocken und Ertrinken, erkenne aber viel früher, wann meine Situation kippt. Dies verdanke ich einzig und allein dem Umstand, dass ich mich in Achtsamkeit übe. Ich behaupte nicht, dass ich die Reaktionen auf meine chronischen Schmerzen vollkommen im Griff hätte. Aber ich weiß, wenn ich gewahr bin, meine schädlichen Gewohnheiten erkenne und ihnen nicht nachgebe, bietet mir jeder Augenblick die Gelegenheit, eine Wahl zu treffen. Allmählich stelle ich sogar fest, dass man eine gewisse Kreativität und Freiheit in den Kämpfen eines von Schmerzen begleiteten Alltags finden kann.

Akzeptanz

Sie finden es vielleicht beängstigend, die Aufmerksamkeit auf Ihren Schmerz zu lenken. Unsere Kursteilnehmer sagen dagegen oft, dass es eine große Erleichterung ist. Für Menschen mit chronischen Erkrankungen ist die allerbeste Medizin, *ihr*

Verhältnis dazu zu verändern. Wenn man im Kampf gegen den Schmerz gefangen ist, raubt einem das die Kraft und verstärkt das Gefühl, dass etwas mit dem eigenen Leben nicht stimmt. Gibt man dagegen den Widerstand auf und lernt, bei dem zu bleiben, was tatsächlich gerade geschieht, kann dies gelegentlich sein, als kehre das Herz heim. Das christliche Gelassenheitsgebet bringt diese Haltung der Akzeptanz wunderschön zum Ausdruck und wiederholt die Lektion der beiden Pfeile:

> Herr, gib mir die Gelassenheit, Dinge hinzunehmen, die ich nicht ändern kann [erster Pfeil].
> Gib mir den Mut, Dinge zu ändern, die ich ändern kann [zweiter Pfeil].
> Und gib mir die Weisheit, das eine vom andern zu unterscheiden [die Achtsamkeit ist das Werkzeug, das Ihnen dabei helfen kann].

Zweiter Teil
Achtsamkeit und Heilung

4 Erkundung der Achtsamkeit

Achtsamkeit beinhaltet, einfach mit dem zu sein, was ist, so wie es entsteht, zu jeder Zeit.
Dipa Ma, buddhistische Meditationslehrerin[1]

Am einfachsten bekommt man ein Gefühl für die Achtsamkeit, wenn man sie unmittelbar kennenlernt. Die folgende kurze Übung soll Ihnen eine erste Vorstellung geben. Sie können nach der Lektüre der Anleitung selbstständig arbeiten.

> **Achtsamkeitsübung**
> Nehmen Sie eine bequeme Haltung ein und spüren Sie in in sich hinein. Welche körperlichen Empfindungen nehmen Sie in diesem Augenblick wahr? Spüren Sie den Druck Ihres Gesäßes gegen den Stuhl, auf dem Sie sitzen? Wie fühlt sich dies an? Seien Sie eine Weile für alle körperlichen Empfindungen offen.
> Lauschen Sie nun einen Moment lang dem, was Sie hören. Registrieren Sie Qualität, Tonhöhe und Lautstärke sowie Ihre Reaktion darauf. Versuchen Sie automatisch, den Ursprung der Geräusche auszumachen? Bemühen Sie sich lieber, darauf zu verzichten und die Geräusche einfach als solche wahrzunehmen. Wenn es sehr ruhig ist, nehmen Sie einfach die Stille zur Kenntnis.
> Wenden Sie sich nun Ihrem Atem zu. Wie fühlt er sich an? Welche Körperteile bewegen sich beim Atmen und wie viele verschiedene Bewegungen können Sie spüren? Ist Ihnen der Kontakt zu Ihrem Atem angenehm oder unangenehm?
> Richten Sie Ihr Gewahrsein auf Ihre Gefühle. Welchen Grundton hat Ihre emotionale Erfahrung? Sind Sie glücklich, zufrieden, traurig, gereizt oder ruhig? Oder wissen Sie nicht genau, was Sie fühlen?

> Nehmen Sie alle Gedanken wahr, die Ihnen durch den Kopf gehen. Fragen Sie sich: Was denke ich gerade? Lassen Sie die Aufmerksamkeit kurz auf Ihren Gedanken ruhen.
> Achten Sie nun eine Weile still darauf, wie sich der Atem in Ihrem Körper anfühlt, und lassen Sie Gedanken, Geräusche und Gefühle kommen und gehen. Lösen Sie sich von dem Wunsch, eine besondere Erfahrung zu machen. Beobachten Sie einfach, was im gegenwärtigen Augenblick geschieht.

Falls Ihnen diese kurze Übung gelungen ist, hatten Sie soeben eine Achtsamkeitserfahrung. Möglicherweise kommt Ihnen dies eher gewöhnlich vor, aber wenn Sie Ihre Aufmerksamkeit so auf Ihre Erfahrung richten, hat dies eine enorme Wirkung. Es bedeutet, dass Sie den »Autopiloten« (die Macht der Gewohnheit, die Sie von einer Sache zur nächsten treibt) ausschalten und das Leben als Fluss kreativer Möglichkeiten und Entscheidungen erleben können. Sie können nur dann bewusst auf etwas antworten, wenn Sie wissen, was vor sich geht. Deshalb geht es bei der Schulung der Achtsamkeit darum, sich immer wieder seiner selbst gewahr zu werden. Dank dieses Gewahrseins können wir mit Schmerz und Krankheit leben, um unser primäres Leid aufgeräumt zu akzeptieren und die Gewohnheiten zu durchbrechen, die sekundäres Leid verursachen.

Der Autopilot und die Achtsamkeit unterscheiden sich voneinander wie der Schlaf und das Wachbewusstsein. Gelegentlich wird die Achtsamkeit auch als *Wachheit* oder Wachsamkeit bezeichnet. Stellen Sie sich vor, wie Ihr Leben aussähe, wenn Sie sich immerzu munter, lebendig und wach fühlten: Sie wären klug, klar, empfänglich, könnten mit Ihrer Umwelt in Kontakt treten und wüssten sie zu schätzen. Dieser Zustand ist durchaus erstrebenswert. Vielleicht haben Sie während der Achtsamkeitsübung aber auch bemerkt, dass es Ihnen schwergefallen ist, Ihre Aufmerksamkeit immer nur auf eine Sache zu richten. Die meisten Menschen stellen fest, dass ihr Geist mit Vorliebe abschweift. Es scheint fast, als hätte er einen eigenen Willen. Übt man sich in Achtsamkeit, so muss man ihn daher immer wieder zurückholen, wenn er wandert.

Vielleicht denken Sie jedes Mal, wenn Ihr Geist abschweift, Sie hätten in Ihrer Achtsamkeit versagt. Viel sinnvoller ist es, jeden Augenblick, in dem Sie das Geschehen unmittelbar wahrnehmen, als Erfolg zu werten – wie flüchtig er auch sein mag. Sich in Achtsamkeit üben heißt, immer mehr von diesen »magischen« Augenblicken zu erleben, bis das Gewahrsein schließlich Ihr ganzes Leben erfüllt.

Die Wurzeln der Achtsamkeit

Die Achtsamkeit hat ihren Ursprung in uralten buddhistischen Lehren und Übungen.[2] Seit dreißig Jahren wird sie unter der Führung von Jon Kabat-Zinn im Westen auch auf weltliche Situationen angewandt, um Menschen den Umgang mit den Belastungen des modernen Lebens zu erleichtern. Bei breathworks setzen wir die Erforschung der Achtsamkeit fort und entwickeln eigene Anwendungsmöglichkeiten.

Die Achtsamkeit lässt sich unter anderem folgendermaßen beschreiben: *Lebe im Augenblick, nimm wahr, was geschieht, und entscheide, wie du auf deine Erfahrung reagieren willst, statt wie gewohnt zu reagieren.* Kabat-Zinn sagt: »Achtsamkeit beinhaltet, auf eine bestimmte Weise aufmerksam zu sein: bewusst, im gegenwärtigen Augenblick und ohne zu urteilen.«[3] Er und seine Kollegen heben drei Schlüsselaspekte hervor:

⬦ Achtsamkeit ist *bewusst*. Sie ist von einem Sinnempfinden begleitet, das es uns ermöglicht, Entscheidungen zu treffen und bewusst zu handeln, damit sich das Leben kreativ entfalten kann.

⬦ Achtsamkeit beruht auf *Erfahrung*. Sie stellt das Gewahrsein des gegenwärtigen Augenblicks in den Vordergrund, das aus einer genauen, unmittelbaren Wahrnehmung erwächst.

◆ Achtsamkeit ist *urteilsfrei*. Sie gestattet es uns, die Dinge so zu sehen, wie sie in diesem Augenblick wirklich sind, ohne dass wir automatisch ein hartes Werturteil fällen. Natürlich müssen wir unsere Erfahrung klug beurteilen können, um den Tag zu überstehen. Gleichzeitig sollten wir in der Lage sein, dies von der »Gewohnheit des Urteilens« zu unterscheiden, »die am Ende zu einem irrationalen Tyrannen wird, den man niemals zufriedenstellen kann«.[4]

Zur Achtsamkeit gehört auch ein starkes emotionales Gewahrsein. Man könnte sie auch als »Herzlichkeit«[5] oder mitfühlendes, freundliches Gewahrsein bezeichnen. Kopf und Herz sind die beiden Pforten zur Erfahrung des Gewahrseins. Sie verändern sich, je mehr man die Achtsamkeit schult. Ich beschreibe die Achtsamkeit gern als *Vertrautwerden mit der Erfahrung*. Wenn man sich um einen geliebten Menschen oder ein Kind kümmert, dann genügt es nicht, ihm kalt und gefühllos seine Aufmerksamkeit zu schenken. Sind wir achtsam, ist die Beziehung zu unseren Impulsen und Reaktionen von Liebe, Zuneigung, Zärtlichkeit und Interesse erfüllt und wir können die Vielfalt des Augenblicks körperlich und authentisch erleben. Dieser Punkt ist besonders wichtig, wenn wir Schmerzen haben. Wir können das Leben nur mit einem weichen, offenen Herzen aufrichtig und ehrlich betrachten und sowohl für seine schmerzlichen als auch seine angenehmen Seiten empfänglich sein. Man braucht Mut, um sich dem Dämon des Schmerzes zu stellen, statt panisch vor ihm zu fliehen.

Die Achtsamkeit hat ihre Wurzeln nicht nur in der buddhistischen Meditation, sie verfügt auch im Westen über eine lange Tradition. Die griechischen Stoiker schätzten die »Wachsamkeit« oder »Konzentration auf den gegenwärtigen

Augenblick«. Dem Historiker Pierre Hadot zufolge übten sie sich in »ständiger Aufmerksamkeit und Geistesgegenwart, einem stets wachen Bewusstsein seiner selbst, einer ständigen Anspannung des Geistes«. Wie die Buddhisten glauben die Griechen, »die Tätigkeit ... erleichtert die Wachsamkeit durch die Konzentration auf den kleinsten gegenwärtigen Augenblick, der in seiner Beschränktheit stets zu beherrschen und zu ertragen ist«. Auf Grund dieser Aufmerksamkeit könne man »den unendlichen Wert eines jeden Augenblicks« erkennen, der »uns in der Perspektive auf das allumfassende Gesetz des ›Kosmos‹ jeden Augenblick unseres Daseins willkommen heißen lässt«.[6]

Die Achtsamkeit erkunden

Wir bekommen einen umfassenderen Eindruck von der Achtsamkeit, wenn wir folgende fünf Aspekte betrachten:

◆ Wann kann ich gewahr sein?

◆ Weshalb sollte ich gewahr sein wollen?

◆ Auf welche Weise bin ich gewahr?

◆ Wessen bin ich gewahr?

◆ Das Wesen der Dinge, derer ich gewahr bin.

Wann kann ich gewahr sein?
Die Antwort lautet schlicht, dass ich jederzeit gewahr oder achtsam sein kann. Jeder Mensch verbringt viel Zeit damit, der Vergangenheit nachzuhängen und über die Zukunft nachzudenken. Direkten Einfluss haben wir allerdings nur auf das, was gerade geschieht. Wenn Sie wach sind und jeden

Augenblick wahrnehmen, während er sich entfaltet, statt sich in Bedauern und in Fantasievorstellungen zu ergehen, können Sie unmittelbar erfahren, was in Ihnen, in anderen und in Ihrer Umwelt vor sich geht. Sie können nur »jetzt« klug handeln – und immer wieder »jetzt«.

Achtsamkeit wird zuweilen auch als »bloße Wahrnehmung« bezeichnet.[7] Dies legt nahe, dass ein achtsamer Mensch eine Erfahrung macht, ohne ihre schmerzlichen Aspekte zu unterdrücken oder darauf zu reagieren.[8] Die Achtsamkeit erzeugt eine breite, gleichmütige Empfänglichkeit, die es Ihnen gestattet, die Dinge so zu sehen, wie sie sind, und schafft die Voraussetzungen für Kreativität und Tatendrang. Darüber hinaus erkennen Sie automatische Reaktionen, ehe sie in Ihrem Verhalten zum Ausdruck kommen. Dieses winzige Fenster des Gewahrseins hilft Ihnen, negative Reaktionen zu bändigen. Anschließend können Sie bewusst in die gewünschte Richtung steuern und müssen nicht hilflos in zwanghaften Gewohnheiten steckenbleiben. Angenommen, Sie stellen fest, dass Sie schnell auf andere losgehen, wenn Sie Schmerzen haben. In diesem Fall können Sie sich dafür entscheiden, ein paar Mal tief durchzuatmen und den Mund zu halten. Sie können die kurze Pause dazu nutzen, die Dinge mit den Augen der anderen zu sehen.

Man kann leicht zu der Überzeugung gelangen, die Gegenwart sei von der Vergangenheit und der Zukunft getrennt. In der Tat hat die Wurzel eines der indischen Wörter für Achtsamkeit *(sati)* auch die Bedeutung »sich erinnern«. Dies lässt darauf schließen, dass das Gewahrsein der Gegenwart eng mit der Erinnerung an die Vergangenheit verbunden ist. Sie werden das, was Sie jetzt erleben, nur verstehen, wenn Sie aus der Vergangenheit lernen. Möglicherweise haben Sie festgestellt, dass Bewegung Ihnen hilft, wenn Sie völlig steif in den Gelenken aufwachen. Oder Sie wissen, dass Sie den Schmerz, den Sie gerade fühlen, schon kennen und nicht in Panik geraten müssen. Vielleicht haben Sie auch die bittere Erfahrung gemacht, dass harte Worte Sie und andere verletzen. Die Vergangenheit ist ein Kompass. Sie hilft Ihnen, sich einen Reim auf die Gegenwart zu machen und klug zu entscheiden, wie Sie damit umgehen möchten.[9]

Die Achtsamkeit gestattet es Ihnen auch, sich an den gegenwärtigen Augenblick zu »erinnern«. Sie müssen sich ständig ermahnen, gegenwärtig zu sein und nicht von der Vergangenheit oder der Zukunft zu träumen. Wenn Sie in diesem Augenblick voll und ganz gegenwärtig sind, werden Sie sich später leichter daran erinnern – und Ihnen fällt vielleicht wieder ein, wo Sie die Autoschlüssel hingelegt haben, oder Sie fühlen eine tiefere moralische und ethische Kontinuität und müssen nicht immer wieder dieselben Lektionen lernen.

Weshalb sollte ich gewahr sein wollen?

Ihr gegenwärtiges Handeln entspringt der Vergangenheit und beeinflusst die Zukunft. Deshalb genügt es nicht, gewahr zu sein. Sie müssen sich auch einen Reim auf Ihre Erfahrung machen. Die Achtsamkeit erfüllt Ihre sich ständig verändernden Lebensumstände mit einem intelligenten, empfänglichen Gewahrsein.[10] Auch Motivation und Absicht spielen eine große Rolle: Was ist Ihnen im Leben wichtig, was wollen Sie erreichen?[11] Wenn Sie in diesem Sinne achtsam sind, wissen Sie sowohl, was Sie tun, *als auch*, weshalb Sie es tun.[12]

Realistische Träume und Ziele lassen sich *tatsächlich* verwirklichen, wenn Sie stets so entscheiden, wie es Ihren Werten entspricht. Jedes Handeln hat Konsequenzen. Ob sie positiv ausfallen oder nicht, liegt bei Ihnen. Wenn Sie lieber im Bett liegen bleiben, statt aufzustehen und Ihren Körper langsam mit Bewegung in Schwung zu bringen, hat das Folgen. Mag sein, dass Ihnen kurzfristig alles leichter vorkommt, aber letztendlich ist es unbefriedigend, wenn man sein ganzes Leben verschläft. Auch das Bemühen um ein größeres Gewahrsein wirkt sich aus. Die bewusste Entscheidung für die Wachheit gibt Ihnen – selbst wenn sie schmerzliche Erfahrungen mit sich bringt – das Gefühl, lebendiger und stärker eingebunden zu sein. Die Entscheidung liegt bei Ihnen. Dieses Prinzip ist einfach, aber es hat eine erstaunliche Wirkung.

Entscheidungen treffen heißt, Herr über das eigene Handeln zu sein. Manchmal hat es den Anschein, als wären wir nicht eine einzige Person, sondern trügen viele verschiedene Persönlichkeiten in uns. In einem Augenblick wollen wir das Eine, im nächsten etwas ganz anderes. Die Achtsamkeit bringt diese widersprüchlichen Neigungen ans Licht des Bewusstseins, damit Kopf und Herz eins werden, sich sammeln und ganz werden können, statt verwirrt und verstreut zu bleiben. Wenn dies der Fall ist, können Sie Entscheidungen treffen, die all Ihre Aspekte berücksichtigen.

Auf welche Weise bin ich gewahr?

Wenn die Übung der Achtsamkeit von Dauer sowie ausgeglichen sein soll, kommt es auch auf die Qualität Ihres Gewahrseins an. Sind Sie zu entspannt, lassen Sie sich ablenken und verlieren Ihre Klarheit, während allzu heftiges Bemühen schlicht Kopfschmerz und Verspannung verursacht. Der richtige Ansatz besteht darin, dass man aufmerksam, wach und emotional engagiert, aber auch entspannt und empfänglich ist. Der buddhistische Lehrer Sangharakshita bezeichnet diese Herangehensweise als »eine in allen Farben schillernde Achtsamkeit, ein tief innerliches, leidenschaftliches Gewahrsein«.[13]

Es ist wichtig, dass man sich bemüht, aber ein achtsames Streben ist sanft, offen und empfänglich. Wenn Sie etwas Wichtiges verloren haben, sich Sorgen machen und verzweifelt versuchen, sich daran zu erinnern, wo es liegen geblieben ist, werden Sie Folgendes feststellen: Je mehr Sie sich anstrengen, desto weniger können Sie sich erinnern. Wenn Sie das Problem dagegen aus Ihrem Kopf verbannen und sich geistig entspannen, fällt Ihnen plötzlich wieder ein, wo der Gegenstand ist. Ein gutes Bild für dieses ausgeglichene Bemühen ist eine Mutter, die sich mit ihrem Kind auf einem eingezäunten Spielplatz befindet. Sie ist wachsam, weil ihr die Sicherheit des Kindes am Herzen liegt. Aber sie ist auch entspannt, weil sich ihr Kind in einem geschützten Bereich befindet. In der buddhistischen Tradition wird die achtsame Aufmerksamkeit damit verglichen, wie Elefanten sehen. Wenn sie etwas betrachten, drehen sie nicht nur den Kopf, sondern den ganzen Körper, und schenken der Sache ihre volle Aufmerksamkeit.[14]

> **Achtsamkeitsreflexion**
> Erinnern Sie sich an eine Situation, in der Sie ganz in einer Sache aufgingen. Vielleicht haben Sie gemalt, musiziert, einen wunderschönen Sonnenuntergang betrachtet, gekocht oder eine angenehme Aufgabe erledigt. Wenn man vollkommen achtsam ist, fühlt man sich nicht mehr unbeholfen, unsicher und isoliert – man ist eins mit dem Tun. Man hat das Gefühl einer zeitlosen Gegenwart und Körper, Sinne und Handeln werden Teil eines harmonischen Ganzen.

Jon Kabat-Zinn unterstreicht, dass Achtsamkeit urteilsfrei und nichtreaktiv ist. Viele Menschen gehen automatisch hart mit sich ins Gericht: »Ich bringe einfach nichts zustande. Ich bin zu nichts nutze. Ich sollte nicht traurig sein. Ich sollte meine Schmerzen besser bewältigen.« Oder sie fühlen sich schuldig, wenn sie glücklich oder erfolgreich sind oder etwas bekommen, das sie nicht zu verdienen glauben. Doch in allen diesen Fällen handelt es sich um Werturteile über die Erfahrungen. Als achtsamer Mensch erkennen Sie diese und finden die kreativste Handlungsmöglichkeit. Jon Kabat-Zinn sagt dazu: »Die achtsame Aufmerksamkeit hat etwas Liebevolles, Mitfühlendes, eine offenherzige, freundliche Gegenwart und Interesse.«[15]

In der buddhistischen Tradition gilt die Achtsamkeit stets als »heilsam«.[16] Es ist ein ganz besonderes, ein gewaltfreies und dem Leben dienliches Gewahrsein, das den Menschen hilft, sich auf das Leben *zuzubewegen*, statt davor zurückzuschrecken, und das mit Werten wie Offenheit, Güte und Erlösung einhergeht.

Wessen bin ich gewahr?
Achtsam sein bedeutet, alle Aspekte der eigenen Erfahrung bewusst wahrzunehmen – sich selbst, die anderen und die Welt um einen herum. Ein traditioneller Führer nennt die vier folgenden grundlegenden Aspekte, denen man seine Aufmerksamkeit schenken kann.[17]

Körper
Werden Sie sich zunächst im Sitzen, Stehen, Gehen oder Liegen Ihres Körpers und all seiner Aspekte bewusst. Wie Sie im dritten Teil dieses Buches sehen werden, bedeutet dies nicht, dass Sie ihn gleichgültig und von außen betrachten. Vielmehr nehmen Sie ihn auf eine integrierte, verkörperte und lebendige Weise wahr. Es bedeutet, dass Sie voll und ganz in ihm *zu Hause* sind.

Empfindungen
Werden Sie sich nun Ihrer Empfindungen und Ihrer Reaktionen auf diese Empfindungen bewusst. Sie nehmen mit Ihren Sinnen immerzu etwas wahr: Die Augen sehen, die Ohren hören, die Nase riecht, die Zunge schmeckt und der Körper berührt ... Und Sie merken, ob Ihnen diese Dinge angenehm oder unangenehm sind oder irgendwo dazwischen liegen. Zudem registrieren Sie Gedanken, Erinnerungen und Fantasievorstellungen und auch diese sind Ihnen angenehm oder unangenehm. Gewöhnlich reagieren wir auf angenehme Empfindungen damit, dass wir mehr davon haben wollen. Unangenehme Reize würden wir am liebsten loswerden. Doch wenn wir eine Erfahrung achtsam wahrnehmen, erkennen wir, was wirklich ist, und bleiben nicht in einem von Gier und Ablehnung verzerrten Denken gefangen. Dann erkennen

wir jenen kleinen Moment, in dem wir die Wahl haben, ehe unsere Gewohnheiten die Oberhand gewinnen. Wir, die wir mit körperlichen Schmerzen oder Krankheiten leben, müssen erkennen, dass unser Schmerz »nur« Schmerz ist. Dann können wir die vielen Schichten aus Widerstand und Abneigung durchbrechen, die das sekundäre Leid mit sich bringen, statt Opfer der eigenen Impulse zu werden.

Gefühle und Gedanken

Die meisten Menschen identifizieren sich so stark mit ihren Gefühlen und Gedanken, dass sie glauben, eins mit ihnen zu sein. Achtsamkeit heißt, die Dinge objektiver zu sehen. Wenn sich zum Beispiel mein Schmerz verschlimmert, kann ich mir viele schreckliche Folgen ausmalen, die bis in die Zukunft reichen. Vermutlich sind diese Gedanken aber nur Ausdruck meiner Angst. Wenn ich erkenne, dass es nur Gedanken sind, statt daran zu glauben, kann ich besser sehen, was wirklich vor sich geht, und konstruktiv handeln. Auf diese Weise können Sie erkennen, dass Gefühle und Gedanken keine unveränderlichen Tatsachen, sondern ständig im Wandel sind. Sie können mehr Verantwortung für Ihren Gemütszustand übernehmen. Ist man wütend oder aufgewühlt, gibt man schnell anderen die Schuld. Aber es ist Ihr Zorn, und Sie können wählen, ob Sie ihn hinauszögern oder ihm ein Ende machen wollen. Mehr über den Umgang mit Gedanken finden Sie im Kapitel 16 (siehe S. 250).

Perspektive und Zusammenhang

Zuletzt ist da noch die Perspektive, aus der Sie Ihre Erfahrung betrachten.[18] Mit der Zeit kann die Übung der Achtsamkeit Ihre gesamte Weltsicht tiefgreifend verändern und Sie können eine kluge, tiefe Sicht Ihrer Erfahrung entwickeln. Dies bringt uns zur nächsten Dimension der Achtsamkeit.

Das Wesen der Dinge, derer ich gewahr bin
Für gewöhnlich empfinden wir die Dinge als starr und unveränderlich. Wir sagen: »So bin ich eben«, und sehen auch die anderen so: »Ich mag sie nicht. Sie ist so zornig«, »Er ist so mürrisch« und so weiter. Die Achtsamkeit aber lässt uns erkennen, dass alles ständig im Wandel ist. Wir verändern uns von einem Augenblick zum nächsten, da uns immer neue Gedanken, Gefühle und Empfindungen durchströmen. Auch die anderen verändern sich ständig. Sogar unsere Umwelt verändert sich stärker, als wir meinen: Die Nacht wird zum Tag, der Sommer zum Winter. Berge werden abgetragen. Nichts ist von diesem Gesetz ausgenommen, und wenn Sie es erkennen, können Sie sich entspannen und vom Fluss der Veränderung tragen lassen. In einem buddhistischen Text heißt es:

> Alle zusammengesetzten Dinge sind wie ein Traum,
> ein Phantom, ein Tautropfen, ein Blitz.
> So meditiert man über sie,
> so betrachtet man sie.[19]

Bei Menschen mit chronischen Schmerzen kann dieser Perspektivenwechsel besonders deutlich sein, wenn sie mit Hilfe der Achtsamkeit das wahre Wesen ihrer augenblicklichen Schmerzen erforschen. Ganz allmählich wird es Ihnen gelingen, die verschiedenen Aspekte einer Erfahrung voneinander zu trennen – die ursprünglichen körperlichen Empfindungen, Ihren körperlichen und geistigen Widerstand, Gefühle wie Kummer und Wut sowie die mit dem Schmerz verbundenen Gedanken. Vielleicht entdecken Sie sogar, dass Ihre Erfahrung auch angenehme Seiten hat.

Bei einer solchen Prüfung stellt sich heraus: Der Schmerz ist ein *Prozess*, der sich ständig verändert, und wo es darauf ankommt, wie Sie ihm begegnen. Gewiss sind Schmerzen unangenehm. Dies liegt in ihrer Natur. Doch wenn Sie Ihre körperlichen Empfindungen erforschen und sich von Ihren Vorstellungen, Ihren Erinnerungen an die Vergangenheit und Ihren Zukunftsängsten befreien, finden Sie sie vielleicht sogar in gewisser Weise faszinierend. Es ist schwer, sich dem Schmerz auf diese Weise zu nähern, aber es wird Ihre Qual lindern. Denn Sie entledigen sich der Last des sekundären Leids, das dadurch entsteht, dass Sie Ihren Schmerz für unabänderlich halten und entsprechend darauf reagieren.

Das gilt auch für die Gemütsverfassung. Die Begriffe Depression, Erschöpfung, Wut, Glück und Freude bezeichnen Vorgänge, die ständig im Wandel sind. Erkennt man etwa, wie Wut aufsteigt und verfliegt, kann man sich leichter davon lösen und kreative Entscheidungen treffen.[20]

Menschlichkeit und Mitgefühl

Zur Übung der Achtsamkeit gehört auch das Gewahrsein der anderen. Die bislang erwähnten Aspekte der Achtsamkeit – Augenblick für Augenblick im eigenen Körper zu Hause zu sein und die eigenen Empfindungen, Gefühle und Gedanken zu kennen – fördern die Selbsterkenntnis. Sie ist die Grundlage, auf der Sie Ihr Gewahrsein ausdehnen und sich in Ihrer Vorstellung mit der Erfahrung anderer identifizieren können. Jeder Mensch hat einen Körper und körperliche Empfindungen. Jeder Mensch hat Gedanken und Gefühle. Jeder Mensch will auf meist ähnliche Art und Weise Schmerz vermeiden und am Angenehmen festhalten.

Der buddhistische Autor Jeffrey Hopkins beschreibt, wie er den Dalai Lama auf seiner ersten Europareise begleitete.[21] Wohin der Dalai Lama auch kam, überall wiederholte er die folgende Kernaussage: »Jeder sehnt sich nach Glück und will frei sein von Leid.« Hopkins hatte schon langen philosophischen Vorträgen des Dalai Lama gelauscht und fragte sich, weshalb er eine solch einfache Aussage wählte. Aber dann wurde Hopkins klar, wie anders er selbst die Welt erleben würde, wenn er die Wahrheit verinnerlichen würde, dass unseren unterschiedlichen Persönlichkeiten und unserem unterschiedlichen Handeln der gleiche Wunsch zu Grunde liegt – nämlich Leiden zu vermeiden und glücklich zu sein. Würde er anderen auf der Grundlage dieser gemeinsamen Menschlichkeit begegnen, würde er nicht Isolation, sondern Mitgefühl empfinden.

Wie man den Schmerz auf den Kopf stellt und von innen nach außen kehrt

Dies ist ein entscheidender Punkt für Menschen, die mit chronischen Schmerzen oder einer chronischen Krankheit leben. Wenn wir erkennen, dass jeder Mensch von Zeit zu Zeit auf die eine oder andere Art und Weise leidet, können unsere Qualen, die uns häufig isolieren, zu einer Quelle der Verbundenheit werden. Dieser radikale Perspektivenwechsel kehrt den Schmerz von innen nach außen und stellt ihn auf den Kopf. Wenn Sie ihn akzeptieren und genauer erforschen, kann er Ihr Leben bereichern, statt es zu ruinieren. Es handelt sich dabei lediglich um Ihre ganz persönliche Version des menschlichen Dilemmas. Wenn man sich seinem Schmerz öffnet, kann man sich auch das Leid anderer vorstellen. Dieses Prinzip steht hinter der Übung des liebevollen Gewahrseins, die den Kern meines Achtsamkeitsansatzes bildet und in Kapitel 15 ausführlich beschrieben wird.

Wenn ich in den breathworks-Kursen über diese Dinge spreche, sehe ich, wie den Teilnehmern ein Licht aufgeht. Am Anfang meinen sie oft, allen anderen ginge es gut, da Schmerzen meist unsichtbar sind. Wenn sie dann die Geschichten der Anwesenden hören, wird ihnen klar, dass jeder seine Probleme hat. Auf diese Weise können sie die anderen als komplexe menschliche Wesen und nicht als Ausdruck all dessen betrachten, was ihnen fehlt. Von Zeit zu Zeit mache ich eine Übung, bei der sich jeweils drei Teilnehmer zusammensetzen und jeder von ihnen eine Minute Zeit hat, um leise die unangenehmen Aspekte seiner unmittelbaren Erfahrung aufzuzählen: »*Kalte Füße – unangenehm. Verkrampfter Magen – unangenehm. Schmerz in der linken Schulter – unangenehm.*« Dann wiederholen wir die Übung mit den angenehmen Empfindungen: »*Warme Hände – angenehm. Kribbeln im linken Ohrläppchen – angenehm. Weiches Gesicht – angenehm.*« Anschließend bleiben wir still sitzen und spüren, dass wir sehr viel gemeinsam haben. Ich liebe das Gemurmel im Zimmer, wenn die Leute sagen, was sie gerade erleben. Diese Übung zeigt sehr deutlich, dass es im Leben jedes Menschen unangenehme und angenehme Aspekte gibt und sich unsere Erfahrungen im Grunde gleichen.

John
Das Tollste an dem breathworks-Kurs war die Erkenntnis, dass mein Schmerz mich nicht von anderen isoliert, sondern dass er mich menschlich macht. Mir wurde klar, dass jeder Mensch ein gewisses Maß an Schmerz erdulden muss und ich nicht der Einzige bin. Statt mich isoliert und ausgeschlossen zu fühlen, kann ich die Schmerzen dazu nutzen, mich mit anderen zu verbinden.

Sara
Mir gefiel die Achtsamkeitsübung im Kurs, bei der wir auf unsere unangenehmen und unsere angenehmen Empfindungen achten sollten. Irgendwann habe ich gehört, wie die verschiedensten Menschen von ihrem Schmerz sprachen, und ein Gefühl von Mut im Raum gespürt. Vor Kursbeginn war ich deprimiert gewesen. Nach der Stunde lag ich abends auf dem Boden, hörte Musik und spielte mit der Katze. Die Schmerzen waren noch genauso groß, aber dank der Verbundenheit mit den anderen war ich vollkommen zufrieden.

Eines Tages waren meine Rückenschmerzen besonders schlimm. Ich lag im Bett, ließ mich in den Schmerz hineinfallen und verringerte meinen Widerstand dagegen mit jedem Atemzug. Ich hatte das Gefühl, so tief in meinen Körper und mein Leben hineinzusinken, dass ich »unten« wieder herauskam. Ich fühlte mich stark mit allen anderen Menschen verbunden, die in diesem Augenblick ebenfalls litten: mit Kindern in afrikanischen Dörfern, gebärenden Frauen, Sterbenden ... Diese Verbundenheit fand ich nicht, indem ich den Blick nach außen richtete, sondern indem ich mich so tief mit meiner Schmerzerfahrung verband, dass ich an einen sehr viel ruhigeren Ort gelangte. Mir kam der Gedanke: »Ich bin nichts Besonderes. Diese Erfahrung ist nichts Außergewöhnliches. Viele Menschen machen sie in diesem Augenblick, und weil ich sie kenne, kann ich mit ihnen fühlen.« Ich dachte nicht: »Warum ich? Warum muss ausgerechnet ich solche Schmerzen haben?« Ich fragte mich vielmehr: »Warum nicht ich? Warum sollte ich vom Schmerz verschont bleiben, wenn er zu den Grundbedingungen des menschlichen Lebens gehört?« Ohne meinen Schmerz hätte ich wohl niemals ein solch großes Mitgefühl empfunden. Rilke sagt dazu:

> Unter den Tauben, die allergeschonteste,
> niemals gefährdetste, kennt nicht die Zärtlichkeit;
> wiedererholtes Herz ist das bewohnteste:
> freier durch Widerruf freut sich die Fähigkeit.[22]

Achtsamkeit und Güte

Achtsamkeit ist ganz und gar von Güte erfüllt. In der buddhistischen Tradition heißt es, Weisheit und Mitgefühl seien wie die beiden Flügel eines Vogels und die Achtsamkeit könne uns helfen, beides zu schulen.

Weisheit ist die Folge einer exakteren Lebenswahrnehmung. Weise ist es, sich von den Vorstellungen, Geschichten und Reaktionen zu lösen, die die Erfahrung überlagern. Weise ist es auch, das fließende, veränderliche Wesen der schmerzlichen wie der angenehmen Erfahrungen tiefer zu durchschauen, als entstünden und vergingen sie wie Wellen auf dem Meer.

Güte und Mitgefühl keimen, wenn wir diese Erkenntnis auch auf andere ausdehnen. Es ist ergreifend zu sehen, dass alle Menschen die gleichen Schwierigkeiten bewältigen müssen und von den gleichen Neigungen getrieben werden. Jeder lebt sie auf seine Weise aus und doch machen wir die gleichen Dramen durch und schlagen uns mit den gleichen Problemen herum.

Das Edelsteinnetz[23]
Stellen Sie sich ein riesiges Netz vor, das sich in sämtliche Richtungen erstreckt. An jeder Verbindungsstelle befindet sich ein einzelner, glitzernder Edelstein. Das Netz spannt sich unendlich weit in alle Dimensionen. Deshalb ist auch die Anzahl der Edelsteine unbegrenzt. Wenn Sie einen davon ganz genau betrachten, werden Sie feststellen, dass sich auf seiner glänzenden Oberfläche alle anderen Edelsteine des Netzes spiegeln. Das Leben ist wie dieses Netz und jeder Mensch ist wie einer der Edelsteine in diesem Bild – er wirkt unaufhörlich auf alle anderen ein und umgekehrt.

Gegenseitige Verbundenheit und Güte

In Wahrheit sind wir weder getrennt noch isoliert voneinander. Unsere Worte und Taten wirken sich auch auf andere aus und beeinflussen ihr Verhalten. Wenn ich einen Arbeitskollegen anherrsche, lässt dieser seinen Ärger vielleicht zu Hause an seinen Kindern aus, die dann unter Umständen damit reagieren, dass sie Schwierigkeiten machen. Freundlichkeit wirkt ganz anders. Die Folgen des Handelns lassen sich niemals abschätzen.

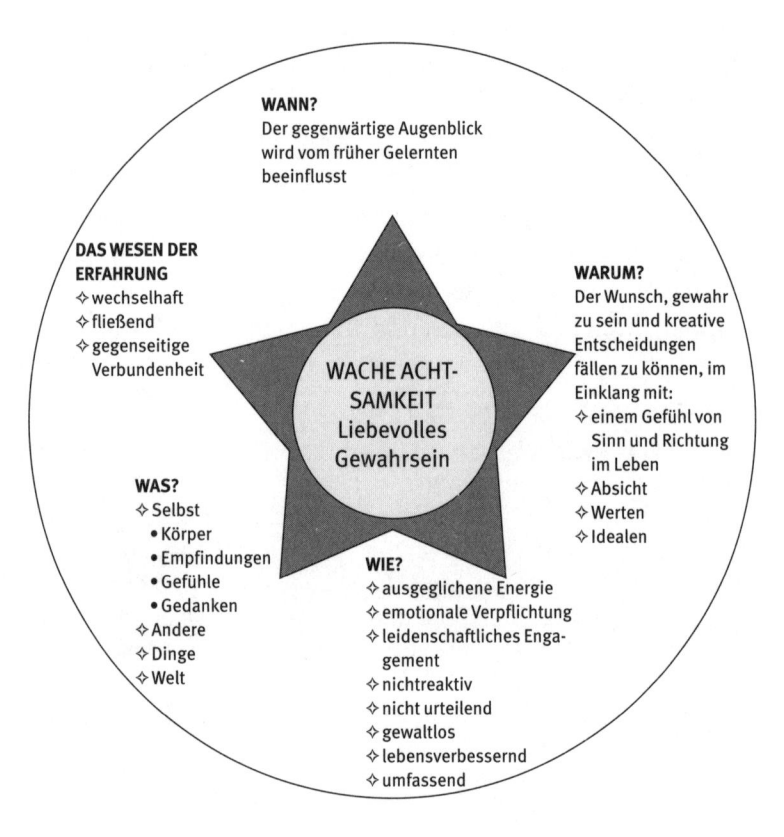

WANN?
Der gegenwärtige Augenblick wird vom früher Gelernten beeinflusst

DAS WESEN DER ERFAHRUNG
◇ wechselhaft
◇ fließend
◇ gegenseitige Verbundenheit

WARUM?
Der Wunsch, gewahr zu sein und kreative Entscheidungen fällen zu können, im Einklang mit:
◇ einem Gefühl von Sinn und Richtung im Leben
◇ Absicht
◇ Werten
◇ Idealen

WACHE ACHTSAMKEIT
Liebevolles Gewahrsein

WAS?
◇ Selbst
 • Körper
 • Empfindungen
 • Gefühle
 • Gedanken
◇ Andere
◇ Dinge
◇ Welt

WIE?
◇ ausgeglichene Energie
◇ emotionale Verpflichtung
◇ leidenschaftliches Engagement
◇ nichtreaktiv
◇ nicht urteilend
◇ gewaltlos
◇ lebensverbessernd
◇ umfassend

Abbildung 2: Der Stern der Achtsamkeit

5 Die breathworks-Methode der fünf Schritte der Achtsamkeit

In dieser neuen Liebe ...
Sei der Himmel ...
Flieh ...
Stiehl dich davon wie ein Mensch, der mit einem Mal Farben sieht.
Tu es jetzt.
Eine dichte Wolke hüllt dich ein.
Schlüpf zur Seitentür hinaus ...
Dein altes Leben war eine fieberhafte Flucht vor der Stille.
Der stumme Vollmond
kommt heraus.
Rumi[1]

Nachdem Sie einen Eindruck von den Dimensionen der Achtsamkeit bekommen haben, ist es nun an der Zeit herauszufinden, wie man sie entwickeln kann. Denn die Achtsamkeit ist eine Lebensweise, in der man sich üben muss. Nur wenige Menschen leben in ständigem Gewahrsein. Für die meisten von uns bedeutet Achtsamkeitstraining deshalb, dass wir uns einer Empfindung erst gewahr werden, wenn wir abgelenkt sind. Sie werden merken, dass Sie sich viele hundert Male am Tag ablenken lassen. Aber wenn Sie sich nur ein einziges Mal für die Achtsamkeit entscheiden, ist dies ein Sieg – wie flüchtig der Augenblick auch sein mag. Damit ist nach Jahren fruchtloser Gewohnheiten ein Anfang des Umlernens gemacht und mit der Zeit wird sogar die Achtsamkeit zur Gewohnheit.

Mit der Übung der Achtsamkeit verhält es sich wie mit jedem anderen Training. Wenn Sie Sportler werden wollen, müssen Sie bestimmte Muskeln trainieren, damit Sie mühelos laufen können. Wenn Sie sich in Achtsamkeit üben wollen, müssen Sie Ihr Gewahrsein trainieren, damit es eine immer verlässlichere Quelle der Kraft und der Stabilität wird. In diesem Kapitel werden fünf Schritte oder fünf aufeinanderfolgende Stufen bei der Entwicklung der Achtsamkeit beschrieben. Sie bieten Menschen mit Krankheit und Schmerz einen Übungsansatz, der realistisch und langfristig durchzuhalten ist. Den ersten vier Stufen habe ich je eine kurze Achtsamkeitsübung zugeordnet.

Schritt 1: Am Anfang steht die Achtsamkeit

Im ersten Stadium der Achtsamkeit wird man mit dem vertrauter, was tatsächlich gerade vor sich geht. Sie können sich zum Beispiel Ihres Atems, Ihres Körpers beim Sitzen, Gehen, Stehen oder Liegen und Ihrer angenehmen oder schmerzlichen Empfindungen bewusst werden. Sie können feststellen, dass Ihre Gedanken und Gefühle unterschiedliche Aspekte Ihrer Erfahrung sind, statt sich übermäßig damit zu identifizieren. Sie können sich anderer Menschen und Ihrer Umwelt stärker bewusst werden. Vielleicht nehmen Sie plötzlich auch Kleinigkeiten wie das Gefühl der Sonne auf Ihrer Haut, den Geschmack einer Orange oder das Grün des Rasens an einem Sommertag wahr. Wenn sich das Gewahrsein steigert, kann dies dem Übergang von einer zweidimensionalen, schwarzweißen Welt in ein dreidimensionales Leben voller Farbe ähneln.

Übung: Des gegenwärtigen Augenblicks gewahr werden
Nehmen Sie wahr, was Sie in diesem Augenblick erleben. Spüren Sie das Buch in Ihren Händen? Ist es warm oder kalt, hart oder weich, schwer oder leicht? Ist es angenehm, das Buch zu halten? Sind Ihre Schultern entspannt oder nach oben gezogen? Wie steht es um Ihren Bauch? Ist er hart oder weich? Was passiert, wenn Sie die Aufmerksamkeit auf diese Körperteile lenken? Entspannen sie sich dann ein wenig? Sie können die Körperhaltung jederzeit nach Belieben verändern, während Ihr Gewahrsein wächst.

Achten Sie nun auf die Empfindungen, die aus dem Kontakt zwischen Ihrem Körper und den Gegenständen entstehen, die ihn tragen. Fühlt er sich schwer oder leicht, entspannt oder verkrampft an? Nehmen Sie einfach wahr, wie er sich anfühlt. Beurteilen Sie die Erfahrung nicht.

Wie fühlt sich der Atem in Ihrem Körper an? Welche Körperteile bewegen sich mit ihm?

Welche Geräusche und Gerüche nehmen Sie wahr?

Wie viele Farben können Sie sehen? Können Sie sich einfach daran erfreuen und die vielen verschiedenen Farbtöne und Strukturen zur Kenntnis nehmen?

Versuchen Sie, diese Qualität des Gewahrseins auch nach Abschluss der Übung und während des restlichen Tages zu bewahren und Ihrer Erfahrung wach, interessiert und neugierig zu begegnen.

Schritt 2: Sich auf das Unangenehme zubewegen

Der zweite Schritt – das Zubewegen auf die unangenehmen Aspekte der Erfahrung – widerspricht jeder Intuition und dürfte Sie überraschen. Vielleicht hört er sich sogar masochistisch an. In Wirklichkeit ist es entscheidend, dass wir uns dem Schmerz stellen, denn gewöhnlich wollen wir Menschen mit chronischen Beschwerden ihn abwehren, indem wir versuchen, ihn abzublocken, oder darin ertrinken. In beiden Fällen nehmen wir den Schmerz nicht so wahr, wie er wirklich ist.

Wenn Sie Ihre Aufmerksamkeit zum ersten Mal auf schmerzhafte Empfindungen richten, sind Sie sich des Widerstandes möglicherweise stärker bewusst als der Schmerzen. Sie können damit arbeiten, indem Sie sich mit Ihrem Gewahrsein leicht gegen den Widerstand »lehnen« und das Gewahrsein mit dem Atem tiefer in den Körper sinken lassen. Sie können mit einem Gefühl der Achtsamkeit ein- und einem Gefühl des Loslassens ausatmen.

Mit der Zeit können Sie lernen, die gesamte Erfahrung wohlwollend zu betrachten, sie nicht zu beurteilen und schmerzliche Empfindungen einfach zuzulassen. Sie können eine liebevolle Einstellung zu Ihrem Schmerz entwickeln – wie eine Mutter, die ihr Kind zärtlich in den Arm nimmt und hält, wenn es sich wehgetan hat. Sie kann ihm den Schmerz nicht nehmen, aber ihr liebevolles Handeln wird seine Not lindern.

> **REBECCA**
> *Rebecca ist von Geburt an behindert und hat bereits über vierzig Operationen hinter sich. Sie meditiert seit Jahren und erzählte mir vor kurzem, wie ihr die Hinwendung zum Schmerz geholfen hat:*
> Mich den Schmerzen zuzuwenden bedeutete, mich der Angst zu stellen, dass ich die Kontrolle darüber verlieren und sie mich überwältigen könnten. Ich hatte den Schmerz nie genauer betrachtet und ihn so zu einem Monster gemacht. Nun bemühte ich mich darum, mir dieses Monster anzusehen. Welche Form hatte es? Wo genau versteckte es sich? Hatte es eine Farbe? Ganz allmählich interessierte ich mich für das wahre Wesen der Schmerzen. Dabei stellte ich fest: Ganz egal, wie stark sie waren, sie brachten mich nicht um! Ich merkte, dass manche Schmerzen leichter zu ertragen sind als andere. Einen frischen Schmerz kann ich zum Beispiel besser ertragen als alte, bohrende Schmerzen. Ich erkannte auch, dass ich den Schmerz in meiner Vorstellung zu einem glühenden, zerklüfteten Berg verhärtete. Doch wenn ich mich ihm zuwende, wird mir klar, dass er sich ständig verändert. Dass ich diese Unterschiede erkannt habe, half mir, den Schmerz zu erfahren, statt mich in meinen Reaktionen zu verfangen.

Augenblick für Augenblick

Man kann leicht glauben, die Hinwendung zum Schmerz werde den Eindruck verstärken, man würde darin ertrinken, wie Rebecca fürchtete. Normalerweise wird man aber nur dann überwältigt, wenn man sich zu sehr mit den eigenen Vorstellungen von einer Erfahrung identifiziert. Sie denken: »Mein Gott, ist das schrecklich! Ich halte das nicht aus. Ich hasse mein Leben ...« Dann verpacken Sie Ihre Erfahrung in eine Geschichte, die zwangsläufig Gefühle von Depression und Hilflosigkeit mit sich bringt: »Ich lebe jetzt seit zehn Jahren mit diesen Schmerzen und das wird auch so bleiben. Sie werden immer schlimmer. Ich bin so müde. Bald werde ich nicht mehr mit meinen Freunden ausgehen können und dann werden sie mich vergessen. Kein Wunder, dass ich keine Freunde mehr habe ...« Und schon verstricken Sie sich in die Vorstellung, Ihr Schmerz dehne sich unendlich weit in die Vergangenheit und auf unbestimmte Zeit in die Zukunft aus.

Wenn Sie Ihr Gewahrsein auf die tatsächliche Schmerz*erfahrung* richten und sie neugierig betrachten, stellen Sie oft fest, dass sie keineswegs so schlimm ist wie befürchtet. Sobald Sie sich auf die direkte Gefühlswahrnehmung und nicht mehr auf Ihre Vorstellung konzentrieren, befinden Sie sich im gegenwärtigen Augenblick, in dem sich die Erfahrung ständig verändert und im Fluss ist. Sie erkennen, dass Sie Ihre Schmerzen immer in diesem Augenblick spüren, so wie es mir im Krankenhaus klar wurde, als ich die im ersten Kapitel (siehe S. 28) geschilderte Erfahrung machte. Die Angst, ich könnte nicht bis zum Morgen durchhalten, löste sich auf, als ich begriff: Ich muss immer nur diesen Augenblick leben. Der gegenwärtige Augenblick ist immer erträglich. Es gibt nur eine einzige authentische Möglichkeit, voll und ganz lebendig zu sein, die auch langfristig durchzuhalten ist: Man muss für alle Augenblicke des Lebens offen sein – nicht nur für jene, die man am liebsten mag.

Übung: Sich auf das Unangenehme zubewegen
Während Sie hier sitzen oder liegen, dehnen Sie Ihr Gewahrsein vorsichtig immer weiter aus, bis es alle unangenehmen oder schmerzhaften Empfindungen einschließt. Gehen Sie zärtlich, freundlich und neugierig mit diesen um, wenn Sie ihnen Zutritt zum Feld Ihres Gewahrseins gewähren. Vergessen Sie nicht weiterzuatmen! Im Allgemeinen verspannen wir uns, um Schmerzen abzuwehren, und halten den Atem an. Prüfen Sie, ob Sie mit ein paar sanften Atemzügen dem Schmerz gegenüber ein wenig nachgiebiger werden können.
Vielleicht sind Sie sich weniger der Schmerzen als vielmehr eines Gefühls von Widerstand und Anspannung bewusst. Sehen Sie sich in diesem Fall den Widerstand etwas genauer an. Richten Sie Ihre Aufmerksamkeit darauf, als wollten Sie ein sanftes Licht auf einen im Dunkeln verborgenen Gegenstand werfen. Vielleicht können Sie sich mit Ihrem Gewahrsein »dagegenlehnen«, als drückten Sie vorsichtig gegen einen festen, aber nachgiebigen Gegenstand. Lassen Sie zu, dass Ihr Widerstand mit jedem Atemzyklus ein wenig schwächer wird. Unter Umständen können Sie spüren, wie er nachlässt, während Ihr Körper mit jedem ausgehauchten Atemzug tiefer in den Boden sinkt und zur Ruhe kommt.
Öffnen Sie sich dem Schmerz und nehmen Sie wahr, was Sie tatsächlich empfinden. Erkennen Sie, dass sich diese Empfindungen ständig ändern. Fühlen sie sich in einem Moment hart und verkrampft und im nächsten etwas weicher an? Oder sind sie mal stechend, dann wieder kribbelig?
Wissen Sie, wo sich der Schmerz in Ihrem Körper befindet? Seien Sie ganz genau. Unter Umständen ist der schmerzende Bereich klarer umrissen, als Sie dachten.
Möglicherweise ist dies die erste direkte Begegnung mit Ihren Schmerzen. Haben Sie Geduld mit beunruhigenden Gedanken, mit Gefühlen wie Angst und Furcht. Machen Sie sich klar, dass auch sie sich ständig verändern. Versuchen Sie, sich trotz der von Ihnen wahrgenommenen unangenehmen Empfindungen ein wenig zu entspannen. Denken Sie daran, das Gewicht Ihres Körpers in die Erde sinken zu lassen und die Atmung ein wenig zu entspannen, wenn Sie merken, dass Sie sich verkrampfen.

Schritt 3: Das Angenehme suchen

Der dritte Schritt ist die natürliche Fortsetzung des zweiten, aber vielleicht finden Sie ihn noch überraschender: Sie werden sich nun nämlich den *angenehmen* Elementen Ihrer Erfahrung zuwenden. Wenn man sich gegen den Schmerz panzert, schließt man damit auch die angenehmen Seiten des Lebens aus. Man verliert seine Empfindsamkeit, die es einem erlaubt, sich durch und durch lebendig zu fühlen und Lust und Liebe zu erfahren. Dann spürt man zwar möglicherweise den Schmerz nicht mehr so sehr, dämpft aber auch seine Empfänglichkeit für andere Menschen, die Schönheit der Natur oder die einfachen Freuden des Lebens, etwa die Wärme der Sonnenstrahlen auf der Haut. Wenn es mir besonders gut gelingt, meinen Schmerz als wechselhafte, dynamische Erfahrung anzunehmen, habe ich auch den besten Zugang zu den Grundbedingungen des menschlichen Lebens, die sich mal mehr, mal weniger deutlich bemerkbar machen. Dann weiß ich auch die Welt um mich herum am meisten zu schätzen.

Während Sie einen direkteren Bezug zum Schmerz herstellen, werden Sie überrascht merken, dass Ihre Erfahrung stets auch angenehme, ja sogar schöne Aspekte hat, wenn Sie danach suchen. Jede Person, mit der ich bislang gearbeitet habe, konnte etwas Angenehmes finden, auf das sie sich konzentrieren konnte – sogar Menschen mit starken Schmerzen. Für jemanden, der mit einer chronischen Erkrankung oder ständigen Schmerzen lebt, kann dies eine Offenbarung sein.

Die Suche nach dem Angenehmen ähnelt der Suche nach verborgenen Schätzen. Manchmal ist es ganz einfach und Sie müssen nur die Wärme Ihrer Hände oder das angenehme Gefühl im Bauch spüren oder den Sonnenstrahl zum Fenster hereinfallen sehen. Im Krankenhaus kann Ihnen der Duft der Blumen an Ihrem Bett angenehm sein oder Sie freuen sich über die Gegenwart eines geliebten Menschen: Vielleicht fällt

Ihnen auf, wie sich die Haut um seine Augen beim Lachen in winzige Falten legt oder wie er Ihre Hand hält.

Je achtsamer ich werde, desto stärker nehme ich auch die Feinheiten wahr. Ich spüre mein Haar, das mir in die Stirn fällt. Wenn ich mit geschlossenen Augen meditiere, fühle ich den Kontakt zwischen meinen Augenlidern. Diese Empfindsamkeit bereichert den gegenwärtigen Augenblick, macht ihn bunter und lebendiger.

> **Geraldine**
> Ein ernstes Halswirbelsäulenproblem verursachte bei mir so starke Schwindelgefühle, dass ich jeden Tag wieder kapitulierte und mich hinlegte. Ich hatte meinen Beruf aufgegeben und hatte den Eindruck, mein halbes Leben im Bett zu verbringen. Ich war wütend und deprimiert. Ich bekam das Gefühl, dass die Krankheit mich völlig im Griff hatte und mein Leben sowie das meines Mannes und meiner beiden kleinen Kinder bestimmte.
> Als ich mich in Achtsamkeit übte, veränderte sich meine Einstellung allmählich. Eines Tages lag ich im Bett und fühlte mich einfach schrecklich. Doch statt der üblichen negativen Gedanken, wie furchtbar doch alles sei, fiel mir auf, wie bequem das Kissen unter meinem Kopf, wie warm es im Bett und wie sanft das Licht im Schlafzimmer war. Und ich dachte darüber nach, wie viel Glück ich mit meiner Familie doch hatte, die mich so sehr unterstützte.

Falls Sie nichts Angenehmes finden

Wenn Sie starke Schmerzen haben, finden Sie die Vorstellung, Ihre Erfahrung könnte auch angenehme Seiten haben, vielleicht lächerlich. Doch Sie sollten diesen Bereich mit geistiger Offenheit und der Bereitschaft zu neuen Erfahrungen erkunden und alle vorgefassten Meinungen hinsichtlich Ihrer Erfahrung aufgeben. Vielleicht erleben Sie ja eine Überraschung.

Vor einigen Jahren war ich nach einer Operation längere Zeit im Krankenhaus, weil ich mir eine äußerst schmerzhafte

Infektion zugezogen hatte. Auf der Suche nach angenehmen Empfindungen stellte ich fest, dass ich das Gefühl der frischen, sauberen Laken auf meinem Körper genoss. Dieser Augenblick war besonders schön, da mir das Gefühl im Kontrast zum Schmerz noch angenehmer vorkam.

Die Suche nach dem Angenehmen ist kein Ablenkungsmanöver
Wohlmeinende Freunde und Fachleute haben Sie vielleicht ermuntert, »positiv zu denken«, wenn Sie Schmerzen haben. Das kann manchmal ein guter Rat sein. Unter Umständen verstecken Sie Ihr Leiden aber auch nur unter einer Schicht falscher Fröhlichkeit, was nur eine weitere Form der Vermeidung ist. Die Suche nach den angenehmen Aspekten der Erfahrung im dritten Achtsamkeitsschritt ist etwas anderes. In der zweiten Phase haben Sie Ihren Schmerz freundlich angenommen, statt sich davon ablenken zu lassen oder ihn ausblenden zu wollen. Diese sensible, offene und ehrliche Einstellung gegenüber Ihrer gesamten Erfahrung einschließlich Ihrer Schmerzen ermöglicht es Ihnen nun, sich sanft den angenehmen Seiten des Augenblicks zuzuwenden, die schon die ganze Zeit vorhanden sind. Sie waren sich ihrer nur nicht bewusst. Sie können sich heil und ganz fühlen, statt gierig nach dem Genuss zu haschen, um dem Schmerz zu entfliehen. So erstaunlich es auch sein mag: Das Angenehme ist stets vorhanden, aber Sie verschließen sich ihm, wenn der Schmerz Sie im Griff hat. Wenn Sie angenehme Empfindungen zulassen, sind Sie vielleicht erleichtert darüber, dass Sie ihnen endlich Ihre Aufmerksamkeit schenken.

Debbie
Debbie muss mit starken Muskel- und Skelettschmerzen und Erschöpfungszuständen leben. Als sie zum breathworks-Kurs kam, war sie mit ihren Kräften am Ende. Sie lachte laut, als sie hör-

te, sie solle nach den angenehmen Aspekten ihrer Erfahrung Ausschau halten. Sie fand die Vorstellung lächerlich, dass sie etwas anderes als anhaltende Schmerzen und Verzweiflung entdecken könnte. Aber als sie sich auf die Meditation vorbereitete, fiel ihr Blick auf die Wand vor sich. Da wurde ihr klar, dass sie die Sorgfalt zu schätzen wusste, mit der sie gemauert war. Es war eine Offenbarung für sie, dass oft auch angenehme Dinge zu ihrer Erfahrung gehörten, die sie für gewöhnlich übersah, da sie sich so sehr mit ihrem Schmerz identifizierte.

Schritt 4: Das Gewahrsein ausdehnen, um ein größeres Gefäß zu werden, und Gleichmut pflegen

Im vierten Schritt dehnen Sie Ihr Gewahrsein aus, bis es sowohl die unangenehmen als auch die angenehmen Aspekte Ihrer Erfahrung umfasst. Es ist, als wechselten Sie von der Zoom- zur Weitwinkelaufnahme. In dieser Phase nehmen Sie die einzelnen Aspekte jedes Augenblicks wahr, wie sie kommen und gehen, ohne automatisch das Unangenehme abzuwehren oder sich ans Angenehme zu klammern. Die Übung der Achtsamkeit ist keine Flucht vor Ihren Schwierigkeiten. Sie sollen vielmehr die gesamte Erfahrung aus einem weiteren Blickwinkel, aber voller Gleichmut und Tiefe betrachten.

Übung: Das Angenehme suchen
Werden Sie sich zunächst im Sitzen oder Liegen Ihres ganzen Körpers gewahr. Spüren Sie das Auf und Ab Ihres Atems und lassen Sie den Körper vor allem beim Ausatmen in den Boden sinken.
   Falls Sie Schmerzen haben, lassen Sie jegliche Neigung, sich zu verspannen, los. Richten Sie die Aufmerksamkeit sanft auf das, was Sie in diesem Augenblick als angenehm empfinden – so als würden Sie das Zoomobjektiv einer Kamera auf ein wunderschönes Motiv einstellen.

> Registrieren Sie in erster Linie die angenehmen körperlichen Empfindungen, wie schwach sie auch sein mögen. Vielleicht sind Ihre Hände schön warm oder Sie spüren ein angenehmes Kribbeln irgendwo im Körper oder Sie empfinden gar eine gewisse Erleichterung in der Herzgegend, weil Sie sich nun gestatten, in der Gesamtheit Ihrer Erfahrung zu ruhen. Vielleicht haben Sie ein seltsames Gefühl im linken Ohrläppchen und stellen fest, dass es Ihnen angenehm ist! Durchkämmen Sie Ihren Körper eine Weile mit Ihrem Gewahrsein und halten Sie kurz inne, wenn Sie etwas Angenehmes entdecken.
>
> Dehnen Sie Ihr Gewahrsein aus und nehmen Sie nun auch alle angenehmen Geräusche wahr. Würdigen Sie sie kurz in ihrer Eigenschaft als Klang. Beobachten Sie, ob Sie sich in der Frage nach ihrem Ursprung oder dem Wunsch verheddern, sie mögen andauern. Lassen Sie sie einfach kommen und gehen.
>
> Sehen Sie sich um und nehmen Sie alles wahr, was Sie in Ihrer unmittelbaren Umgebung schön oder angenehm finden. Dies könnte das Licht im Zimmer oder ein Bild an der Wand sein. Würdigen Sie es, als sähen Sie es zum ersten Mal.

Die Zen-Lehrerin Charlotte Joko Beck nennt dies »ein größeres Gefäß werden«.[2] Oft hat man das Gefühl, das Geschehen nicht aufnehmen zu können, als sei man nur ein kleines, enges Gefäß. Das belastet. Wenn Sie sich dagegen als größeres Gefäß betrachten, können Sie mit allem fertig werden, was auch geschieht, und können mit einem tiefen Gefühl innerer Weite die Perspektive bewahren. Am Ende erweist sich das Gefäß vielleicht sogar als grenzenlos und schenkt Ihnen ein Gefühl von Freiheit, Weite und Stabilität.

Wenn Sie ein kleines Glas Wasser mit einem Teelöffel Salz versetzen, ist der Geschmack sehr intensiv. Geben Sie die gleiche Menge Salz dagegen in einen See, wird sich dies kaum auf das Wasser auswirken. Mit Achtsamkeit können Sie wie ein tiefer, klarer See werden: Die einzelnen Erfahrungen überwältigen Sie nicht mehr. Sie können stabil im Auf und Ab des Lebens verharren.

Es kann sehr erleichternd sein, die eigene Erfahrung in ihrer Gesamtheit anzunehmen. Man kann sich dann viel besser entspannen. Wenn Sie wahrnehmen, was genau jetzt und genau hier in Ihrem Körper vorgeht, was es auch ist, können Sie darin ruhen und voller Gewahrsein in die Stabilität Ihres Bauches sinken. Sie müssen sich nicht mehr mit den ängstlichen Gedanken über Ihre Schmerzen oder Ihre Krankheit identifizieren, die in Ihrem Kopf herumschwirren. Wenn man sich wirklich im eigenen Körper niederlässt, ist dies, als käme man nach Hause.

Ein Gefühl der Verbundenheit mit anderen
Ein weiterer Aspekt des vierten Schrittes ist, dass Sie anderen Menschen gegenüber sensibler werden und sich ihrer stärker bewusst sind. Unter Umständen fällt Ihnen auf, wie Sie mit Freunden und Ihrer Familie kommunizieren – und umgekehrt. Mit zunehmender emotionaler Widerstandskraft können Sie die Dinge besser aufnehmen, sind möglicherweise weniger empfindlich und nehmen Schwierigkeiten gelassen hin, statt sich davon herunterziehen zu lassen. Sie können sich entspannen und die Gesellschaft anderer besser genießen.

> **Übung: Sich der gesamten Erfahrung öffnen**
> Werden Sie sich Ihrer gesamten Erfahrung bewusst, während Sie hier sitzen oder liegen und dieses Buch lesen. Spüren Sie das Buch in Ihren Händen und den Kontakt zwischen Ihrem Körper und dem Stuhl oder dem Bett. Werden Sie sich Ihres Atems gewahr. Können Sie im Inneren spüren, wie er Ihren Körper sanft wiegt und wie dieser mit jedem Atemzug tiefer in die Erde sinkt? Sie können sich auch vorstellen, dass sanfte Wellen Sie im steten Rhythmus der Meeresdünung schaukeln.
> Stellen Sie sich vor, alle Aspekte Ihrer augenblicklichen Erfahrung spielten sich auf einem weiten, offenen Feld des Bewusstseins ab. Lassen Sie zu, dass alles mit einem geschmeidigen,

fließenden Gefühl des Wandels steigt und fällt. Stoßen Sie schmerzliche Erfahrungen nicht fort und klammern Sie sich nicht an das, was Ihnen angenehm ist. Vermutlich werden Sie feststellen, dass Sie sich kurz entspannen und sich anschließend sofort wieder in irgendeiner Erfahrung verfangen. Das macht nichts. Jedes Mal, wenn Sie einen Augenblick des Widerstandes bemerken oder erkennen, dass Sie an etwas festhalten, können Sie sich erneut in ein Gefühl von Weite und Offenheit hinein entspannen. Das Zentrum Ihres Gewahrseins sollte in Ihrem Bauch liegen.

Ihr Gewahrsein sollte offen und großzügig sein und alles einschließen – ob es sich dabei um innere Erfahrungen oder um Sinneswahrnehmungen wie zum Beispiel Geräusche handelt.

Der Welt gewahr sein
Wenn man zu einem größeren Gefäß wird, besteht die letzte Dimension darin, sich seiner Umwelt gewahr zu werden. Als ich Ende zwanzig war, hatte ich diesbezüglich ein einschneidendes Erlebnis. Damals drehte ich achtzehn Monate lang an einem Naturdokumentarfilm. Die Meditation lehrte mich zu »sein«, und ich konnte meiner Umwelt gewahr werden, statt vor meinem Schmerz davonzulaufen. Ich konnte nicht mehr klettern und wandern, aber beim Filmen konnte ich meine Liebe zur Natur mit meiner Freude am Erschaffen neuer Dinge verbinden. Die Motivation zu diesem Film war meine Erfahrung im Krankenhaus und mein Interesse an Zeit, Raum und dem Rätsel der zeitlosen Gegenwart.

Ich besuchte ein paar der schönsten Flecken Neuseelands und versuchte, tiefer in die Welt hineinzublicken. Ich lag auf dem Rücken und schaute in den Himmel. Er war so blau, wie er nur in Neuseeland sein kann. Ich fotografierte die sich ständig verändernden Wolken und Farben. Ich machte Nahaufnahmen vom schwarzen Eisensand an einem Vulkanstrand, die auch eine Galaxie hätten zeigen können: Tanzende, züngelnde Flammen zerstörten die Illusion, dass ein starres Bild dem unaufhörlichen Flackern des Feuers Einhalt gebieten könne. Ruhig fließendes Wasser zerschellte in den hektischen Kaskaden einer Stromschnelle. Ich lernte, die unglaubliche Schönheit in der Tiefe der Dinge zu sehen, und mir wurde klar, dass sich die Materie ständig veränderte. Ich erkannte, dass man an nichts festhalten kann, denn das Wesen aller Dinge ist Veränderung. Wie soll man eine Handvoll Wolken festhalten? Sobald ich eine Welle fotografiert hatte, löste sie sich auf.

Ich wollte die exquisite Schönheit des Lebens würdigen, ohne sie festzuhalten. Ich wollte offen sein für das, was meine Umwelt ausmacht, und die Erfahrung durch meine entspannten Finger gleiten lassen. Diese Faszination ist geblieben und hat mich wichtige Dinge fürs Leben gelehrt.

Schritt 5: Auswählen – dem Schmerz begegnen, statt darauf zu reagieren

Mit dieser weiteren Perspektive können Sie den nächsten Schritt angehen: Sie können sich dafür entscheiden, einer Erfahrung bewusst zu *begegnen*, statt darauf zu *reagieren* – vor allem, wenn sie schwierig ist.[3] Das Gefühl, frei entscheiden zu können, wie Sie handeln möchten, bildet den Kern der Achtsamkeitsübung.

In gewisser Weise stellt Sie jeder dieser fünf Schritte vor eine Wahl: Sie entscheiden sich dafür, Ihre Erfahrung wahrzunehmen, statt sie zu verdrängen, sich den *schmerzhaften Aspekten zuzuwenden* und *nach dem Angenehmen zu suchen* sowie Ihr Gewahrsein auszudehnen. Diese Schritte trennen die verschiedenen Aspekte der Erfahrung voneinander und erleichtern Ihnen die Unterscheidung zwischen dem primären Leid – den tatsächlich schmerzhaften oder unangenehmen Empfindungen – und dem sekundären Leid, das die Folge Ihres Widerstandes ist. Dadurch entsteht ein Gefühl von Weite, so als seien Sie ein größeres Gefäß. Sie glauben nicht mehr, dass der Schmerz Sie beherrscht und Sie in einem Kampf gefangen sind, in dem Sie nicht frei entscheiden können, was Sie tun möchten. Vielmehr entdecken Sie kreative Möglichkeiten, wie Sie auf alle äußeren Umstände mit weichem, nachgiebigem Herzen eingehen können. Die vorangegangenen Stadien der Achtsamkeit bereiten Sie auf ein entschlossenes, selbstbewusstes Handeln vor.

Hier ein Beispiel aus meinem Tagebuch, das zeigt, wie ich daran arbeite:

> Heute bin ich aufgewacht und war müde. Mir war schlecht, aber ich habe mich gezwungen, wie geplant zu schreiben. Ich wollte einfach über die Rückenschmerzen, die Erschöpfung und die Übelkeit hinweggehen und spürte, wie ich dem Schmerz mit Härte begegnete und sich mein Körper immer mehr verkrampfte. Ich ertappte mich dabei und beschloss, eine Pause zu machen, mich hinzulegen und eine Meditations-CD zu hören. Danach hatte ich eine bessere Perspektive und das Gefühl, mit einer alten Gewohnheit gebrochen zu haben. Mir wurde klar, dass es im Grunde keine Rolle spielte, ob ich das für heute geplante Schreibpensum schaffte. Inzwischen ist es halb sechs und mit dem Schreiben läuft es gut. Ich habe eine Uhr, die mich daran erinnert, nach zwanzig Minuten am Schreibtisch eine Pause zu machen. Jedes Mal, wenn sie piept, stehe ich erneut vor der Entscheidung: Reagiere ich darauf, indem ich das Signal ignoriere, oder gehe ich darauf ein und lege mich hin?

Achtsamkeit hat nichts mit Unterdrückung zu tun

Wenn man hört, dass man auf die Dinge eingehen statt auf sie reagieren soll, denkt man leicht, man »sollte« nicht reagieren. Möglicherweise verurteilen Sie Ihre schwierigen Gefühle und meinen, Sie hätten in der Übung der Achtsamkeit versagt, wenn Sie verdrossen oder gereizt sind. Aber Achtsamkeit ist das *ehrliche* Gewahrsein dessen, was im Augenblick vor sich geht. Es geht nicht darum, falschen Gleichmut vorzutäuschen. Wenn Sie mürrisch sind, üben Sie, sich dessen gewahr zu sein, ohne zu urteilen. Auf diese Weise finden Sie die beste Möglichkeit, damit umzugehen.

Es ist schwer, mit Schmerzen zu leben. Da ist es verständlich, wenn Sie verdrießlich oder wütend sind. Doch wenn Sie sich diese Gefühle umgehend eingestehen, werden Sie feststellen, dass es einen gewissen Spielraum gibt. Derartige Emotionen nähren sich auf diese Weise selbst, weil sie oft in eine Spirale aus Vorwürfen, Selbstmitleid und Wut führen, deren Sog immer stärker wird. Gleichwohl lässt sich stets ein Augenblick finden, in dem Sie sich dafür entscheiden können, positivere Gemütszustände zu fördern. Es ist nicht leicht, sich der eigenen Negativität zu stellen, und es kann recht beschämend sein. Aber jedes Mal, wenn es Ihnen gelingt, bekommen Sie einen kleinen Vorgeschmack auf die Freiheit.

> Gestern wirkte mein Kollege Ratnaguna verschlossen, als wir während des Ausbildungsretreats, das wir zusammen leiten, miteinander zu Abend aßen. Schon bald sagte er mir, er sei gereizt. Er teilte dies mit, ohne irgendjemandem einen Vorwurf zu machen. Dank seiner Meditationserfahrung konnte er seine Gefühle problemlos und genau einschätzen. Da fiel es mir leicht, mitfühlend zu sein. Aus Erfahrung wusste er auch, dass seine Gereiztheit die Folge von Traurigkeit war. Er brauchte einfach etwas Zeit für sich, um sich mit seiner Erfahrung auseinanderzusetzen. Er wusste, dass sich das Gefühl dann legen und wieder vergehen würde. Ich fand es inspirierend, dass Ratnaguna seine Gefühle ehrlich zugeben konnte, ohne sie zu verdrängen oder sich allzu sehr damit zu identifizieren. Und dass er den Mut hatte, sich der zu Grunde liegenden Traurigkeit zu stellen und ihr die Möglichkeit zu geben, von allein abzuebben.

Eine wichtige emotionale Folge meiner Schmerzen ist, dass ich bisweilen ungeduldig und mürrisch werde. Das passiert vor allem in langen Gesprächen oder Gruppendiskussionen, in denen Geduld vonnöten ist. Anstehende Entscheidungen fälle ich am liebsten sehr schnell. Dahinter steckt der Gedanke: »Je eher ich fertig bin, desto früher kann ich mich hinlegen.« Aber diese Einstellung ist für andere schwierig und belastet meine Beziehungen und Freundschaften. Ich wünschte, es wäre anders, aber ich stelle fest, dass es am besten ist, mich zu meiner Gereiztheit zu bekennen, wenn sie sich bemerkbar macht, statt zu denken, ich könne sie verhindern. Meine Achtsamkeitspraxis hilft mir zu erkennen, was vor sich geht, ohne dass ich zu stark auf Abwehr gehe, und daraufhin mein Verhalten zu ändern.

Besonderheiten bei der Achtsamkeitspraxis mit Krankheit und Schmerz

Achtsamkeit – das kann täuschend einfach klingen. Deshalb möchte ich noch einige weitere Punkte anschneiden, die vor allem für Menschen mit chronischen Schmerzen oder Krankheiten von Belang sind.

Wie man mit starken Schmerzen arbeitet

Von Zeit zu Zeit werden Sie so starke körperliche Schmerzen haben, dass es einfach unmöglich ist, achtsam zu sein. Da spielt es keine Rolle, wie viel Sie meditieren, sich entspannen oder wie viele andere Techniken Sie praktizieren. Sie dürfen nur nicht glauben, Sie hätten versagt, wenn Sie von der körperlichen Erfahrung überwältigt werden – Sie können durchaus auf den rechten Weg zurückfinden.

Nach meiner letzten Operation lag ich sechs Wochen im Krankenhaus. Bis auf die letzten Tage war ich in guter emotionaler Verfassung und konnte Gleichmut und Geduld wahren. Doch dann wurden die Schmerzen sehr stark und ich versank in Angst, Verzweiflung und Selbstmitleid. Eine Freundin besuchte mich und ich klagte über eine andere

Bekannte, von der ich mich im Stich gelassen glaubte. Als die Freundin ging, fühlte ich mich noch schlechter: Nun musste ich nicht nur mit meinen Schmerzen fertig werden, sondern hatte auch noch Schuldgefühle wegen meines Verhaltens und seiner Wirkung auf sie. Am nächsten Morgen rief ich sie an und entschuldigte mich. Sofort fühlte ich mich besser. Allmählich überwand ich mein Tief und lernte eine wichtige Lektion: Selbst als ich mich in einer höllischen Situation befand und meine Reaktionen nicht mehr unter Kontrolle hatte, konnte ich die Dinge später wieder ins Reine bringen, indem ich einen Augenblick nutzte, der mir die Wahl bot.

Medikamente und Achtsamkeit
Bisweilen denken die Leute, sie könnten sich nicht in Achtsamkeit üben, wenn sie Schmerz- oder Beruhigungsmittel, Antidepressiva und so weiter nähmen, da diese das Denken beeinflussen. Meiner Ansicht nach ist dies nicht zwangsläufig ein Problem. Manche Medikamente trüben den Verstand, aber das gilt auch für starke Schmerzen. Wenn ich die Dosis meiner Medikamente zu stark reduziere, bin ich am Ende verkrampft und erschöpft, und das ist mir bei der Entwicklung von Achtsamkeit keine Hilfe. Deshalb nehme ich mehrere Schmerzmittel in einer Dosis, die ich mit meinem Arzt festgelegt habe. Es kommt darauf an, die optimale Menge zu finden, damit der Kopf so klar wie möglich bleibt und man nicht von den Schmerzen überwältigt wird.

Die Praxis der Achtsamkeit hilft in der Tat vielen Menschen, sich entspannter und glücklicher zu fühlen und besser zu schlafen. Auf diese Weise können sie sich die Einnahme von Medikamenten wie Beruhigungsmitteln oder Schlaftabletten sparen. Bitte ändern Sie die Dosis Ihrer Medikamente nur in Absprache mit einem Arzt.

Ablenkung und Achtsamkeit

Wenn man Achtsamkeit für die eigene Erfahrung einschließlich der Schmerzen entwickelt, ist Ablenkung dann automatisch überflüssig? Ich denke, dass die Zerstreuung durchaus ihre Berechtigung hat, sofern Sie Ihre Motivation berücksichtigen und sich fragen, ob Ihr Zustand chronisch oder akut ist. Bei akuten Schmerzen, von denen Sie wissen, dass sie irgendwann vorübergehen, kann es sinnvoll sein, sich abzulenken und etwas Vergnüglicheres zu tun, als sie einfach nur zu beobachten. Bei einer chronischen Erkrankung kann ständige Ablenkung allerdings zu einem gewohnheitsmäßigen Vermeidungsverhalten führen, das nur noch größeres Leid verursacht. Wenn eine Mutter ein schreiendes Kind ignoriert, weil sie beschäftigt ist, wird es noch lauter brüllen. Das Hintergrundgeschrei erschwert es ihr wiederum, mit ihrer Tätigkeit fortzufahren. Bekommt das Kind dagegen ein wenig Aufmerksamkeit, beruhigt es sich vielleicht und auch die Mutter kann sich entspannen. Mit einem schmerzenden Körper verhält es sich ganz ähnlich. Wenn Sie auch den Schmerz in Ihr Gewahrsein einbeziehen, können Sie innerhalb dieses größeren Zusammenhangs darauf eingehen, während Sie auch andere Dinge voranbringen und Ihren Interessen nachgehen. Langfristig macht ein solcher Ansatz das Leben erfüllender und erfolgreicher.

Ich bezeichne den Versuch, schmerzhaften Erfahrungen auszuweichen und sie zu verleugnen, als »zwanghafte Ablenkung«. Die Alternative dazu wäre »achtsame Zerstreuung«: Sie nehmen bewusst Abstand von Ihren Schmerzen, indem Sie sich mit etwas anderem beschäftigen. Auch das hat im achtsamkeitsbasierten Schmerzmanagement seinen Platz. Ich lese oft Romane oder sehe mir Filme an. So kann ich mich auf anregende und vergnügliche Weise entspannen und mir eine Auszeit gönnen. Sobald man sich bewusst dafür entscheidet, sich abzulenken, fühlt sich das ganz anders an, als wenn man von einer Ablenkung zur nächsten hetzt.

6 Heilung, Ganzheit, Heilverfahren

Ach, nicht getrennt sein,
nicht durch so wenig Wandung
ausgeschlossen vom Sternen-Maß.
Innres, was ist's?
Wenn nicht gesteigerter Himmel,
durchworfen mit Vögeln und tief
von Winden der Heimkehr.
                Rainer Maria Rilke[1]

Die moderne Medizin legt den Schwerpunkt darauf, Heilmittel gegen das zu finden, was die Gesundheit der Menschen beeinträchtigt. Wenn es sich um eine heilbare Krankheit handelt, ist dies ganz wunderbar. Für den Umgang mit unheilbaren Krankheiten, die chronische Erkrankung und chronische Schmerzen mit sich bringen, ist man weniger gut gerüstet. Nachdem der »Superman«-Darsteller Christopher Reeve nach einem Reitunfall vom Hals abwärts gelähmt war, nutzte er seine Popularität, um die Forschung im Bereich der Heilung von Rückenmarksverletzungen voranzubringen. Er wurde zu einer führenden Persönlichkeit in diesem Prozess. Bis zu seinem Tod im Jahr 2005 arbeitete er unermüdlich an seiner Rehabilitation. Seine Muskeln sollten sich in einem guten Zustand befinden, wenn die Wissenschaft die Lähmung heilen konnte. Seine Bemühungen sorgten dafür, dass wir inzwischen sehr viel mehr über Rückenmarksschäden wissen. Die intensive Berichterstattung über die neuen Forschungen bestärkte neu verletzte Menschen aber auch in dem Glauben, dass Heilung in Kürze möglich sei. Sie sahen keinen Sinn darin, gut Rollstuhl fahren zu lernen, und bemühten sich nicht um ihre Rehabilitation. Sie warteten passiv auf Heilung, was ihr Leben noch stärker einschränkte, als es der Fall gewesen wäre, wenn sie gelernt hätten, das Beste aus der Situation zu machen und sich an ein aktives Leben im Rollstuhl zu gewöhnen.

Natürlich sollte die Forschung alle zur Verfügung stehenden Möglichkeiten ausschöpfen, um wissenschaftliche Erkenntnisse zu erlangen und neue Behandlungsmethoden zu finden. Aber Menschen mit chronischen Erkrankungen brauchen auch Strategien, die ihnen hier und jetzt das Leben leichter machen. Viele, die im Bereich der Medizin oder Psychologie im Schmerzmanagement tätig sind, wissen um die große Bedeutung der Akzeptanz, wenn es darum geht, dass Betroffene mit den Schmerzen leben lernen. Dabei kann die Achtsamkeit eine entscheidende Rolle spielen. Sie kann Sie vielleicht nicht heilen, aber sie kann Teil eines tiefen Genesungsprozesses sein.

Sowohl bei der Achtsamkeit als auch bei der Heilung geht es darum, heil und ganz zu werden. Auch wenn Sie auf Grund von Schäden, Operationen oder Erkrankungen körperlich nicht mehr »ganz« werden können, ist es Ihnen möglich, die Beziehung zwischen Körper und Geist, zwischen sich und der Welt als gesund und ganz zu empfinden. Sie kann sogar »heilig« sein: Die Worte *Heilung, heilen, heilig* und *heil* (im Sinne von »ganz«) haben sehr wahrscheinlich dieselbe etymologische Wurzel.[2] Ein solches Verständnis von Ganzheit ist der wahre Schlüssel zu Glück und innerem Frieden.

Auch das Wort »Integration« hat mit Ganzheit zu tun. Es leitet sich vom Lateinischen *integratio* ab, was so viel wie »Erneuerung« oder »Rückkehr zur Ganzheit« heißt. Meiner Erfahrung nach fühlen sich Augenblicke achtsamer Ganzheit an, als würde ich nach Hause zurückkehren und als würde etwas, das ich intuitiv als gesund und wahr erkenne, wiederhergestellt. Wenn ich zersplittert, zerbrochen und zerstreut bin, dann weiß ich auch, dass ich gewissermaßen im Exil lebe und vom »gesteigerten Himmel« der von Rilke beschriebenen inneren Welt getrennt bin. Die Übung der Achtsamkeit ist eine Reise zur Ganzheit.

Der Unterschied zwischen Heilung und Heilverfahren
Diese tiefgreifende Heilung ist nicht mit den einfachen Vorstellungen von einem »Heilmittel« oder »Heilverfahren« zu verwechseln. Ich kann mit der Kraft des Geistes weder mein Rückgrat noch die gelähmten Nerven heilen. Allerdings kann ich *sehr wohl* die Beziehung zu meiner Erkrankung verändern und in meinem Körper Frieden finden. Jon Kabat-Zinn bezeichnet das, was er am Zentrum für Achtsamkeit in der Medizin an der Medical School der Universität von Massachusetts tut, als »Heilen«, obwohl viele seiner Kursteilnehmer an Erkrankungen leiden, die in der Schulmedizin als »unheilbar« gelten:

> Wenn ich den Begriff »Heilung« verwende, um die Erfahrung der Patienten in der Stressklinik zu beschreiben, so meine ich damit in erster Linie eine tiefgreifende Transformation ihres Denkens. Die Transformation entsteht aus der Erfahrung der Ganzheit durch die Praxis der Achtsamkeitsmeditation. Wenn wir in einem Augenblick innerer Stille unseres grundlegenden Ganz-Seins gewahr werden ... beginnen wir, unsere Probleme, ja uns selbst, in einem anderen Licht zu sehen, in einem größeren Kontext. Mit anderen Worten, unser fragmentiertes Denken, unsere isolierten Vorstellungen und Erwartungen verändern sich in Richtung Ganzsein und Verbundensein, gepaart mit der Einsicht, dass wir misslichen Umständen durchaus nicht hilflos ausgeliefert sind, wie schlimm eine Situation auch aussehen mag. Wirkliche Heilung umfasst stets auch eine Transformation der inneren Einstellung und Gefühle ... Die Transformation geschieht auf die verschiedenste Art und Weise. Manche unserer Patienten machen während der Meditation höchst dramatische

Erfahrungen, die ihnen zu einer neuen Sichtweise verhelfen. Die meisten aber sprechen einfach von Augenblicken tiefer Entspannung oder Zuversicht.[3]

Am schonungslosesten müssen sich Menschen mit tödlichen Erkrankungen diesem Unterschied zwischen einer Heilung und einem Heilverfahren beim Erlernen der Achtsamkeit stellen. Jeder von uns wird eines Tages sterben. Der Tod gehört zum Leben jedes Menschen, aber wie Steven Levine in seinem Buch *Sein lassen. Heilung im Leben und im Sterben*[4] erklärt, ist Heilung dennoch möglich, sofern man seine Vorstellung davon verändert. In diesem Sinne steht das Wort Heilung nicht für die Abwesenheit der Symptome, der Erkrankung oder der Behinderung. Man entdeckt schlicht und einfach, was es heißt, den ganz persönlichen Genesungsweg anzutreten. Dieser Weg, auf dem man sich meist auch mit seiner Situation abfinden und die unrealistische Suche nach einem Heilmittel aufgeben muss, ist häufig lang und kompliziert. Es dauert seine Zeit, bis man erkennt, dass man seine *Einstellung* zu seinen Problemen ändern muss.

Mein Weg zur Ganzheit

Wenn ich auf die dreißig Jahre seit meiner ersten Rückenverletzung im Jahr 1976 zurückblicke, wird mir klar, dass ich einen Genesungsprozess mit drei klar abgrenzbaren Abschnitten von jeweils zehn Jahren durchlaufen habe. (Sie ähneln den von Elisabeth Kübler-Ross beschriebenen Trauerphasen.[5]) Natürlich sind die Details meiner Erfahrung ganz individuell, aber offenbar gehen alle Menschen durch diese Phasen, wenn sie vor der unlösbaren Frage stehen: Wie akzeptiert man das Unannehmbare?

Phase eins: Verdrängen

In den ersten zehn Jahren nach meiner Erkrankung ignorierte ich die Schmerzen und versuchte, ein normales Leben zu führen. Ich bemühte mich sogar, aktiver zu sein als andere. Ich schwamm und fuhr leidenschaftlich Rad, um zu beweisen, dass ich es noch konnte. Ich arbeitete sechzig Stunden die Woche und legte manchmal sogar Nachtschichten ein, um Abgabetermine einzuhalten. Wenn sich jemand nach meinen Schmerzen erkundigte, wurde ich rot und musste gehen, und in der Arbeit nahm ich heimlich auf der Toilette Schmerztabletten.

Der Schmerz war mein Feind und ich zwang mich mit schierer Willenskraft und Entschlossenheit, in einer Art schmerzfreiem Paralleluniversum zu leben. Nicht einmal mir selbst gestand ich meine Schmerzen und meine Qualen ein. Ich war wütend auf meinen Körper, weil er so zerbrechlich war und mich im Stich ließ. Und wenn er sich nicht einschüchtern ließ, verbannte ich ihn aus meinem Bewusstsein. Wenn ich heute an diese junge Frau denke, bin ich sehr traurig darüber, dass sie keine Alternative zu diesem Leben kannte.

Phase zwei: Verhandeln

Zehn Jahre nach meiner Erstverletzung und zwei Jahre nach dem Autounfall war die Kraft zur Verdrängung aufgezehrt und ich stieß erschöpft an meine Grenzen. Ich hatte die eingangs beschriebene Krise und konnte meinen Körper nicht mehr ignorieren. Zum ersten Mal betrat ich den Pfad der Achtsamkeit. Ich zog mich aus dem Filmgeschäft zurück, fing an zu meditieren und versuchte, Verantwortung für mich zu übernehmen. Ich machte Yoga (natürlich sehr intensiv!), probierte alternative Behandlungsmethoden aus und begann den langsamen und schmerzlichen Prozess der erneuten Kontaktaufnahme mit meinem Körper. Es war beängstigend und überwältigend, aber ich hatte den Heimweg angetreten.

Auch diese Phase, in der ich mich wohltuenden Übungen zuwandte, dauerte zehn Jahre. Allerdings waren sie Teil einer stillschweigenden Abmachung mit dem Ziel, meine Schwierigkeiten zu beseitigen: »Mit Yoga kann ich meinen Rücken heilen. Die Osteopathie wird mich gesund machen. Die Meditation wird meine Schmerzen zum Verschwinden bringen.« In der Tat brachten diese Behandlungsmethoden Besserung und etwas mehr Seelenfrieden. Trotzdem blieb ich angespannt, denn tief im Inneren glaubte ich, dass ich nur dann genesen könne, wenn die Krankheit geheilt sei. Von Zeit zu Zeit brach der Schmerz mit schrecklicher Grausamkeit in mein Leben durch. Dann glaubte ich stets, ich hätte versagt und müsste mich noch mehr anstrengen, und wenn die Schmerzen trotzdem anhielten, wuchsen Verwirrung und Verzweiflung. Das Rad drehte sich immer weiter und ich blieb emotional ausgelaugt und verzweifelt zurück. Ich wusste, dass ich »alles richtig machte«, und dennoch blieben die gewünschten Ergebnisse aus.

Phase drei: Akzeptieren
Im Jahr 1997 hatte ich erneut eine Krise. Mein Befinden verschlechterte sich, eine Lähmung befiel Blase und Darm und ich konnte auch die Beine nicht mehr richtig bewegen. Ich bekam einen Rollstuhl und musste mich einer großen Operation zur Rekonstruktion der unteren Wirbelsäule unterziehen. Wieder machte ich eine schwierige Zeit durch und musste tief in mich gehen, um mir einzugestehen, dass ich mir mit meiner mangelnden Akzeptanz und dem Versuch, mit meiner Krankheit zu verhandeln, geschadet hatte. Ich bezahlte dafür, dass ich meinen Körper gnadenlos angetrieben hatte.

In den fünf Jahren zwischen meinem Rückfall und der Operation im Jahr 2002, die meinen Zustand verbesserte, musste ich noch mehr Zeit im Liegen verbringen. Einige weitere Jahre war ich weitgehend ans Haus gefesselt. Es war ein dunkler Weg. Ich musste mich nicht nur meinem Schmerz, sondern auch meinen tiefsten und zerstörerischsten Gewohnheiten stellen – vor allem dem Hang zu übertreiben und irgendwann zusammenzubrechen. Langsam baute ich mich und meine Kräfte wieder auf, ging nun aber freundlicher und realistischer an die Sache heran und übte mich mit neuer Begeisterung darin, im Alltag achtsam zu sein.

In dieser Zeit entwickelte ich das breathworks-Programm. Ich hatte sowohl aus meinen Fehlern als auch aus meinen Erfolgen viel gelernt. Die Kurse holten mich aus mir heraus und erweiterten meinen Horizont. Immer wieder sah ich, wie sich in anderen auch unter den schwierigsten Umständen Zuversicht regte, was mir bei meiner eigenen Rehabilitation ausgesprochen viel half.

Unmerklich glitt ich in die dritte Phase der Heilung hinüber: Akzeptanz. Sie wird bisweilen mit Resignation und Passivität verwechselt, doch der lateinische Stamm des Wortes lautet *capere*, »nehmen, ergreifen«. Akzeptanz bedeutet also, die eigene Erfahrung aktiv, realistisch und bewusst an- und in die Hand zu nehmen. Ich arbeite immer noch mit denselben Methoden – Meditation, Schwimmen, Osteopathie, Massage, und so weiter –, habe aber inzwischen eine wesentlich friedlichere Einstellung dazu. Ich möchte die Funktionalität und die Beweglichkeit erhalten, die mir geblieben sind, aber ich will mich nicht mehr von meinen Schmerzen befreien oder sie »besiegen«. Ich will lediglich in meinem Körper wohnen, wie er ist, und jeden Augenblick so wach und lebendig erleben wie möglich. Ich akzeptiere, dass mein Körper unwiderruflich geschädigt ist und der Schmerz mein ständiger Begleiter sein wird. Es gefällt mir nicht, aber ich wehre mich nicht mehr dagegen wie früher, und es beherrscht auch nicht mehr mein ganzes Leben.

Vor kurzem las ich die beeindruckende Autobiografie von Matthew Sandford. Mit dreizehn Jahren wurde er bei einem Autounfall verletzt, bei dem sowohl sein Vater als auch seine Schwester ums Leben kamen. Seither ist er von der Brust abwärts gelähmt. Seit 28 Jahren befindet er sich auf einer ganz ähnlichen Reise wie ich und unterrichtet inzwischen Yoga.

Jahrelang wollte er seine Probleme mit Willenskraft überwinden und empfand eine Spaltung zwischen Körper und Geist:

> Stellen Sie sich vor, Sie kämen aus einem gut beleuchteten Zimmer in einen dunklen Raum. Stellen Sie sich vor, die Dunkelheit sei der optische Ausdruck der Stille (die durch die Verleugnung des Körpers entsteht). Meine Rehabilitation ... lehrte mich, bewusst gegen die Dunkelheit anzugehen. Sie befahl mir, mich schneller und nicht langsamer zu bewegen, stärker und nicht schwächer zu drängen. Sie brachte mir bei zu kompensieren, dass ich nicht sehen konnte ... Meine Arme und mein [Rollstuhl] sollten mich, getrieben vom Willen zur Kompensation, durchs Leben tragen. Mit meinen Anstrengungen wollte ich beweisen, dass die Dunkelheit im Raum bedeutungslos war. Ich würde sie überwinden und ebenso effektiv sein, als wäre das Licht noch an.[6]

Ich kenne diesen dunklen Raum aus den Jahren des eigenen Verdrängungsverhaltens, der Verhandlungen und der Bemühungen, dagegen anzukämpfen. Für Matthew brachte die Frage die Wende, was wohl geschehen würde, wenn es ihm gelänge, »mit der Dunkelheit zu arbeiten«.[7] Also geduldig zu sein, statt sie besiegen zu wollen:

> Verharre reglos und warte, bis sich die Augen an die Dunkelheit gewöhnt haben. Dulde die Stille und finde heraus, was möglich ist. Die Sicht kehrt zwar nicht vollständig zurück, meist ist es aber hell genug, um sich im Zimmer zurechtzufinden. Vielleicht kommt etwas später noch der Mond heraus, werden die Geräusche deutlicher und die Welt wieder klar – sie ist nun einfach nur dunkler.[8]

Mit Mitte zwanzig entdeckte Matthew Yoga und fing an, seine Aufmerksamkeit der feinsten Ebene seiner körperlichen

Erfahrung zu widmen. Dabei stellte er fest, dass die Beziehung zwischen Körper und Geist in der Tat ein Rätsel ist:

> Wenn ich in meine gesamte Erfahrung (die meines Körpers und meines Geistes) hineinhöre, kann ich mich im Geiste in mein Bein einfühlen ... Dazu musste ich lediglich lernen, mich auf eine andere Wahrnehmungsebene zu konzentrieren, und erkennen, dass die Stille in meiner Lähmung nicht verloren ist ... Wenn ich aufrichtig lausche, höre ich das, was vor der Bewegung kommt ... was existiert, ehe ich mit meiner Anstrengung und meinem Tun in die Welt trete, ehe ich meine Willenskraft bemühe ... Ich entdecke eine Art energetisches Gewahrsein – ein Kribbeln, das Gefühl einer Bewegung, nicht äußerlich, sondern innerlich, eine Art Summen. Es ist eine Form von Gegenwärtigkeit und verbindet meinen Geist auf subtile Weise mit meinem Körper.[9]

Dieses Gewahrsein half Matthew sehr und er beschreibt auch meine Erfahrung, wenn er sagt: »Innerhalb der Beziehung zwischen Körper und Geist gibt es viele Möglichkeiten der Heilung – nicht nur die, dass man wieder laufen kann.«[10] Der Genesungsprozess hört niemals auf: Sie haben nur eine einzige Chance, nämlich ihn so vollständig wie möglich zu leben. Er verläuft niemals glatt und obwohl ich seit zwanzig Jahren meditiere, stelle ich oft fest, dass mein Gewahrsein aus meinem Körper fliehen will, wenn die Schmerzen sehr stark sind. Aber wie Matthew bin ich fest entschlossen, trotz meiner Verletzungen und Schmerzen immer wieder so vollständig wie möglich in meinen Körper zurückzukehren und dort Ruhe, Frieden und Leichtigkeit zu finden. Das ist meine Lebensaufgabe. Wie Matthew sagt: »Ich hole mich immer noch regelmäßig in meinen Körper zurück und werde mein Leben lang damit fortfahren.«[11]

Die heilende Hinwendung zu den Grundbedingungen des menschlichen Daseins

Die Übung der Achtsamkeit – also stärker im gegenwärtigen Augenblick zu ruhen – hat mir ein ungeahntes Geschenk gemacht. Ich habe eine tiefgreifende Veränderung erfahren: Inzwischen ist mein ganzes Leben einschließlich meiner Schmerzen eine einzige Kontaktfläche zu anderen. Der Kampf gegen und die Flucht vor meinem Schmerz zwangen mich, mich mit mir selbst zu beschäftigen, und haben eine trennende Mauer errichtet. Stille gab es nicht, deshalb fehlte es mir an der inneren Weite, die es mir erlaubt hätte, über den eigenen Tellerrand hinauszusehen und einen Blick auf eine radikal andere Weltsicht zu erhaschen. Als es endlich so weit war, kam es mir wie eine 180-Grad-Wende vor. Statt mich auf der Suche nach einem »besseren« Dasein von meinem tatsächlichen Leben zu *entfernen*, wandte ich mich ihm wieder zu. Früher fühlte ich mich wie ein einsamer Mensch in der Wildnis, doch nun sehe ich überall Farben, Vielfalt, andere Menschen.

Ich bezeichne diesen Wandel als die »heilende Hinwendung zu den Grundbedingungen des menschlichen Daseins«. Für mich ist dies die intensivste Heilung überhaupt. Sie half mir, meinen Platz im Kreis der Menschen einzunehmen, so wie ich bin: mit Fehlern behaftet, aber lebendig, wie alle anderen auch. Es erleichtert mich sehr, dass ich mich von der Vorstellung lösen kann, ich müsste perfekt sein. Ich kann jeden Augenblick als Chance für Mitgefühl und Verbundenheit sehen, in dem sich mein Schmerz und meine Freude, meine Fähigkeit zu lieben und geliebt zu werden, in anderen spiegeln.

Ganzheit ist allumfassend. Wenn Sie auch nur einen winzigen Teil Ihrer selbst ausschließen, ist das Ganze zerbrochen. Sobald Sie Ihren Schmerz und Ihre Probleme aus Ihrem Leben ausklammern, indem Sie sich dagegen sträuben oder sie aus Ihrem Bewusstsein verjagen und hinaus in die Kälte verbannen, ist Ganzheit unmöglich: Sie können weder genesen noch im tiefsten Sinne glücklich sein. Lassen Sie das Leben dagegen ohne Widerstreben und Festhalten zu, können Sie gesund und ganz sein – ganz gleich, mit welcher Verletzung oder Erkrankung Sie leben. Sie sind wie die Wildgänse im folgenden Gedicht von Mary Oliver. Ganz gleich, wie einsam oder verzweifelt Sie sind, »die Welt ergibt sich Ihrer Fantasie«. Wie die Gänse können Sie »nach Hause zurückkehren« und »Ihren Platz in der Familie der Dinge« verkünden.

Wildgänse
Du musst nicht gut sein.
Du musst nicht hundert Meilen büßend
auf Knien durch die Wüste rutschen.
Du musst nur deinem Körper, diesem zarten Tier, seine
   Vorlieben lassen.
Erzähl mir von deiner Verzweiflung und ich erzähle dir
   von meiner.
Unterdessen dreht die Welt sich weiter.
Unterdessen ziehen die Sonne und die klaren Regentrop-
   fen über das Land,
über die Prärie und den tiefen Wald,
über die Berge und Flüsse.
Unterdessen kehren die Wildgänse hoch droben in der
   klaren blauen Luft
nach Hause zurück.
Ganz gleich, wer oder wie einsam du bist,
die Welt ergibt sich deiner Fantasie,
und ruft nach dir wie die Wildgänse, aufregend und
   rau –
und verkündet dir immer wieder deinen Platz
in der Familie der Dinge.[12]

Dritter Teil
Rückkehr in den Körper

7 Der Atem

Der Morgenwind verströmt seinen frischen Duft.
Wir müssen aufstehen und ihn atmen,
den Wind, der uns leben lässt.
Atme, ehe er sich legt.

Rumi[1]

Rehabilitation durch Körperbewusstsein

In einer Kurzgeschichte von James Joyce mit dem Titel »Ein betrüblicher Fall« heißt es von einer Figur namens Mr. Duffy, er »lebte ein wenig in Distanz zu seinem Körper«.[2] Diese herrliche Beschreibung beschwört eine Lebensweise, die ich aus meinen unachtsamen Momenten kenne. Dann ist mein Handeln von meiner Vorstellung und meinem Willen bestimmt und ich bin mir meiner selbst nur vom Hals an aufwärts bewusst. Es fühlt sich an, als sei der Rest meines Körpers ganz weit weg und befände sich im Nebel. Selbst wenn mein Körper meine Aufmerksamkeit verlangt, höre ich sein Rufen wie aus weiter Ferne und hoffe, dass es aufhört, wenn ich ihn einfach ignoriere.

Dieser Teil des Buches beschäftigt sich mit der Frage, wie man die Achtsamkeit auf den Körper richten kann. Für Menschen, die mit Schmerz und Krankheit leben, ist das besonders wichtig. Oft ist der Körper das Letzte, dessen wir gewahr sein wollen, und wir entwickeln Gewohnheiten, um zu verhindern, dass wir genau dies tun. Wenn man in einem schmerzenden Körper lebt, ist das verständlich. Trotzdem verursacht es sekundäres Leid. Die Achtsamkeit hat unter anderem die wichtige Aufgabe, das Gewahrsein in den Körper zurückzuholen, der ein sanfter, guter Ruheplatz ist.

Eine aussagekräftige Bezeichnung dafür, was geschieht, wenn wir diese Verbindung wieder aufbauen, lautet »Rehabilitation«. Das Wort bedeutet »Wiederherstellung« und geht auf das lateinische Verb *habitare*, »wohnen«, zurück. Deshalb könnte man es auch so verstehen, dass man wieder lernt, im eigenen Körper zu Hause zu sein oder darin zu wohnen, um sein Wohlbefinden zurückzugewinnen.[3] Die in diesem Buch beschriebenen Methoden zeigen allesamt, wie man leichter und harmonischer im eigenen Körper leben kann, ganz gleich, wie sehr er schmerzt. Wenn man lernt, *mit* ihm zu leben, statt ihn zu bekämpfen, kommt es zur Rehabilitation, einer höheren Lebensqualität und einem befriedigenderen Leben.[4]

Eine der effektivsten Möglichkeiten, sich seines Körpers bewusst zu werden, ist das Gewahrsein des Atems. Der Atem ist immer da. Er ist ein steter Rhythmus in Ihrem Körper und jedes Mal, wenn Sie seiner gewahr sind, erleben Sie automatisch einen Augenblick des Körperbewusstseins. Deshalb schätzen wir ihn bei breathworks auch so sehr.

Was ist der Atem?

Der Vorgang, den wir »atmen« nennen, ist einer von vielen Abläufen, die wir für selbstverständlich halten. Der Atem strömt in ungefähr 11 000 Zyklen am Tag oder 4 000 000 Zyklen im Jahr in den Körper ein und wieder aus ihm heraus und ist die vielleicht grundlegendste lebensbejahende Tätigkeit des Menschen. Das Wort »atmen« bezeichnet alle Bewegungen, mit deren Hilfe Luft in den Körper aufgenommen und wieder abgegeben wird. Man könnte auch sagen, der Atem ist »geliehene Luft«.

Der Atemrhythmus findet überall in der Natur sein Echo – in der Zellatmung, im Auf und Ab von Ebbe und Flut, im Zu- und Abnehmen des Mondes und im Herzschlag der Jahreszeiten. Fische, Vögel, ja sogar die niedrigsten Ein- und Mehrzeller folgen seinem Rhythmus: aufnehmen und abgeben, auf und ab, ein und aus. Denken Sie daran, wie eine Qualle durchs Meer gleitet, indem sie mit pulsierenden Bewegungen das Wasser verdrängt. Sogar die Pflanzen atmen ganz ähnlich wie wir. Diese natürlichen Rhythmen verändern sich ständig: Keine Flut steigt so hoch oder dauert so lang wie die andere, und auch unser Atem variiert fortwährend innerhalb seines Grundrhythmus. Jeder Atemzug ist einzigartig.

Im Laufe der Geschichte und in vielen Kulturen wurde der Atem mit der Gesundheit, dem Bewusstsein und dem Geist in Verbindung gebracht. In der altindischen Sprache Sanskrit zum Beispiel ist *prana* die Lebenskraft, die uns durchströmt. Sie ist eng mit dem Atem verbunden und versiegt erst mit dem Tod. Der Atem ähnelt einem Fluss, der ein trockenes Tal durchquert und alles mit Leben erfüllt, was er berührt. Wenn Sie erwachen und seine Schönheit und sein Geheimnis erkennen, können Sie lernen, würdevoll, vital und gesund in einem schmerzenden Körper zu leben.

Anatomie der Atmung

Die wichtigste Aufgabe der Atmung ist es, die Körperzellen mit Sauerstoff zu versorgen. Dort wird er dazu verwendet, Glukose – also »Nahrung« – auf chemischem Wege zu »verbrennen« und so die zum Leben benötigte Energie freizusetzen. Dabei entsteht das Abfallprodukt Kohlendioxid, das beim Ausatmen wieder in die Atmosphäre abgegeben wird. Ohne Sauerstoff sterben die Zellen. Deshalb ist das Atmen der erste und der letzte Akt bewussten Lebens.

Der komplexe biochemische Vorgang, in dem der Sauerstoff aus der Luft die Zellen nährt, beginnt mit dem Einatmen. Den Befehl zum Atemholen geben innere Systeme. Sie regeln die Atemfrequenz, um den Sauerstoff- und den Kohlendioxidpegel im Blut stabil zu halten. Der große, nach oben gewölbte Muskel des Zwerchfells zieht sich zusammen und glättet sich. Die Rippen dehnen sich aus. Im Brustraum entsteht ein Teilvakuum. Nun ist der Luftdruck in der Brust geringer als in der Atmosphäre. Luft strömt ein und füllt die Lungen. Sie gelangt in die winzigen Lungenbläschen, wo der Sauerstoff ins Blut übergeht und durch den Körper gepumpt wird (Abb. 3). In der einzelnen Körperzelle werden innerhalb eines oxidativen Energiestoffwechsels Traubenzucker und Sauerstoff zu Kohlendioxid und Wasser umgewandelt. Die Zelle gibt das Kohlendioxid ins Blut, das es mit seinem Kreislauf zur Lunge zurücktransportiert. Dort geht es vom Blut wieder in die Lungenbläschen über und verlässt den Körper beim Ausatmen, wenn sich das Zwerchfell wieder entspannt, nach oben in den Brustraum wölbt und dabei die Luft aus der Lunge drückt.

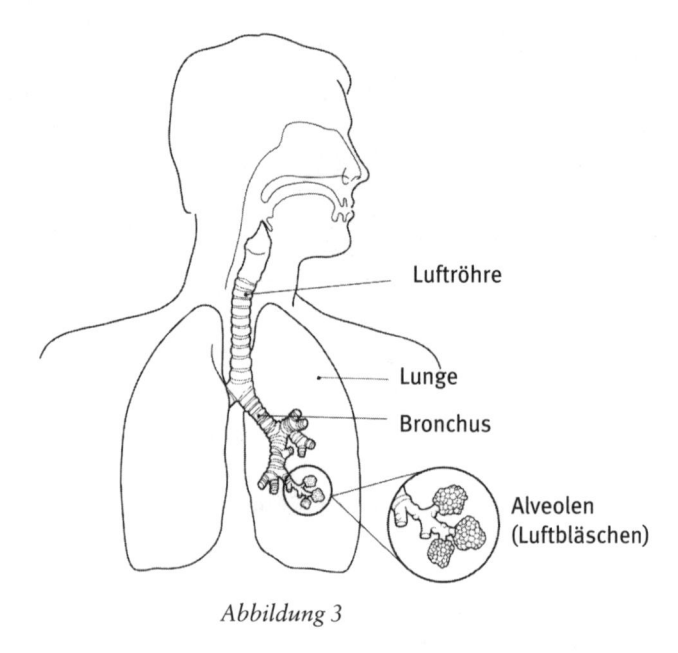

Abbildung 3

Der gesamte Vorgang wird von zwei Atemmuskelgruppen eingeleitet: den Inspiratoren, die für eine vollständige Atmung unerlässlich sind, und den Expiratoren oder der Hilfsmuskulatur. Bei einer optimalen Atmung machen die Inspiratoren fast die ganze Arbeit. Sie sitzen etwas tiefer und weiter unten im Körper und setzen sich aus dem Zwerchfell, den Zwischenrippenmuskeln sowie der tiefen Bauchmuskulatur an der Vorderseite des Körpers zusammen. Die Hilfsmuskulatur – die Muskeln des Halses, der Schultern und der oberen Rippen – ist nur zu etwa zwanzig Prozent beteiligt.

Der wichtigste Inspirator ist das Zwerchfell, das weitgehend für die Atmung verantwortlich ist. Dabei handelt es sich um einen großen gewölbten Muskel, der wie ein Fallschirm oder Regenschirm im Brustkorb sitzt. Die Sehnenplatte des Zwerchfells befindet sich direkt unter dem Herzen und die einzelnen Fasern verlaufen strahlenförmig nach außen wie die Kammern eines Fallschirms. Das Zwerchfell setzt bauchseitig an einem kleinen Knochen an der Spitze des Brustbeins an, dem sogenannten Schwertfortsatz. Es ist beidseitig mit den unteren Rippen verbunden. Vom Lendenteil des Zwerchfells ziehen sich zwei lange Schenkel bis zu den ersten vier Lendenwirbeln nach unten. Man könnte sagen, sie sind der Griff des Regenschirms (Abb. 4). Vielleicht meinen Sie, die Atmung würde sich lediglich auf die Vorderseite des Körpers auswirken, aber diese Verbindungen zeigen, dass auch die Rückseite eine aktive Rolle spielt.

Wenn Sie einatmen, zieht sich das Zwerchfell zusammen. Es glättet sich und dehnt sich aus. Beim Ausatmen entspannt es sich, wölbt sich wieder in den Brustraum hinauf und nimmt erneut seine natürliche Kuppelform an (Abb. 5). Es bewegt sich in einem regelmäßigen, unermüdlichen Rhythmus auf und ab. Die Bewegung des Zwerchfells ist nicht direkt spürbar, weil dieser Muskel so tief im Körperinneren sitzt, aber sie lässt sich aus ihrer Wirkung ableiten. Jedes Mal, wenn sich das Zwerchfell beim Einatmen zusammenzieht, verdrängt es die inneren Organe, und der Bauch dehnt sich nach vorn und zur Seite aus. Bei dieser Bewegung werden die Organe massiert, gedrückt und gerollt. Sie werden mit frischem Blut,

Zwerchfell

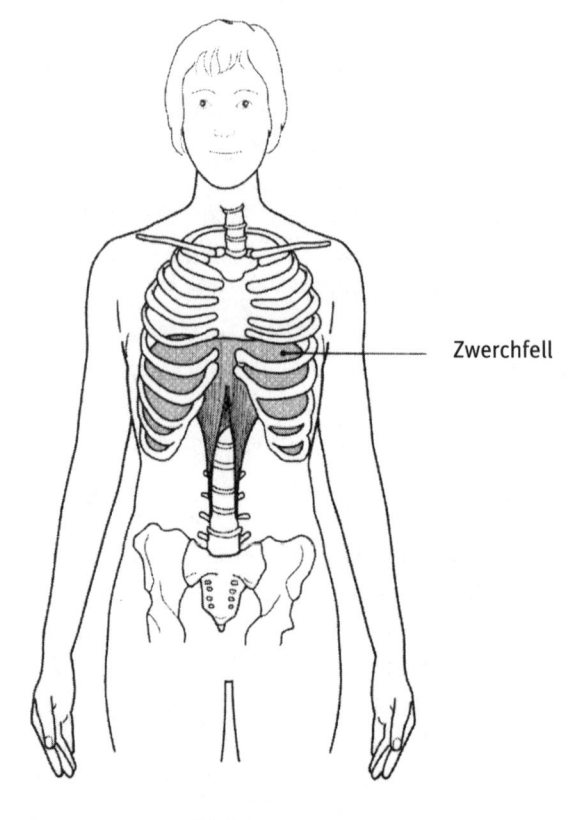

Abbildung 4

Flüssigkeit und Sauerstoff versorgt sowie von Abfallstoffen befreit. Die Nieren zum Beispiel gleiten bei jedem Atemzyklus bis zu drei Zentimeter an der Wirbelsäule auf und ab.[5] Gleichzeitig wird das ganze Rückgrat geschaukelt und gewiegt.

Dies ist eine Beschreibung der Zwerchfellatmung, die gelegentlich auch als Bauchatmung bezeichnet wird. Sie belebt den ganzen Körper und wirkt sich erheblich auf unser Wohlbefinden aus. Wenn Sie Schmerzen haben, ist wahrscheinlich auch Ihre Atmung blockiert. Allerdings können Sie die Muster des Atemanhaltens mit der Zeit auflösen, wenn Sie

Einatmen
Luft strömt ein

Ausatmen
Luft strömt aus

Lunge — Lunge

Zwerchfell   Zwerchfell

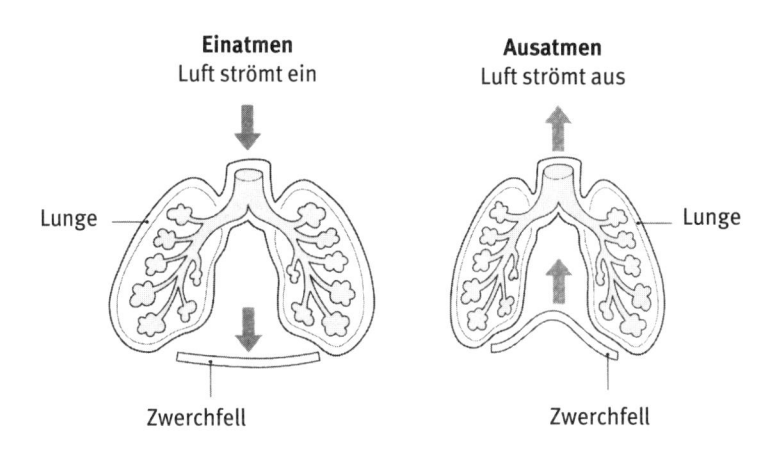

Abbildung 5

die anatomischen Grundlagen kennen und Ihre Aufmerksamkeit einfach auf die Blockade richten. So kann Ihr Gewahrsein tief in Ihren Körper sinken und optimale, gesundheitsfördernde Atemmuster wiederherstellen.

Warum ist Atemgewahrsein so wichtig?

Meine Kollegen und ich haben die Bezeichnung *breathworks* (Atemarbeit) für unser achtsamkeitsbasiertes Schmerzmanagementprogramm gewählt, da wir das Atemgewahrsein für ein wundervolles Hilfsmittel halten, wenn man sich in Achtsamkeit üben, in den Körper zurückfinden und sekundäres Leid lindern will. Es zieht sich wie ein roter Faden durch unseren Ansatz und eint die verschiedenen Übungen.

Das Atemgewahrsein hilft auf vielfältige Weise:

◆ In der Übung der Achtsamkeit ist der Atem ein *einfacher und nützlicher Fokus für das Gewahrsein.*

◆ Er *verankert das Gewahrsein im Körper.* Der Atem lässt sich nur über die Bewegungen und Empfindungen des Körpers erfahren. Nimmt man Qualität und Beschaffenheit eines jeden Atemzuges wahr, wird das Gewahrsein automatisch im Körper geerdet.

- Er *verankert das Gewahrsein im gegenwärtigen Augenblick*. Atemgewahrsein ist immer auch Gewahrsein des gegenwärtigen Augenblicks, da man den Atem nur über seine Wirkung auf den Körper in diesem Augenblick wahrnehmen kann. Jeder vergangene, jeder künftige Atemzug ist nur ein Gedanke.

- Es *ist eine Möglichkeit, die eigene Reaktion auf Schmerz, Krankheit und Stress zu beeinflussen*. Wenn man Schmerzen oder Unannehmlichkeiten meidet oder sich dagegen sträubt, hält man gern den Atem an oder hemmt seinen Fluss. Jeder tut dies unter Stress. Im Fall einer chronischen Erkrankung aber wird eine eingeschränkte Atmung zu einer Gewohnheit, die unbewusst noch mehr Schmerz und Anspannung erzeugt. So kann ein Teufelskreis entstehen, in dem chronische Schmerzen Spannungen verursachen, was noch mehr Schmerz und damit noch mehr Anspannung mit sich bringt. Wenn man in den Schmerz hineinatmet, unterbricht man den Kreislauf und die Anspannung lässt allmählich nach.

Lenken Sie Ihren Atem in Ihrer Vorstellung zum Schmerz hin. Das durchbricht automatisch die gewohnheitsmäßige Beeinflussung des Atems. Es kann sehr erleichternd sein, wenn man beim Ausatmen loslässt und sich entspannt. Dies ändert zwar möglicherweise nichts am Primärschmerz, aber mit der Entspannung lösen sich allmählich die sekundären Schichten aus Anspannung und Widerstand auf. Wenn Sie sich dieser Tendenz bewusst werden, in die emotionale Spannung hineinatmen und beim Ausatmen loslassen, kommen Ruhe und Frieden von ganz allein.

> **Lesley**
> Viermal im Jahr helfe ich einem Team, das Erholungswochenenden für Pflegekräfte organisiert. Die Arbeit ist hart – wir kochen, putzen, waschen ab und so weiter. Wenn meine Rückenschmerzen sehr schlimm werden, löse ich die Spannung rund um den Schmerz mit dem Atem auf. Ich kann spüren, wie sie nachlässt, und am Ende stehe ich wieder mit dem ursprünglichen Schmerz da – ohne irgendwelche Extras. Ich betrachte den Schmerz als etwas, das sich ständig verändert. Ich weiß, dass er irgendwann auch wieder nachlässt, und das genügt, um den Tag zu überstehen.

Forschergeist

Eine Möglichkeit, sich mit dem Atem als körperlicher Erfahrung vertraut zu machen, sind kurze Atemübungen. Sie richten Ihr Gewahrsein darauf, wie es sich anfühlt, mühelos und neugierig zu atmen – ohne jede Vorstellung davon, ob Sie es »richtig« machen.[6] Die drei Übungen in diesem Kapitel sind über die Internetseite www.breathworks.de auf Englisch erhältlich.

> **Atemübung 1**
> Ballen Sie die Hand zur Faust und achten Sie auf Ihren Atem. Vermutlich werden Sie feststellen, dass Sie ihn anhalten und es sich anfühlt, als sei er in Ihrem Bauch erstarrt. Entspannen Sie sich nun um Ihren Atem herum und atmen Sie in das Gefühl der Verkrampfung hinein. Spüren Sie, wie sich dabei auch Ihre Faust ein wenig entspannt?

Wenn man die Hand zur Faust ballt, stockt oft auch der Atem. Dieser Zusammenhang spiegelt die menschliche Neigung, bei Schmerzen die Atmung einzuschränken. Die Übung zeigt auch, wie sich der Kreislauf aus Schmerz und Spannung mithilfe des Atems durchbrechen lässt, indem man sich abgewöhnt, ihn anzuhalten, was sonst zusätzlichen Druck erzeugt.

Wenn man sich angewöhnt hat, den Atem zu beeinflussen, kann dies als flache oder stockende, übermäßige oder auch hektische Atmung zum Ausdruck kommen.[7] Achtsamkeit und Atemgewahrsein helfen Ihnen, diese und ähnliche Gewohnheiten zu erkennen, sich davon zu lösen und sich um den Atem herum zu entspannen. Möglicherweise stellen Sie fest, dass Sie die Atmung danach gleich wieder einschränken und sich verspannen. Das ist die Macht der Gewohnheit. Keine Sorge, diese Übung soll die Spannung lösen, indem Sie eine sanftmütige Haltung dazu einnehmen, sobald es Ihnen bewusst wird. Ganz allmählich werden Sie neue Gewohnheiten schaffen und tiefer und entspannter atmen.

Atemübung 2: Grundatmung
Nehmen Sie eine angenehme Körperhaltung ein. Legen Sie sich hin oder setzen Sie sich auf einen Stuhl. Schließen Sie die Augen und stimmen Sie sich auf Ihre Atmung ein, ohne sie zu beurteilen oder zu verändern. Legen Sie die Hand auf den Teil des Körpers, der sich beim Atmen am meisten bewegt. Falls sich Ihre Brust stärker hebt und senkt als Ihr Bauch, ist Ihre Atmung eher flach.

Legen Sie nun beide Hände direkt unter dem Brustkorb auf den Bauch. Die Mittelfinger sollten sich leicht berühren. Der Bauch sollte sich ungehindert bewegen können, während sich das Zwerchfell im Körper mit jedem Atemzyklus an- und wieder entspannt. Lassen Sie dies ganz ohne Anstrengung geschehen. Lassen Sie zu, dass der natürliche Atem ungehindert fließt und seinen eigenen Rhythmus findet. Lösen Sie sich von Vorstellungen eines Richtig oder Falsch und nehmen Sie feinfühlig und neugierig wahr, was geschieht. Können Sie spüren, wie sich die Bauchmuskulatur unter Ihren Händen lockert und entspannt?

Achten Sie auch auf die anderen Vorgänge in Ihrem Körper: Spüren Sie, wie sich die Fingerspitzen beim Einatmen ein wenig auseinander und beim Ausatmen wieder aufeinander zubewegen. Nehmen Sie mögliche Spannungen in Brust, Hals oder Bauch wahr. Sie kommen bei den meisten Menschen vor. Wenn sich die Atmung verbessert, lässt auch die Anspannung nach. Vielleicht geht die Entspannung auch mit ungewöhnlichen Empfindungen oder Muskelzuckungen einher. Aber das sollte sich im Laufe der Zeit beruhigen.

Vielen Menschen fällt diese Übung im Liegen am leichtesten. Sie können auch andere Körperhaltungen ausprobieren und feststellen, wie sich die Atemqualität im Sitzen, Stehen oder Liegen verändert.

Rückenatmung

Die meisten Menschen denken beim Atmen an die Brust und die Vorderseite ihres Körpers. Dies liegt möglicherweise daran, dass unsere Augen nach vorn gerichtet sind und wir deshalb mehr auf die Vorder- als auf die Rückseite des Körpers achten. Aber Rippen und Lunge gehören sowohl der Vorder- als auch der Rückseite des Körpers an. Sogar die Wirbelsäule bewegt sich beim Atmen. Wenn man sich auf die »Rückenatmung« konzentriert und ihre Bewegungen verfolgt, regt dies das parasympathische Nervensystem an, das für Ruhe und Entspannung zuständig ist.[8] Darüber hinaus verbessert es die Körperwahrnehmung. Das Gewahrsein kann tiefer in den Körper sinken und der Neigung entgegenwirken, so schnell wie möglich zur nächsten Aufgabe übergehen zu wollen.

Die optimale Ganzkörperatmung

Halt inne und werde ruhig
Und die Ruhe bewegt sich.
Zen-Gedicht[9]

Schwingung

Wenn der natürliche Atem durch den Körper fließt, kann sich ein angenehmes Gefühl der Ruhe, aber keine völlige Stille ausbreiten. Die Ganzkörperatmung bewegt sich schubweise durch den Körper, so wie die Meereswellen steigen und fallen. Beim Einatmen dehnt sich die Bewegung von der Körpermitte bis zu den Poren der Haut aus, beim Ausatmen kehrt sie zur Mitte zurück und löst sich wieder auf. Sie ähnelt einer Blume, die aufblüht und sich wieder schließt.[10]

Zwerchfell
Die Bewegungen des Zwerchfells steuern den gesamten Atemprozess. Im Gegensatz zur Hilfsmuskulatur, die nicht so tief im Körper liegt und sich verspannt und verkrampft, wenn sie die Atemsteuerung übernehmen muss, wird das Zwerchfell niemals müde. Deshalb ist die Zwerchfellatmung auch so mühelos und entspannend.

Mühelosigkeit
Wenn Sie ruhen und dabei optimal atmen, entsteht jeder Atemzug automatisch und ohne Willensanstrengung. Die Bewegung des Zwerchfells steuert die Einatmung, die Ausatmung findet ohne Muskelbeteiligung statt. Sie ergibt sich einfach dadurch, dass sich das Zwerchfell entspannt und wieder nach oben in den Brustraum wölbt. Dabei wird die Luft aus der Lunge gedrückt wie aus einem Ballon. Erzwingen Sie weder das Ein- noch das Ausatmen. *Lassen Sie den Atem aus sich selbst heraus entstehen*. Die Ganzkörperatmung ist stets entspannend.

Der Rhythmus: zwei – drei – Pause
Die optimale Ganzkörperatmung ist immer ruhig und regelmäßig, ohne mechanisch zu sein. Üblicherweise dauert das Einatmen ungefähr zwei, das Ausatmen ungefähr drei Sekunden, gefolgt von einer Pause. Innerhalb dieser Atemrhythmik gibt es unendlich viele Variationen und die Atmung passt sich jeden Augenblick neu an die emotionalen, geistigen und körperlichen Gegebenheiten an.

Schöpfen Sie aus der Quelle der Pause
Es ist faszinierend, wenn man die Pause zwischen dem Ende des Ausatmens und dem Anfang des Einatmens erforscht. Der Körper bewegt sich immer mit dem Atem, aber es gibt einen Punkt, an dem alles im Gleichgewicht ist, an dem der ausströmende Atem nachlässt und vergeht. Nun folgt ein Augenblick flirrender Erwartung. Eine Schwingung, die sich zum nächsten Atemzug sammelt.

Wenn eine Welle über den Strand ins Meer zurückfließt, macht das Wasser eine kurze Pause, ehe es sich zur nächsten Welle türmt und erneut den Strand hinaufrollt. Eine Welle trinkt aus dem Meer, so wie jeder neue Atemzug die Luft in sich aufnimmt. Wenn man den Rhythmus stört und hektisch nach Luft schnappt, entgeht einem der kostbare Augenblick, in dem man die »Luft trinkt« und der neue Atemzug geboren wird, und man behindert die Atmung.

> **Atemübung 3: Ganzkörperatmung**
> Sie können diese Übung im Sitzen oder Liegen machen, wie es Ihnen angenehmer ist und Sie sich besser entspannen können.
>
> **Einführung**
> Lockern Sie zu enge Kleidungsstücke und lassen Sie sich von der Erde tragen. Lassen Sie das Gewicht Ihres Körpers in den Boden sinken, damit Ihr Gewahrsein tief in Ihrem Körper ruht. Machen Sie die Übung mit einer geistigen Haltung freundlicher Neugier.
>
> **Der Bauch**
> Richten Sie Ihre Aufmerksamkeit auf den Bauch – auf die gesamte weiche Vorderseite des Körpers vom Becken bis zum unteren Rippenrand und dem Brustbein. Fühlen Sie sich beim Atmen in die Bewegungen Ihres Bauches ein. Lassen Sie zu, dass er sich beim Einatmen nach vorn und zu den Seiten ausdehnt, sich aufbläht und öffnet, und dass er sich beim Ausatmen wieder sanft zusammenzieht. Spüren Sie, wie diese Bewegungen Ihre inneren Organe hin- und herschieben und massieren.

Anspannen und entspannen

Manchmal ist man unsicher, ob man tatsächlich entspannt atmet. Ziehen Sie dann den Bauch ein, halten Sie die Spannung ein paar Atemzüge lang und lassen Sie zu, dass er sich beim Ausatmen wieder vollständig entspannt. Es kann vorkommen, dass Sie nun tiefer einatmen wollen. Wenn dies der Fall ist, lassen Sie die Luft ungehindert in den Körper strömen und folgen Sie ihr mit Ihrem Gewahrsein. Spielen Sie ein wenig mit Anspannung, Entspannung und einer tieferen Atmung, ganz wie Sie wollen, bis Sie wissen, wann Sie den Atem beeinflussen und wann er entspannt ist. Lassen Sie ihn nun zu seinem natürlichen Rhythmus zurückfinden und entspannen Sie den Bauch. Alle Bewegungen dürfen sich automatisch ergeben, während der Atem aus sich selbst entsteht. Lassen Sie jeden Atemzug ohne jede Anstrengung enden und den nächsten natürlich beginnen.

Der Beckenboden

Richten Sie die Aufmerksamkeit nun auf den Beckenboden, den rautenförmigen Bereich zwischen Scham- und Steißbein. Registrieren Sie alle Bewegungen, die dem Rhythmus des Zwerchfells und dem anderer Muskeln folgen.

Verspannungen finden Sie, indem Sie Anus und Gesäß einziehen. Spannen Sie nun auch den Beckenboden an und halten Sie die Spannung ein paar Atemzüge lang. Entspannen Sie sich. Lassen Sie die Luft tief und voll einströmen. Wiederholen Sie diese Übung ein paarmal, ganz wie Sie möchten, und kommen Sie zur Ruhe. Spüren Sie, wie sich der Beckenboden beim Einatmen dehnt und öffnet, wie er sich beim Ausatmen spannt und zusammenzieht. Diese Bewegung ist allerdings etwas sanfter als eine Muskelkontraktion. Sie können die Entspannung im Beckenboden auch spüren, wenn Sie den Kiefer hängen lassen und beim Atmen leise seufzen oder wenn Sie sich vorstellen, in Ihrem Beckenboden ginge beim Einatmen eine Glühbirne an und beim Ausatmen wieder aus.

Das Kreuzbein und der untere Rücken

Widmen Sie sich nun der Rückseite Ihres Körpers. Spüren Sie Ihr Kreuzbein – den dreieckigen Knochen am unteren Ende der Wirbelsäule. Im Liegen trägt er den größten Teil Ihres Gewichts, was

Sie als Druck empfinden. Registrieren Sie alle Bewegungen in diesem Bereich. Vielleicht spüren Sie, dass sich Ihr Gewicht beim Atmen ein wenig verlagert. Dehnen Sie Ihr Gewahrsein aus, bis es auch den unteren Rücken umfasst, und spüren Sie, wie sich das Becken sanft im Atem wiegt. Stellen Sie fest, wie sich der untere Rücken beim Einatmen hebt und beim Ausatmen wieder lang und flach an den Boden schmiegt. Diese Bewegungen sind minimal, wie die Meeresdünung. Wenn Sie nichts spüren, versuchen Sie, sich dieses sanfte Wiegen vorzustellen.
Beckenboden, Kreuzbein und unterer Rücken sind der Ursprung der natürlichen Atmung. Wenn Sie den Atem tief in den Körper sinken lassen, damit sich dieser Bereich ungehindert bewegen kann, werden Sie Ruhe und Entspannung finden und Verspannungen weiter oben im Körper abbauen.

Die Wirbelsäule
Setzen Sie mit dem Gewahrsein am unteren Ende der Wirbelsäule an Kreuz- und Steißbein an und bewegen Sie sich Stück für Stück, Wirbel für Wirbel, nach oben. Nehmen Sie die untere, mittlere und obere Wirbelsäule wahr, bis an den Punkt, wo Hals und Schädel aufeinandertreffen. Die Knochen der Wirbelsäule sind miteinander verbunden und beeinflussen einander auf beinahe unmerkliche, komplexe Art und Weise. Denken Sie an Treibholzstückchen auf dem Meer, die vom Strang des Rückenmarks verbunden sind. Beim Einatmen gleiten sie nach oben, beim Ausatmen nach unten. Ohne Widerstand oder Blockaden schaukeln und wiegen sie sich in der Dünung des Atems. Spüren Sie die Breite Ihres Rückens. Er öffnet und weitet sich beim Einatmen und zieht sich beim Ausatmen wieder zusammen.

Die Schultern
Richten Sie die Aufmerksamkeit nun auf Schultern und Arme. Legen Sie die Arme mit den Handflächen nach oben auf den Boden, sofern es Ihnen angenehm ist. In dieser Position können die Schultern nämlich auf den Atem reagieren. Achten Sie auf die sanfte Bewegung der Schultern beim Einatmen. Sie beginnt am Brustbein und setzt sich über beide Schlüsselbeine bis zu den Schultergelenken fort. Spüren Sie, wie sich die Arme beim Ein-

atmen ein wenig in den Schultergelenken nach außen drehen und beim Ausatmen wieder zurück. Bleiben Sie eine Weile ruhig liegen, nehmen sie den Fluss der Bewegung in Schultern und Armen wahr und füllen Sie ihn mit Gewahrsein, ohne die Atmung zu verändern. Lassen Sie den Atem aus sich selbst heraus entstehen und ruhen Sie in seinem sanften Fluss.

Der Hals
Spüren Sie nun in Ihren Hals hinein. Stellen Sie sich vor, dass er entspannt und offen ist und dem Luftstrom keinen Widerstand bietet. Angst oder Spannung können zu Verkrampfungen in diesem Bereich führen – vor allem, wenn sie kommunikationsbedingt sind. Falls Sie irgendwelche Spannungen bemerken, versuchen Sie, den Atem ungehindert durch den Hals fließen zu lassen und Blockaden zu beseitigen.

Ganzkörperatmung
Dehnen Sie Ihr Gewahrsein aus und lassen Sie zu, dass sich mit dem Atem ein Gefühl von Entspannung im Körper ausbreitet: Stimmbänder und Hals, Bauch, Gesäß, Beckenboden, Rücken und Schultern, Gesicht und Hände sind weich und entspannt. Gestatten Sie Ihrem Körper, frei und offen zu sein, während der Atem ihn schaukelt und wiegt – ruhig und doch immer in Bewegung. Stellen Sie fest, ob Sie winzige Wiegebewegungen in Händen und Füßen wahrnehmen können, während sich der Atem bis in die äußersten Winkel des Körpers ausbreitet.
Stellen Sie sich vor, dass die Haut den Körper wie eine Strickhülle umgibt, und nehmen Sie vielleicht sogar das Gefühl der Kleidung auf ihr wahr. Spüren Sie, wie sich diese gestrickte Hülle beim Einatmen weitet und Raum schafft und sich beim Ausatmen wieder zusammenzieht.

Zusammenfassung
Schließen Sie die Übung nun allmählich ab. Werden Sie sich der Geräusche, des Gewichts und der Masse Ihres Körpers bewusst. Stellen Sie sich vor, wie Sie sich bewegen, und nehmen Sie sich vor, die Ganzkörperatmung beizubehalten. Bemühen Sie sich, dem Atem zu folgen, statt sich davor schützen zu wollen. Falls Sie

im Liegen geübt haben, achten Sie bitte darauf, dass Sie Hals und Rücken beim Aufstehen nicht allzu sehr belasten. Rollen Sie sich auf die Seite, sofern Ihnen dies angenehm ist, und stehen Sie auf. Achten Sie darauf, dass der Kopf der Bewegung der Wirbelsäule folgt, während Sie sich ganz natürlich aufrichten.

Das Atemgewahrsein ist eine einfache Technik. Trotzdem stellen viele Menschen fest, dass es erhebliche Auswirkungen auf ihre Lebensqualität, ihr allgemeines Erleben oder Leiden hat, wenn sie lernen, mit dem Atem zu arbeiten und mit seiner Hilfe Widerstände und Blockaden zu lindern.

Emma
Gestern Abend war ich bei einem Konzert. Ich konnte es mir ganz anhören und habe jeden Augenblick genossen. Als ich mit meinen Freunden Platz nahm, schloss ich die Augen und richtete die Aufmerksamkeit auf meinen Atem. Derzeit flackern die Schmerzen infolge einer chronischen Erkrankung wieder auf und ich merkte, wie angespannt mein Körper war. Ich atmete in die Anspannung hinein und spürte, wie Hals und Schultern lockerer wurden.

Während ich der Musik lauschte, achtete ich auf den Fluss des Atems in meinem Körper. Ich stellte mir vor, ich würde die Musik ein- und wieder ausatmen. Der Schmerz und das Unbehagen blieben, aber weil ich mich auf die Musik und auf meinen Atem konzentrierte, waren sie nur noch ein Teil meiner Erfahrung. Wenn es besonders schlimm wurde, atmete ich die Musik in den Schmerz hinein und ließ bei jedem Ausatmen los. Nach zwei Stunden verklangen die letzten Töne von Antonín Dvořáks Sinfonie »Aus der Neuen Welt«. Ich wurde mir der Geräusche im Publikum wieder bewusst und öffnete die Augen. Trotz der Schmerzen hatte mich die Musik verzaubert.

8 Die achtsame Bewegung

Deine Trauer um das Verlorene hält einen Spiegel
vor das, woran du mutig arbeitest.

Du blickst hinein, rechnest mit dem Schlimmsten und
  siehst
stattdessen das erhoffte freudige Gesicht.

Deine Hand öffnet und schließt sich, sie öffnet und
  schließt sich.
Wäre sie stets zur Faust geballt oder offen,
wärest du gelähmt.

In jedem noch so kleinen Zusammenziehen, jeder noch
  so kleinen Ausdehnung bist du zutiefst gegenwärtig,
die beiden – so wunderbar ausgeglichen und aufeinander
  abgestimmt
wie die Flügel eines Vogels.

Rumi[1]

Wenn Sie die Achtsamkeit dazu nutzen möchten, trotz Krankheit, Schmerz oder Stress ein gutes Leben zu führen, müssen Sie Ihre körperliche Kraft und Beweglichkeit trainieren, indem Sie Ihren Körper im Rahmen seiner Möglichkeiten fordern. Auf diese Weise hören Sie auf, Ihren Bewegungsumfang einzuschränken, was Sie unter Umständen tun, um Schmerzen zu vermeiden. Dies fängt bei der Beeinflussung der Atmung an und kann so weit gehen, dass Sie jede Anstrengung vermeiden. Muskeln, die nicht arbeiten, werden schnell zu Muskeln, die nicht mehr arbeiten *können*. Man gerät in einen Teufelskreis, da eine steife, schwache Muskulatur Verspannungen und Schmerzen verursachen kann und man infolgedessen noch unbeweglicher wird. Ein achtsames Herangehen an die Bewegung kann dies ändern. Wenn Sie Kraft und Beweglichkeit schulen, werden Sie allmählich das Vertrauen in Ihre Bewegungsfähigkeit zurückgewinnen.

> **Alison**
> Ich hatte mir bei einem verheerenden Autounfall das Bein verletzt, lag lange im Krankenhaus und war anschließend ans Haus gefesselt. Ich hatte mich so lange nicht bewegt, dass ich ganz steif und verängstigt war und jede Bewegung wehtat. Als ich mit den achtsamen Bewegungen anfing, fand ich es schön, meinen Körper einfach nur zu strecken, und ich dachte mir: »Alles in Ordnung. Ich gehe nur so weit, wie ich ohne Anstrengung komme.«

Bei breathworks haben wir einen umfangreichen Bewegungsablauf erarbeitet. Er beruht auf Yoga- und Pilatesübungen, die auch für Menschen mit Krankheiten und Schmerz geeignet sind. Sie können das Handbuch zum vollständigen Programm der *Achtsamen Bewegungsübungen* auf unserer deutschen Internetseite bestellen (www.breathworks.de). Zusätzlich finden Sie auf der Internetseite www.breathworks-mindfulness.co.uk eine DVD und eine Audio-CD und eine Downloaddatei in englischer Sprache. Diese ergänzenden Materialien werden in Zukunft auch in deutscher Sprache erhältlich sein.

Ich möchte Sie ermuntern, mit der Broschüre, der DVD oder der Audiofassung zu arbeiten und die Übungen und Übungsfolgen systematisch zu trainieren. Mit der Zeit werden Ihr Gewahrsein, Ihre Beweglichkeit und Ihre Kraft wachsen und Sie werden Ihr Potenzial im Rahmen der Möglichkeiten Ihrer Erkrankung so weit wie möglich ausschöpfen. Ich habe festgestellt, dass ein Bewegungsprogramm für meine Gesundheit und mein Wohlbefinden von unschätzbarem Wert ist. Ich gehe zweimal die Woche zum Schwimmen und absolviere regelmäßig eine Reihe achtsamer Bewegungen.

Das hilft mir, ein gewisses Fitnessniveau zu halten. Aber meine Form nimmt schnell ab, wenn ich ein paar Tage nichts tue.

Mit dem Atem bewegen

Im letzten Kapitel haben wir festgestellt, dass der Atem ständig rhythmische Bewegungen erzeugt, auch wenn wir ruhig daliegen. Für den Körper und seine Systeme – Muskulatur und Skelett, Verdauung, Kreislauf, Immun-, Nerven- und Drüsensystem – ist Bewegung etwas ganz Natürliches, das sie aufblühen lässt. Sogar die Knochenzellen sind ständig in Bewegung, während sie sich reparieren. Das ganze Skelett wird alle sieben bis zehn Jahre vollständig erneuert.

Der Schlüssel zu den in diesem Kapitel vorgestellten Übungen ist das Prinzip, dass Bewegung etwas ganz Natürliches ist und sich aus der Atmung ergibt. Man könnte auch sagen, sie ist *Atem in Aktion*. Zunächst müssen Sie zulassen, dass der Körper seinen natürlichen Fluss, seinen Rhythmus und sein Gleichgewicht findet, woraus sich anschließend bestimmte Bewegungen ergeben. Wenn die Bewegung aus der natürlichen Atmung entsteht, fließt die Energie im Körper freier. Spannungen lösen sich auf und die ganze körperliche, geistige und emotionale Erfahrung ist im Fluss. Wenn Sie merken, dass Ihre Atmung eingeschränkt ist, legen Sie eine kurze Pause ein und spüren Sie, wie es sich anfühlt, erneut mit dem Atem Kontakt aufzunehmen.

> **Charlotte**
> *Charlotte ist hypermobil und hat starke Schmerzen, aber sie schwört auf die achtsame Bewegung.*
> Wenn ich zu ruhig werde, fühle ich mich wie ein Betonklotz. Ich bin ein aktiver Mensch und es gefällt mir, mich auf subtile Weise mit meinem Körper vertraut zu machen, auf ihn zu hören und mich von ihm leiten zu lassen. Deshalb ist die achtsame Bewegung ganz wunderbar für mich. Meine Gelenke lieben Bewegung. Sie brauchen das. Wenn ich mich gut auf die Übungen kon-

> zentriere, werde ich auch der normalen Bewegungen besser gewahr, zum Beispiel wenn ich eine Tür aufmache oder nach dem Teekessel greife. Dadurch verändert sich meine ganze Erfahrung.

Die Übungen sollen Ihnen in erster Linie dadurch zu mehr Achtsamkeit verhelfen, dass Sie die *Qualität* Ihrer Aufmerksamkeit in der Bewegung erhöhen. Sie werden für die Empfindungen Ihres Körpers empfänglich, sind mehr darin zu Hause und fühlen sich entspannter, geerdeter und lebendiger. Wenn Sie regelmäßig üben, werden Sie zudem stärker und beweglicher. Wir bezeichnen die achtsamen Bewegungen ungern als »Übungen«, da viele Menschen körperliche Betätigung einzig und allein unter dem Aspekt der erzielten Ergebnisse wie etwa einer Steigerung der Beweglichkeit sehen. Hier aber soll der Schwerpunkt darauf liegen, dass man sich der Bewegung als *Prozess* gewahr wird. Dabei werden Sie sich nützliche neue Gewohnheiten aneignen, die Sie auf Ihre alltäglichen Betätigungen übertragen können.

Körperhaltung

Einige der vorgestellten Bewegungen werden im Liegen, andere im Sitzen oder Stehen ausgeführt. Dies lässt Menschen mit unterschiedlichen körperlichen Voraussetzungen die Wahl zwischen verschiedenen Möglichkeiten. Wenn Sie sich auf den Boden legen können, rate ich Ihnen, mit den Bewegungen im Liegen zu beginnen. Sie werden ganz automatisch achtsamer, wenn Sie Ihr Körpergewicht dem Boden anvertrauen können und vom Druck der Schwerkraft befreit sind. So dürfte es Ihnen leichter fallen, die Wirbelsäule zu entlasten und sich in den Atem hinein zu entspannen. Dies gilt vor allem dann, wenn eine aufrechte Haltung eine fehlerhafte Ausrichtung der Wirbel sowie muskuläre Ungleichgewichte verstärkt.

> **Ruth**
> Ich habe rheumatoide Arthritis und brauche jeden Morgen eine Stunde zum Aufstehen. Ich prüfe jeden Tag, welche Körperteile besonders steif oder schmerzhaft sind, und überlege dann, welche Bewegungen mir helfen könnten, sie vorsichtig in Schwung zu bringen. Ich gliedere die Bewegungen in Gruppen, die unterschiedliche Körperbereiche trainieren. Wenn sich die untere Hälfte meines Körpers steif anfühlt, mache ich bestimmte Übungen. Wenn es im Rücken, den Schultern oder dem Nacken zwickt, mache ich andere.

Wenn Sie manche Bewegungen nicht machen können
Machen Sie sich keine Sorgen, wenn Sie nicht alle Bewegungen machen können. Tun Sie, was Ihnen möglich ist. Sie können die Übungen auch an Ihren Gesundheitszustand oder Ihre Behinderung anpassen. Die Hauptsache ist, Sie erweitern Schritt für Schritt Ihren Bewegungsumfang und lernen, die Bewegungen Ihres Körpers als Ausdruck Ihres Atemrhythmus zu empfinden. Dies ist auch bei eingeschränkter Leistungsfähigkeit und Beweglichkeit jederzeit möglich. Falls Sie ein paar Bewegungen nicht machen können, hilft es vielleicht, sie sich vorzustellen. Forschungen zeigen, dass man auch auf diese Weise Fitness und Gesundheit verbessern kann. Zudem kann es höchst vergnüglich sein.[2]

Verletzungsgefahr
Diese Bewegungen sind für jedermann geeignet, sofern Sie vorsichtig üben und alle Übungen streichen, auf die Sie aufgrund Ihrer Verletzung oder Behinderung besser verzichten sollten. Bitte fragen Sie Ihren Arzt oder Therapeuten, wenn Sie auch nur im Mindesten unsicher sind. Achtsamkeit ist der Schlüssel: Seien Sie neugierig und empfänglich dafür, wie sich Ihr Körper von Augenblick zu Augenblick anfühlt, statt ihn zu irgendetwas zu zwingen. Man meint schnell, man *müsste* sich auf eine bestimmte Weise bewegen – und verletzt sich –,

statt sich darum zu bemühen, einfach ganz und gar im Körper zu Hause, liebevoll und neugierig zu sein. Sie können auch dann Zufriedenheit finden, wenn Sie sich minimaler Bewegungen gewahr werden.

Wenn Sie fit sind, halten Sie die Bewegungen vielleicht für zu einfach. Aber selbst die einfachste Aktivität gibt Ihnen die Gelegenheit, Ihr Gewahrsein zu vertiefen. Bisweilen schenken ruhigere Bewegungen eine herrlich zarte Empfindsamkeit.

Die weiche und die harte Grenze

Falls Sie sich gern überfordern, müssen Sie beim Üben auf der Hut sein. Fürchten Sie andererseits im Alltag die Bewegung, dürfte es vorteilhaft sein, mehr von sich zu verlangen. Sie können leicht feststellen, ob Sie sich fordern, ohne sich zu *über*fordern, indem Sie zwischen *der harten und der weichen Grenze* bleiben.

Die *weiche Grenze* ist der Punkt, an dem Sie zum ersten Mal ein Gefühl der Dehnung oder der Anstrengung wahrnehmen. Wenn Sie zum Beispiel das Knie beugen, ist die weiche Grenze der Punkt, an dem Sie eine erste Dehnung und den ersten Druck spüren. Die weiche Grenze findet nur, wer sensibel vorgeht. Wer nicht langsam und achtsam arbeitet, kann leicht darüber hinweggehen, ohne sie überhaupt zu bemerken.

Die *harte Grenze* ist der Punkt, kurz bevor eine Bewegung zur Belastung wird. Wer sie überschreitet, riskiert Verletzungen. Dass Sie die harte Grenze überschritten haben, merken Sie an dem Gefühl, etwas erzwingen zu wollen. Es könnte sogar sein, dass der betreffende Körperteil zittert.

Zwischen der harten und der weichen Grenze zu arbeiten ist ideal

Ihr Körper profitiert am meisten von diesen Bewegungen, wenn Sie sich zwischen der harten und der weichen Grenze bewegen. Das mobilisiert, belastet aber nicht. Achten Sie darauf, ob Sie eher zu viel oder zu wenig tun, und finden Sie ein Gleichgewicht. Gewöhnlich kann man am kreativsten mit einer mäßigen Dehnung arbeiten, die man länger halten kann, und nicht mit einer Dehnung, die man nicht lange aushält. Je kräftiger und beweglicher Sie werden, desto mehr werden sich auch Ihre Grenzen verschieben. Diese verändern sich auch je nach Tagesform.

Schmerzen, denen Sie Beachtung schenken sollten
Manchmal lässt sich schlecht sagen, ob ein Ziehen oder ein Schmerz zur Vorsicht mahnt oder zu einer gesunden Dehnung gehört. Es ist normal, dass man ein dumpfes Ziehen spürt, die Muskeln müde sind oder man spürt, wie das Gewebe gedehnt wird. Diese Symptome lassen mit der Zeit nach. Falls Sie jedoch eine Art elektrischen oder nervlichen Reiz oder stechende Schmerzen spüren, sollten Sie den Bewegungsumfang verringern oder das Üben einstellen. Gehen Sie kein Risiko ein und fragen Sie einen Arzt, wenn Sie unsicher sind.

Nicht vergessen!
- Wiederholen Sie jede Bewegung einige Male. Gehen Sie spielerisch und neugierig heran. Prüfen Sie, ob Sie auch in der Bewegung ein tiefes Atemgewahrsein entwickeln können. Der Atem sollte die Bewegungsgeschwindigkeit vorgeben. Erzwingen Sie nichts und hetzen Sie nicht durch die Übungen.

- Machen Sie die Bewegungen auf beiden Seiten, aber bedenken Sie, dass sich dies möglicherweise ganz unterschiedlich anfühlt. Wenn Sie zwischen dem Seitenwechsel eine kurze Pause einlegen, fühlt sich die gerade trainierte Seite meist wacher und lebendiger an.

⬥ Wenn Sie verletzt sind, ist es üblicherweise sinnvoll, mit der weniger angeschlagenen Seite zu beginnen.

⬥ Wenn Sie die Bewegungen regelmäßig wiederholen, können Sie überraschend schnell Fortschritte machen – obwohl es scheint, als täten Sie jedes Mal nur sehr wenig.

⬥ Nehmen Sie sich am Ende jeder Bewegungsfolge ein paar Minuten Zeit, um sich in einer angenehmen Position vollständig zu entspannen, damit Körper und Geist die Wirkung integrieren können.

Andere Formen der Bewegung
Wenn Sie sich mit diesen Bewegungen beschäftigen, stellen Sie vielleicht fest, dass Sie auch andere Möglichkeiten ausprobieren möchten. In dem Fall schlage ich vor, dass Sie sich nach einem qualifizierten Lehrer umsehen und sich individuell beraten lassen. Sie könnten Yoga, Pilates, Tai-Chi oder Qi Gong ausprobieren, Mitglied im Fitnessstudio werden oder zum Schwimmen gehen. Es kommt nur darauf an, dass Sie sich bewegen, gesünder und vitaler werden und gleichzeitig die Chance nutzen, Ihre Achtsamkeit zu schulen – und dass Sie Spaß daran haben!

> **Annie**
> Vor ein paar Jahren habe mich am Hals verletzt und es fällt mir immer noch schwer, es zu akzeptieren. Aber die achtsamen Bewegungen zeigen mir, dass ich immer noch einen Körper habe, und ich will mir seiner auch bewusst sein. Sie sind eine wunderbare Möglichkeit, gut zu mir zu sein, statt wütend und frustriert zu werden. Bei anderen Übungen geht es in erster Linie darum, etwas zu erreichen. Auch das ist wichtig, aber ich verliere dabei die Lust, meinen Körper zu spüren. Offenbar wirken die achtsamen Bewegungen beruhigend auf mich. Ihnen habe ich auch zu

> verdanken, dass ich mehr Freude am Schwimmen habe. Inzwischen empfinde ich es als sehr meditativ und genieße das Gefühl der verschiedenen Züge, statt lediglich zu zählen, wie viele Bahnen ich schon geschwommen bin.

Freie Bewegung

Eine weitere Möglichkeit, körperliche Aktivität zu erforschen, ist die freie Bewegung. Legen Sie Ihre Lieblingsmusik auf, am besten ein ruhiges Stück. Finden Sie eine Position – im Liegen, Sitzen oder Stehen –, die Ihnen angenehm ist und in der Sie sich bewegen können. Achten Sie darauf, dass Sie genügend Platz haben. Lassen Sie die Musik auf sich wirken und atmen Sie im Takt. Gestatten Sie es Ihrem Körper, ihr einfach mit seinen Bewegungen und ohne feste Form zu folgen. Ich liebe diese Übung und habe den Eindruck, dass sie meinen Körper sehr weit öffnet. Ich liege gern auf dem Boden und dehne und entspanne meine Gelenke und Muskeln auf sanfte, sinnliche Art.

Kürzlich stellte ich diese Technik in einem Kurs für Menschen mit Schmerzen vor. Irgendwann sah ich mich im Zimmer um. Die Teilnehmer machten die unterschiedlichsten fließenden Bewegungen, blieben meist in engem Kontakt zum Boden, der ihnen Halt gab, und gingen ganz in der Musik und der Aktivität auf. Eine der Teilnehmerinnen war 84 Jahre alt, ein anderer erholte sich von einer Krebsbehandlung und eine dritte von einem langjährigen chronischen Erschöpfungssyndrom. Sie alle waren entzückt über diese angenehme Form der Bewegung, frei von Unsicherheiten und Hemmungen.

> Wichtig ist nur dieser eine Augenblick in Bewegung. Sorgen Sie dafür, dass er zählt, dass er lebendig und lebenswert ist. Lassen Sie ihn nicht unbemerkt und ungenutzt verstreichen.
> *Martha Graham (Choreografin)*

Achtsame Bewegungen im Liegen

Kopf und Hals stützen

Wenn Sie auf dem Rücken liegen, müssen Hals und Kopf gestützt und in einer neutralen Position gehalten werden. Legen Sie sich ein festes Kissen oder eine zusammengefaltete Decke unter. Experimentieren Sie so lange, bis Sie die richtige Höhe gefunden haben, die weder zu niedrig ist und die Vorderseite des Halses überstreckt (Abb. 6a), noch zu hoch ist und den Nacken überdehnt (Abb. 6b). Optimal (Abb. 6c) ist es, wenn die Stirn ein wenig höher liegt als das Kinn. Dies erhält die natürliche Wölbung des Halses und gibt ihm Bewegungsfreiheit.

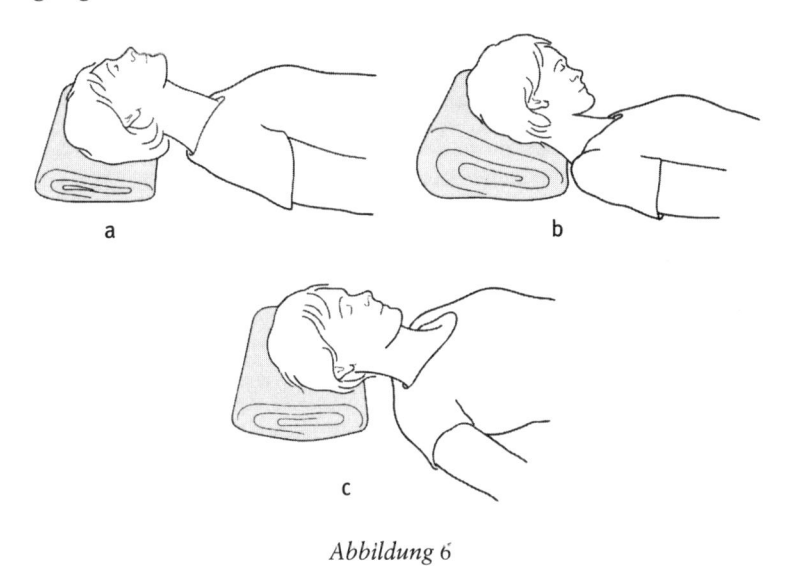

Abbildung 6

Diese Unterlage empfiehlt sich auch, wenn Sie die in Kapitel 7 beschriebene Atemübung 3 (S. 123) und den im fünften Teil vorgestellten Körper-Scan (S. 209) machen.

Anfang: Der atmende Körper
Legen Sie sich auf den Rücken, stützen Sie wie beschrieben den Kopf und achten Sie eine Weile auf die natürlichen Atembewegungen. Um die Wahrscheinlichkeit einer Überbeanspruchung des Rückens so gering wie möglich zu halten, winkeln Sie die Knie an und stellen Sie die Füße flach auf den Boden (Abb. 7a). Sie können auch ein Polster, eine zusammengerollte Decke oder ein paar Kissen unter Oberschenkel und Knie legen (Abb. 7b). Falls dies nicht nötig sein sollte, strecken Sie die Beine aus (Abb. 7c).

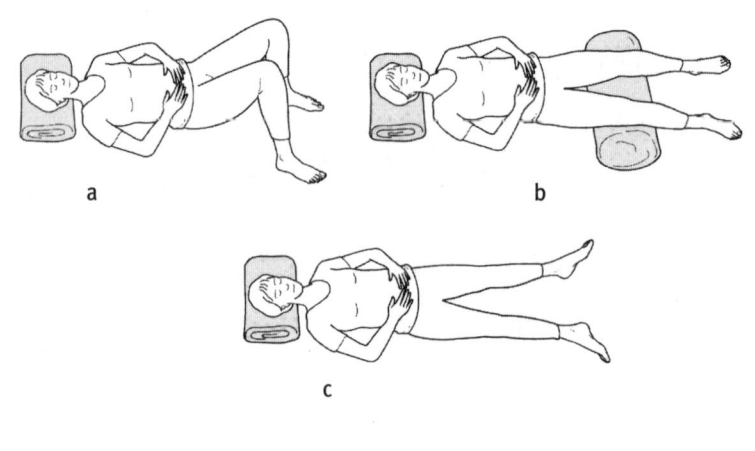

Abbildung 7

Legen Sie die Hände auf Ihren Körper und nehmen Sie seine Bewegungen beim Ein- und Ausatmen wahr. Registrieren Sie Beschaffenheit, Tiefe, Länge und Leichtigkeit der Atemzüge. Lösen Sie sich von allen Erwartungen, was geschehen *sollte*, und konzentrieren Sie sich auf die tatsächliche Atemerfahrung. Atmen Sie ein paarmal sanft durch den Mund aus. Sagen Sie dabei leise »ah«. Atmen Sie normal durch die Nase ein. Das fördert die körperliche Entspannung und vertieft die Atmung. Dehnen Sie Ihr Gewahrsein aus, bis es auch Ihre

Empfindungen, Gefühle und Gedanken umfasst, wie sie auftauchen und vergehen.

Bewegung mit dem Atem
Bei einigen der folgenden Bewegungen schlage ich eine bestimmte Art und Weise vor, mit dem Atem zu arbeiten. Bei den anderen können Sie selbst experimentieren, um herauszufinden, welche Atemphase die Bewegung am besten unterstützt.

Die Hände öffnen
Legen Sie eine Hand mit der Handfläche nach oben auf den Boden. Legen Sie die andere auf den Körper (Abb. 8a). Lassen Sie sich vom Atem leiten und öffnen und schließen Sie die ausgestreckte Hand, sodass die Bewegung dem Ausdehnen und Zurückfließen des Atems folgt (Abb. 8b). Können Sie die Handbewegungen an Ihren natürlichen Atemrhythmus angleichen? Wiederholen Sie die Übung mit der anderen Hand und machen Sie sie dann mit beiden Händen.

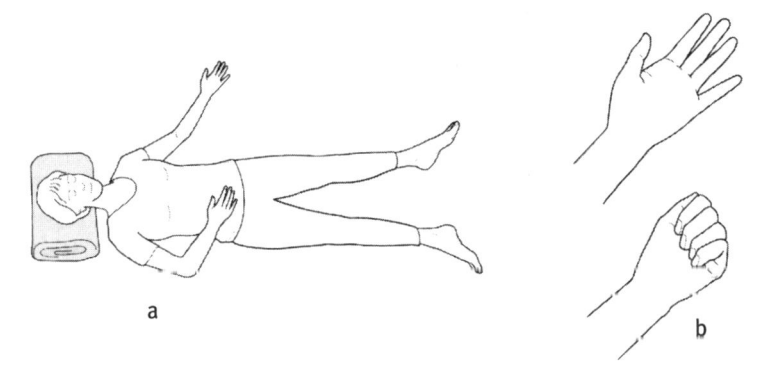

Abbildung 8

Ein stabiler Rumpf: Erhalten Sie die Stabilität Ihrer »Mitte« – des Bauches und des unteren Rückens

Versuchen Sie bei den folgenden Bewegungen stets, die stützende Rumpfmuskulatur anzuspannen, bevor Sie beginnen. Das gilt besonders für die Bein- und Bauchübungen. Auf diese Weise verhindern Sie eine Überlastung des unteren Rückens. Stellen Sie sich vor jeder Bewegung vor, wie sich das Rückgrat streckt und dehnt, sodass sich die Lendenwirbelsäule sanft auf den Boden senkt, die Wirbelsäule lang und das Becken stabil wird. Dabei wird auch der Bauch etwas eingezogen und die Bauchmuskulatur spannt sich an.

Beinwiege

Winkeln Sie in Rückenlage vorsichtig die Knie an, bis die Füße flach auf dem Boden stehen (Abb. 7a). Lassen Sie einen Fuß auf dem Boden und spannen Sie die stabilisierende Rumpfmuskulatur an, indem Sie die Muskeln entlang der Wirbelsäule dehnen. Ziehen Sie das andere Bein zur Brust. Halten Sie es an der Stelle, die Ihnen am angenehmsten ist, entweder am Oberschenkel oder im Bereich des oberen Schienbeins (Abb. 9a). Falls dies zu anstrengend ist, können Sie einen Gürtel oder Gurt zu Hilfe nehmen (Abb. 9b). Bewegen Sie das Bein vorsichtig vor und zurück. Lassen Sie es kreisen und bewegen Sie die Hüfte und den unteren Rücken. Das Becken sollte stabil bleiben. Denken Sie daran, die Bewegungen sollen dem natürlichen Atemrhythmus folgen, und experimentieren Sie im Rahmen Ihres Bewegungsumfangs. Versu-

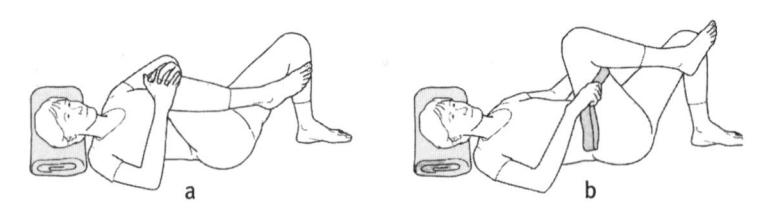

Abbildung 9

chen Sie, den Atem frei fließen zu lassen, statt sich zu verspannen und sich ihm zu verschließen.

Beinwiege mit beiden Beinen
Dehnen Sie die Wirbelsäule und spannen Sie auf diese Weise die stabilisierende Rumpfmuskulatur an. Ziehen Sie beide Beine – langsam und nacheinander – zur Brust. Halten Sie sie leicht an den Oberschenkeln (nehmen Sie gegebenenfalls einen Gurt zur Hilfe). Rollen Sie vorsichtig ein kleines Stück von einer Seite zur anderen. Das massiert den unteren Rücken (die Knie können geschlossen oder geöffnet sein, wie es Ihnen lieber ist).

Variante 1
Lassen Sie sich von der Einatmung leiten, strecken Sie die Arme ein wenig und spüren Sie, wie sich die Beine langsam von der Brust entfernen. Beugen Sie beim Ausatmen die Ellbogen und ziehen Sie auch die Beine wieder zur Brust. Stellen Sie die bewussten Bewegungen nach einer Weile ein und lauschen Sie ihrem Echo, während Ihr Körper im Takt des natürlichen Atems schwingt (Abb. 10).

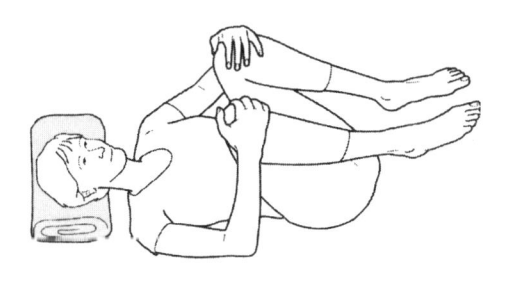

Abbildung 10

Variante 2: Schwimmen
Umfassen Sie die beiden Beine einzeln, wo es Ihnen am angenehmsten ist. Lassen Sie sie nun wie beim Brustschwimmen gegenläufig in den Hüften kreisen. Ändern Sie nach einer

Weile die Richtung (Abb. 11). Diese Übung bringt die Hüften in Schwung, sie lindert den Druck im unteren Rücken, löst Spannungen und hält ihn beweglich. Bei Schmerzen im Bereich der Lendenwirbelsäule sollten Sie darauf achten, dass sich die Spitzen Ihrer großen Zehen immer leicht berühren. Das erhöht die Stabilität des Beckens. Sie können diese Bewegung auch ohne Arme machen, wenn Ihnen dies leichter fällt.

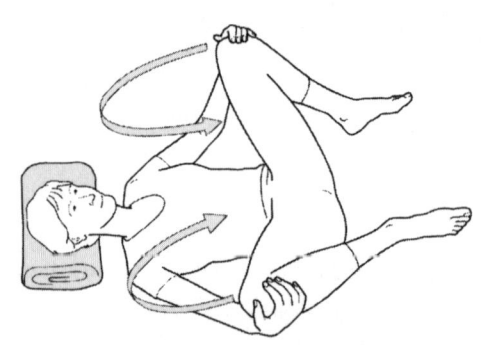

Abbildung 11

Stuhlsequenz, auf der Seite liegend
Die nächsten beiden Bewegungen bilden eine Übungsfolge, bei der Sie auf der Seite liegen. Legen Sie sich entweder auf die rechte oder auf die linke Seite. Ziehen Sie die Beine an, bis sich ein 90-Grad-Winkel zwischen Wirbelsäule und Oberschenkeln sowie zwischen Ober- und Unterschenkeln ergibt. Es sollte aussehen, als säßen Sie auf einem Stuhl. Ein Polster oder ein paar Kissen zwischen den Beinen können das Liegen angenehmer machen, denn dadurch werden das Becken und der untere Rücken stabilisiert. Legen Sie eine zusammengefaltete Decke unter den Kopf und achten Sie darauf, dass die Unterlage breit genug ist, um Ihren Kopf zu stützen, wenn Sie ein wenig zur Seite rollen. Vergewissern Sie sich, dass die Unterlage die richtige Höhe hat und der Hals gestützt und nicht belastet wird.

Die achtsame Bewegung 143

Variante 1: Schulterwiege
Nehmen Sie die beschriebene Seithaltung ein und strecken Sie beide Arme vor dem Körper aus. Die Handflächen liegen aufeinander. Schieben Sie den oberen Arm auf dem unteren vor und zurück, allerdings nicht mehr als eine Handlänge. Die Arme bleiben gestreckt. Achten Sie bei der Bewegung darauf, dass sie im Bereich des Schulterblattes des sich bewegenden Armes beginnt. Wiederholen Sie die Übung einige Male und lassen Sie sich dabei vom Atem leiten. Diese Bewegung massiert die Schulterblätter. Sie bewirkt eine leichte Drehung der Wirbelsäule und beseitigt Spannungen (Abb. 12a und 12b).

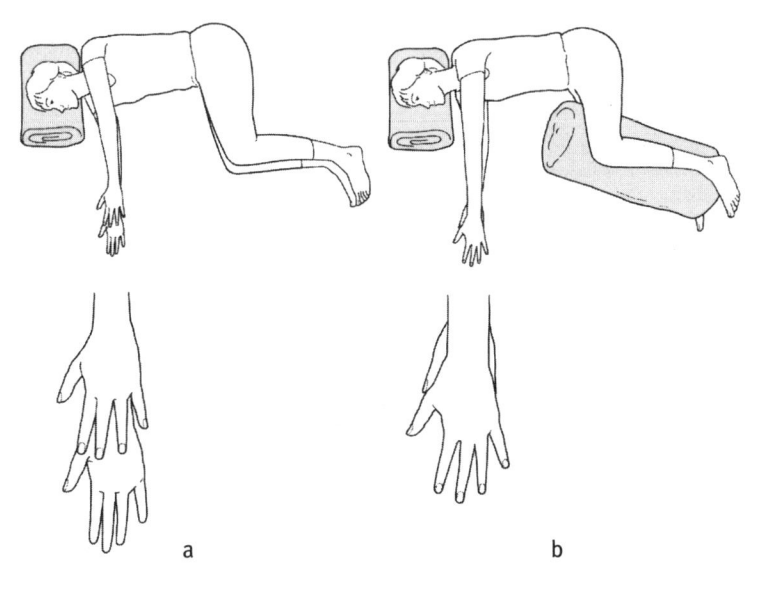

a b

Abbildung 12

Variante 2: Armkreisen
Nehmen Sie die beschriebene Seithaltung ein. Legen Sie die Hand des oberen Armes auf die Schulter und lassen Sie den ganzen Arm Richtung Kopf kreisen. Die Bewegung kommt aus der Schulter. Achten Sie auf die Signale Ihres Körpers, wie

weit Sie gehen können. Denken Sie daran, zwischen der weichen und der harten Grenze zu bleiben. Wenn Sie an Ihre harte Grenze stoßen, bringen Sie den Arm in die Ausgangsposition zurück. Manche Menschen schaffen ganze Kreise, anderen ist das zu viel. Finden Sie heraus, was für Sie am besten ist. Gestatten Sie Kopf und Rumpf, der Bewegung des Armes zu folgen. Lassen Sie sich beim Üben vom Rhythmus Ihres Atems leiten und drehen Sie vorsichtig die Wirbelsäule (Abb. 13). Viele Übende tun sich leichter, wenn Sie zulassen, dass sich das obere Bein beim Armkreisen hebt. Klemmen Sie ein Kissen zwischen die Beine, wenn Ihnen dies angenehmer ist. Bleiben Sie vor dem Seitenwechsel kurz auf dem Rücken liegen und spüren Sie, wie unterschiedlich sich die beiden Körperseiten anfühlen.

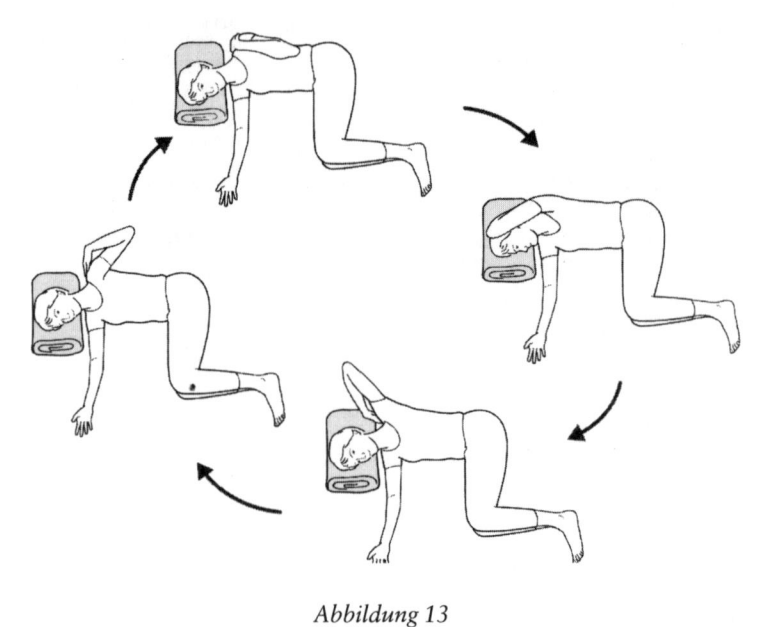

Abbildung 13

Diese Bewegung löst Spannungen, lockert die Schultern und macht sie beweglich. Darüber hinaus hilft die sanfte Drehung der Wirbelsäule, die Muskeln entlang des Rückgrates zu entspannen, und regt die Unterleibsorgane an.

Sanfte Wirbelsäulendrehung
Legen Sie sich auf den Rücken und stützen Sie den Kopf. Strecken Sie die Arme zur Seite, die Handflächen zeigen nach oben und bilden eine Linie mit den Schultern. Die Beine sind weit gespreizt (Abb. 14a). Folgen Sie mit den Bewegungen Ihrem Atem: Bewegen Sie sich nur beim Ausatmen und halten Sie beim Einatmen kurz inne. Denken Sie daran, bei jeder Übung die stabilisierende Rumpfmuskulatur anzuspannen, indem Sie den Bauch leicht einziehen und die Wirbelsäule dehnen. Dies stützt den unteren Rücken.

Atmen Sie aus und legen Sie beide Beine vorsichtig auf eine Seite. Halten Sie beim Luftholen kurz inne und bringen Sie die Beine beim Ausatmen wieder zur Mitte. Halten Sie erneut inne und atmen Sie ein. Drehen Sie die Beine beim Ausatmen zur anderen Seite. Halten Sie inne und atmen Sie ein, ehe Sie beim Ausatmen wieder zur Mitte zurückkehren. Setzen Sie die Bewegung fort und lassen Sie sich dabei vom Atem leiten. Falls die Dehnung zu stark ist, können Sie Kissen hinlegen, die Ihren Beinen bei der Seitdrehung als Unterlage dienen. Beziehen Sie nach einer Weile auch Kopf und Hals in die Drehung ein. Wenden Sie den Kopf in die entgegengesetzte Richtung, wenn Sie die Beine zur Seite drehen (Abb. 14b).

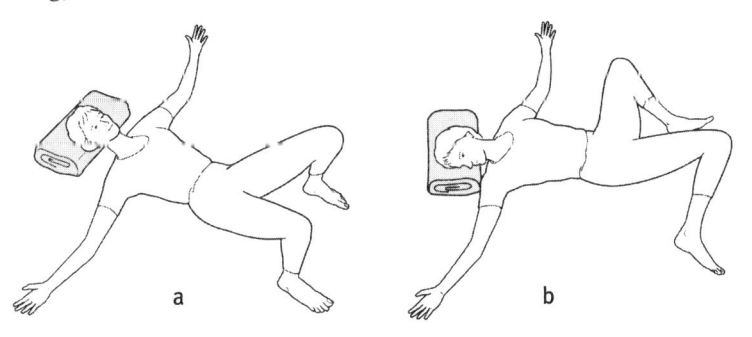

Abbildung 14

Bringen Sie Kopf und Beine nun wieder zur Mitte. Halten Sie die Dehnung später auf jeder Seite ein paar Atemzüge lang. Wenn Sie möchten, können Sie sie auch länger halten. Diese Bewegung lockert und entspannt den ganzen Körper.

Abschließende Entspannung
Ziehen Sie beide Beine zur Brust (Abb. 15a), strecken Sie sie anschließend wieder aus und *entspannen* Sie sich. Legen Sie ein Polster oder ein paar Kissen unter die Beine, wenn Ihnen dies angenehmer ist (Abb. 15b). Nehmen Sie die Empfindungen in Ihrem Körper wahr, achten Sie auf die Qualität und die Bewegungen Ihres Atems sowie den Fluss Ihrer Gedanken und Gefühle.

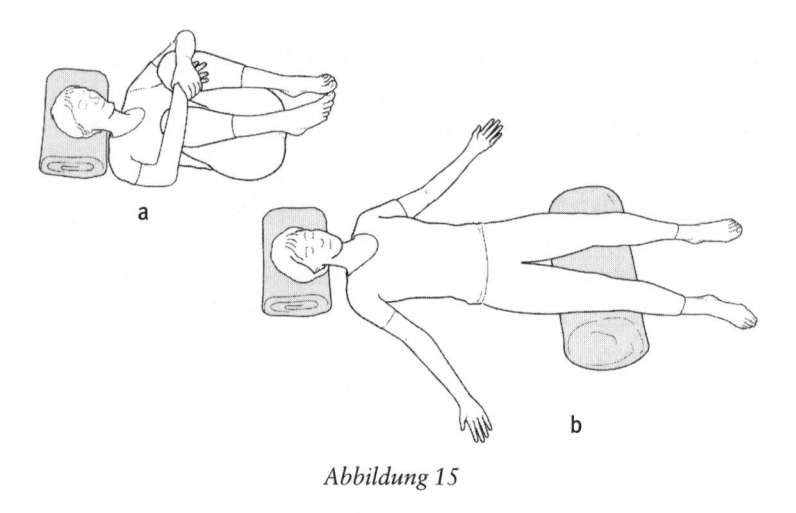

Abbildung 15

Achtsame Bewegungen im Sitzen

Die folgenden Bewegungen können im Sitzen gemacht werden. Sie brauchen dazu einen Stuhl mit hoher, gerader Lehne. Einige Übungen lassen sich auch im Stehen absolvieren. Dabei sollten die Füße hüftbreit voneinander entfernt, die Knie locker sein. Auch hier gilt das Prinzip der Bewegung mit dem Atem. Entspannen Sie sich, vertrauen Sie Ihren Körper der Schwerkraft an und lassen Sie sich von der Erde tragen. Falls Sie im Sitzen üben, schlagen Sie bitte in Kapitel 12 nach, wie man das Becken stabilisiert und die Wirbelsäule aufrichtet (siehe S. 199 ff.).

Bewegungsfolge 1 – Hände und Arme

Hände öffnen

Dies ist eine Version der Bewegung »Die Hände öffnen« (Abb. 8, S. 139), die im Sitzen gemacht werden kann. Sofern Sie im Sitzen üben, lassen Sie die Handrücken entspannt auf den Schenkeln ruhen (Abb. 16a). Falls Sie im Stehen üben, lassen Sie die Arme locker hängen. Lassen Sie sich vom Atem leiten. Öffnen und schließen Sie eine Hand, sodass die Bewegung dem Kommen und Gehen des Atems gleicht (Abb. 16b). Folgen Sie mit den Handbewegungen Ihrem natürlichen Atemrhythmus. Wiederholen Sie die Übung erst mit der anderen Hand, dann mit beiden Händen.

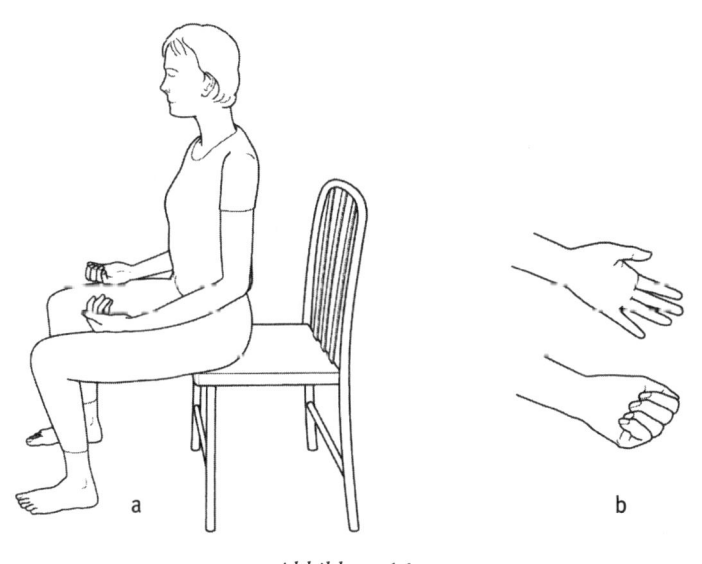

Abbildung 16

Gefaltete Hände

Führen Sie die Hände im Sitzen oder Stehen vor der Brust zusammen und drücken Sie Handflächen und Finger leicht aneinander (Abb. 17a). Kippen Sie die Hände erst nach rechts, dann nach links und spüren Sie die Bewegung in den Handgelenken (Abb. 17b). Heben Sie nach ein paar Wiederholungen auch den Ellbogen des oberen Armes mit an. Die Handwurzeln sollten immer Kontakt haben, die Schultern bleiben entspannt (Abb. 17c). Bewegen Sie die Hände beim Ausatmen zur Seite und kehren Sie beim Einatmen zur Mitte zurück.

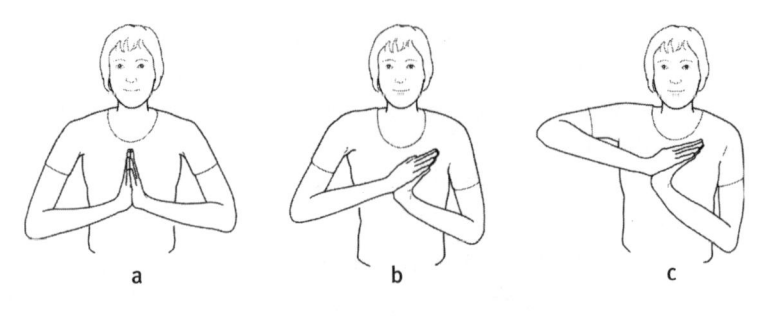

Abbildung 17

Lassen Sie beide Arme locker hängen. Achten Sie darauf, dass die Wirbelsäule gerade ist und sich das Becken in einer neutralen Position befindet. Schütteln Sie die Arme vorsichtig aus und entspannen Sie Finger, Hände, Handgelenke, Ellbogen und Schultern mit lockeren Bewegungen.

Bewegungsfolge 2 – Beine und Füße

Diese Bewegungen werden im Sitzen ausgeführt.

Gleitender Fuß 1

Stellen Sie die Füße flach auf den Boden und lassen Sie die Hände locker auf den Oberschenkeln ruhen. Schieben Sie einen Fuß langsam nach vorn. Ferse, Ballen und Zehen halten Bodenkontakt (Abb. 18). Sie spüren eine Dehnung im vorderen Teil des Fußgelenks. Ziehen Sie das Bein wieder zurück und schieben Sie nun das andere nach vorn. Wiederholen Sie die ganze Bewegungsfolge. Schieben Sie die Beine im Rhythmus des Atems abwechselnd nach vorn und achten Sie darauf, dass Sie entspannt weiteratmen. Vergewissern Sie sich, dass Ihr Becken nicht nach hinten kippt und dass Sie nicht in sich zusammensinken. Schieben Sie das ausgestreckte Bein nur so weit, wie Sie das Becken in einer neutralen Position halten können.

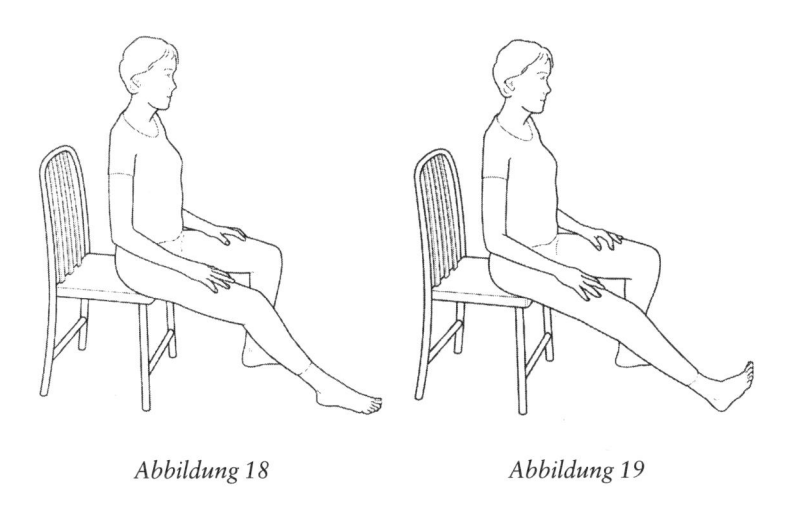

Abbildung 18   *Abbildung 19*

Gleitender Fuß 2
Diese Bewegung ähnelt der gerade beschriebenen Übung. Heben Sie nun den Ballen vom Boden, während Sie den Fuß nach vorn schieben, sodass das Gewicht auf der Ferse ruht. Ziehen Sie die Zehen vorsichtig zum Knie, um das Fußgelenk zu beugen (Abb. 19).

Fußwiege
Lassen Sie das Gewicht des ausgestreckten Beins auf der Ferse ruhen. Das Knie ist locker und leicht gebeugt. Drehen Sie die Fußspitze vorsichtig hin und her, und spüren Sie die Bewegung im Fußgelenk. Entspannen Sie das ganze Bein, von der Hüfte angefangen. Wiegen Sie es im Rhythmus Ihres Fußes. Vielleicht hilft es Ihnen, sich dabei seitlich am Stuhl festzuhalten (Abb. 20 a-c). Versuchen Sie, Bewegung und Atem aufeinander abzustimmen.

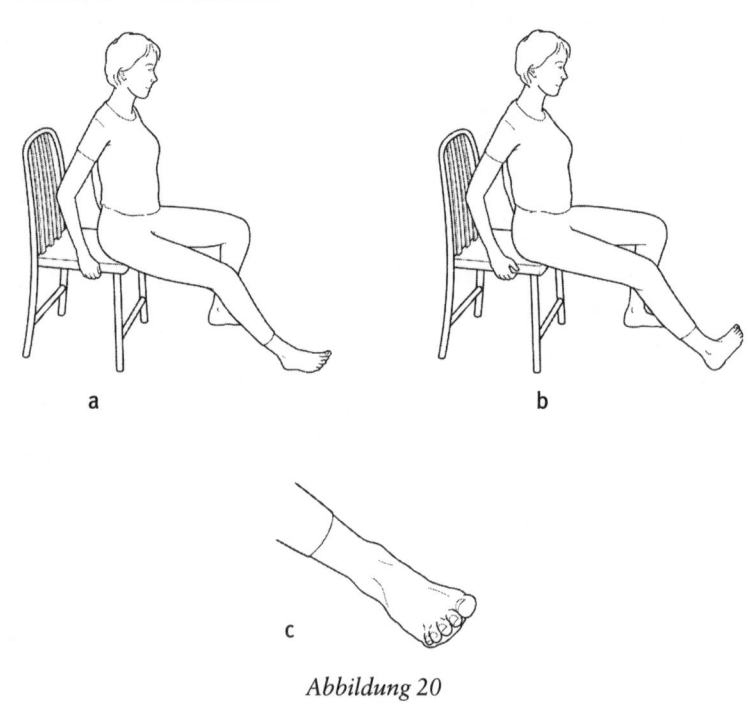

Abbildung 20

Bewegungsfolge 3 – Oberkörper und Schultern

Sanfte Drehung
Diese Bewegung wird im Sitzen ausgeführt. Setzen Sie sich auf die Stuhlkante, damit die Wirbelsäule gerade ist und sich natürlich wölbt. Um das Rückgrat aufzurichten, legen Sie die

Hände auf die Schenkel und drücken vorsichtig dagegen. Auf diese Weise heben Sie die Brust und dehnen die Körpervorderseite. Erzwingen Sie nichts, vermeiden Sie Überlastung und vergewissern Sie sich, dass Schultern und Arme locker sind.

Stellen Sie die Füße hüftbreit entfernt und parallel zueinander auf den Boden. Schauen Sie geradeaus, legen Sie die Hände übereinander in den Schoß. Die Finger bleiben entspannt (Abb. 21c und 21d). Lassen Sie die untere Hand in der Ausgangsposition und schieben Sie die obere nach außen, bis sich nur noch die Fingerspitzen berühren (Abb. 21e). Drehen Sie dabei den Oberkörper in dieselbe Richtung wie die Hand. Sie sollten ungefähr eine 45-Grad-Drehung machen und dürften dabei eine sanfte Dehnung in der Wirbelsäule spüren (Abb. 21f).

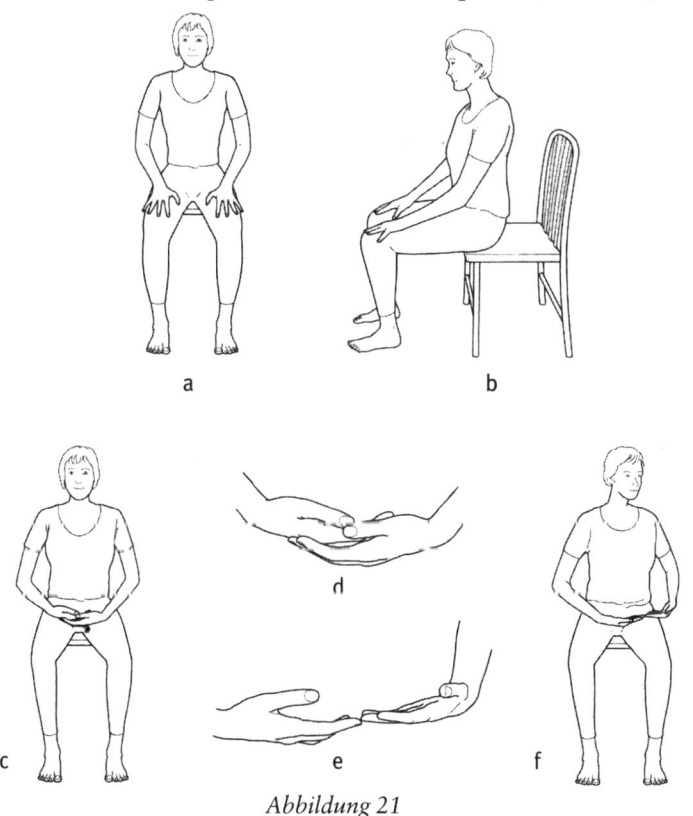

Abbildung 21

Bringen Sie die Hand wieder in die Ausgangsposition und machen Sie die Bewegung zur anderen Seite. Wiederholen Sie die Bewegungsfolge ein paarmal und lassen Sie sich dabei vom Rhythmus Ihres Atems leiten. Bei der Oberkörperdrehung sollten Nase, Kinn und Brustbein eine Linie bilden, damit Sie Hals und Wirbelsäule nicht überdrehen.

Schulterrollen
Falls Sie die Bewegung im Sitzen machen, legen Sie die Hände entspannt auf die Oberschenkel. Sollten Sie im Stehen üben, lassen Sie die Arme locker hängen. Ziehen Sie eine Schulter vorsichtig nach oben zum Ohr (Abb. 22a) und rollen Sie sie dann nach hinten unten, bis Sie wieder in der Ausgangsposition angelangt sind (Abb. 22b). Wiederholen Sie den Bewe-

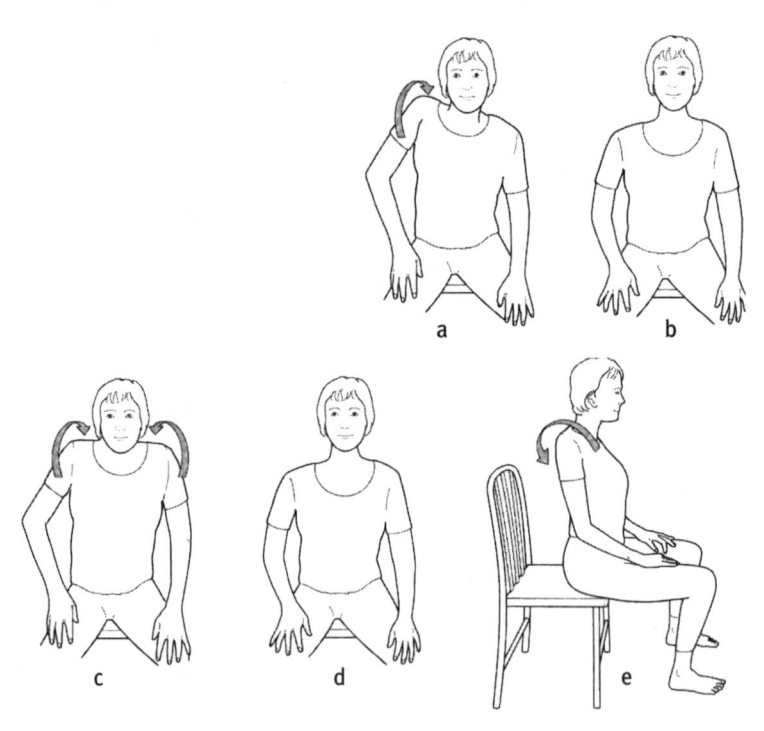

Abbildung 22

gungsablauf einige Male und wechseln Sie dann die Richtung. Überanstrengen Sie sich nicht. Sie können auch kleine, präzise Bewegungen machen. Wiederholen Sie die Übung erst mit der anderen, dann mit beiden Schultern (Abb. 22c-e). Achten Sie darauf, den Atem während des Übens weder anzuhalten noch anderweitig zu beeinflussen.

Versuchen Sie, sich *mit* dem Atem zu bewegen. Machen Sie eine kurze Pause und werden Sie sich der Wirkung der Bewegung bewusst.

Schulterkreisen
Dies ist eine Version des »Armkreisens« im Sitzen (Abb. 13). Legen Sie eine Hand auf die Schulter und heben Sie den Ellbogen nach vorn und nach oben. Setzen Sie die Bewegung nach hinten fort und beschreiben Sie mit dem Ellbogen einen vollständigen Kreis um die Schulter (Abb. 23a-d). Falls diese steif oder verletzt ist, belassen Sie es bei einem kleineren Halbkreis oder arbeiten Sie einfach innerhalb Ihres Bewegungsumfangs. Die Qualität Ihrer Achtsamkeit ist wichtiger als die Größe der Kreise. Wiederholen Sie die Übung einige Male und lassen Sie den Arm dann in die andere Richtung kreisen. Machen Sie die Bewegung zunächst mit jedem Arm einzeln, dann mit beiden Armen gleichzeitig.

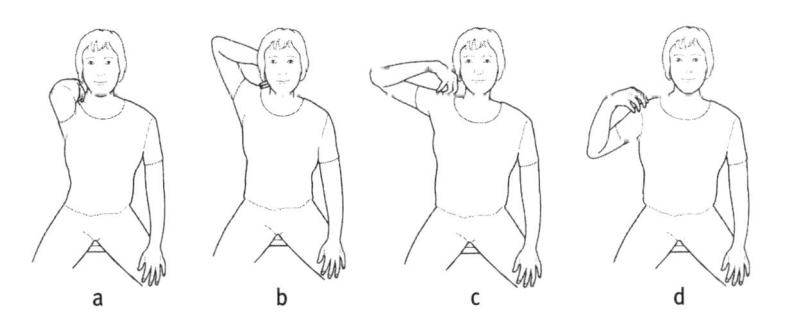

Abbildung 23

Sich umarmen

Atmen Sie ein und breiten Sie die Arme aus, bis sie eine Linie mit den Schultern bilden. Die Handflächen zeigen nach vorn, die Schultern bleiben entspannt (Abb. 24a). Atmen Sie ein, überkreuzen Sie die Arme vor der Brust und umarmen Sie sich selbst (Abb. 24b). Wiederholen Sie diese Bewegungsfolge ein paar Mal. Den Rhythmus bestimmt der Atem. Wechseln Sie ab, sodass mal der eine, mal der andere Arm oben ist.

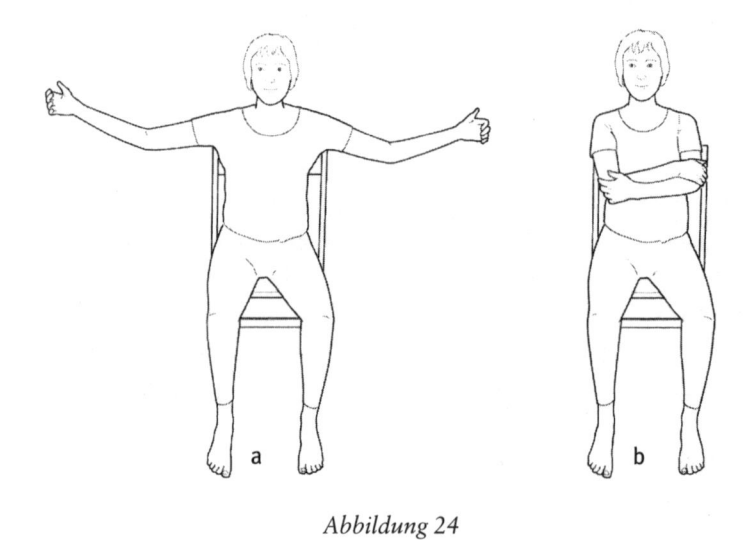

Abbildung 24

Spüren Sie, wie sich die Brust beim Ausbreiten der Arme öffnet, während sich die Schulterblätter aufeinander zubewegen. Nehmen Sie beim Überkreuzen der Arme wahr, wie sich der obere Rücken dehnt und öffnet. Spüren Sie, wie diese Bewegung sanft die Wirbelsäule massiert.

Pullover ausziehen

Lassen Sie die Arme zunächst locker hängen. Atmen Sie ein und breiten Sie die Arme aus, bis sie eine Linie mit den Schultern bilden. Die Handflächen zeigen nach unten (Abb. 25a), die Schultern sind entspannt. Atmen Sie aus und überkreuzen

Sie die Arme vor dem Körper (Abb. 25b). Stellen Sie sich beim nächsten Atemholen vor, Sie würden einen Pullover ausziehen, den Sie zunächst mit beiden Händen fassen. Heben Sie die überkreuzten Arme über den Kopf (Abb. 25c). Atmen sie aus und lassen Sie die Arme seitlich nach unten in die Ausgangsposition sinken. Die Handflächen zeigen nach unten. Wiederholen Sie diese Abfolge ein paarmal mit fließenden

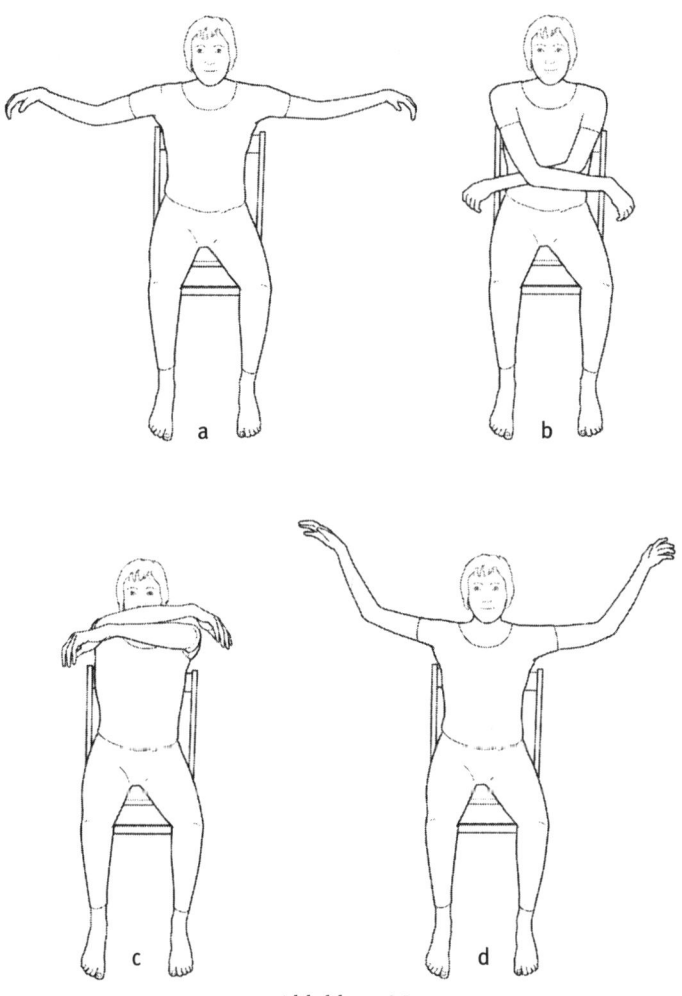

Abbildung 25

Bewegungen und orientieren Sie sich am Rhythmus Ihrer Atmung. Bleiben Sie nach der letzten Wiederholung ruhig sitzen und schütteln Sie Finger, Hände, Handgelenke, Ellbogen und Schultern aus.

Abschließende Entspannung
Entspannen Sie zum Abschluss Körper und Geist und kommen Sie wieder zur Ruhe. Bleiben Sie still sitzen, die Hände liegen entspannt auf den Schenkeln. Sie können sich auch im Stehen entspannen, dann sollten die Knie locker sein und die Füße fest auf dem Boden stehen. Vielleicht möchten Sie sich auch lieber auf den Boden oder das Bett legen. Spüren Sie die unterschiedlichen Empfindungen in Ihrem Körper und nehmen Sie Qualität und Bewegung des Atems wahr, der sanft Ihren Körper wiegt. Lassen Sie Gedanken und Gefühle kommen und gehen und sorgen Sie dafür, dass Sie nicht sofort zum nächsten Punkt Ihrer Tagesordnung übergehen.

Vierter Teil
Einführung in die Meditation

Ich möchte dich fragen: Was ist das
Unergründlichste, das Wunderbarste
auf der ganzen Welt?
Sitze aufrecht und meditiere bis zum Schluss.
Beim Meditieren wirst du einen Hinweis finden
und wie von selbst wird alles klar.
Wahre deine Konzentration,
nutze deine Chance.
Nach einer Weile wird dein Geist rein,
deine Weisheit recht,
und du musst dich nicht mehr zum Narren halten.
Zen-Meister Ryokan[1]

9 Was ist Meditation?

Wir haben in diesem Buch bereits die besonderen Eigenschaften der Achtsamkeit untersucht, und obwohl Sie ihren Wert vielleicht erkennen, kommt sie meist nicht von allein. Gewöhnlich ist unser Kopf voll mit dem Geplapper und den Geschichten über die Vergangenheit und die Zukunft. Unsere Aufmerksamkeit wandert von einer Erfahrung zur nächsten. Achtsamkeit muss man bewusst pflegen und man muss diszipliniert und entschlossen sein, um Schritt für Schritt ein neues Verhältnis zu seinen Gedanken und Gefühlen aufzubauen. Daher ist eine systematische, regelmäßige Meditationspraxis sinnvoll. Die Menschen meditieren seit vielen tausend Jahren und aus unzähligen Gründen. Die in diesem Buch vermittelte Meditation hat schlicht das Ziel, Achtsamkeit und Güte zu entwickeln. Die folgenden Kapitel werden Ihnen die für den Einstieg nötige Einführung geben:

- Kapitel 10: Tipps für eine meditationsfördernde Einstellung

- Kapitel 11: Besondere Hinweise für Menschen, die mit chronischen Schmerzen meditieren.

Der fünfte Teil des Buches erklärt, wie man meditiert, und stellt drei Methoden vor, die besonders gut für Menschen mit Schmerzen, Krankheit, Müdigkeit und Stress sind:

- Kapitel 12: Wie Sie – trotz Krankheit oder Behinderung – eine geeignete Meditationshaltung finden, den richtigen Übungszeitpunkt wählen, einen Übungsplan erstellen und eine förderliche Umgebung schaffen

❖ Kapitel 13: Körper-Scan

❖ Kapitel 14: Im Rhythmus des Atems

❖ Kapitel 15: Liebevolles Gewahrsein

❖ Kapitel 16: Vorschläge für den kreativen Umgang mit Gedanken und Gefühlen

Sich in der Meditation üben

Es gibt Hunderte von Meditationen. Darunter sind Methoden, mit denen man den Geist zur Ruhe bringen kann, indem man sich ganz auf ein Objekt konzentriert, zum Beispiel die natürliche Atmung. Einige Techniken verlangen die Kontemplation eines Gottes, des Göttlichen oder der Wirklichkeit, während man bei anderen symbolische Gestalten und Formen visualisiert oder sich in liebender Güte übt. Viele meinen, Meditation bedeute, »nicht zu denken«, aber manche Meditationstechniken nutzen gerade die direkte Kontemplation des Denkens. Demgegenüber macht man sich bei anderen das Kommen und Gehen der Gedanken bewusst, ohne sich übermäßig mit deren Inhalt zu identifizieren. Gemeinhin assoziiert man die Meditation mit den großen spirituellen Traditionen, vor allem dem Buddhismus. In jüngster Zeit wird sie im Westen aber auch auf weltliche Bereiche übertragen und kommt unter anderem im Gesundheitswesen zum Einsatz.

Die in diesem Buch vorgestellten Meditationsübungen sind einfach strukturiert. Jeder Mensch kann sie machen, unabhängig von seiner religiösen Überzeugung und seinem Gesundheitszustand. Man muss weder »den Geist kontrollieren« noch komplizierte Dinge visualisieren, sondern übt einfach, sich der gegenwärtigen Erfahrung stärker bewusst zu sein und eine liebevolle, warme und interessierte Haltung dazu einzunehmen. Das schenkt Ihnen Wahlfreiheit und befreit Sie davon, das Opfer Ihrer Impulse und Gewohnheiten zu sein.

Sie können im Sitzen oder im Liegen und beinahe überall üben – auch im Krankenhaus. Als ich mich vor einigen Jahren von einer Operation erholte, versorgte ich mich mit CDs und machte zu verschiedenen Zeiten die drei in diesem Buch vorgestellten Hauptmeditationen (siehe S. 164/165). Dies hatte erhebliche Auswirkungen auf meine geistige und emotionale Erfahrung, selbst als ich unter starken Schmerzen litt, teilweise gelähmt und ans Bett gefesselt war.

Das Üben verleiht eine emotionale Stabilität, die es Ihnen gestattet, starke Gefühle vollständig zu erleben und gleichzeitig die Perspektive zu wahren. Es schenkt Ganzheit und Integration. Natürlich fällt dies den meisten Menschen schwer, vor allem wenn sie starke Schmerzen haben oder an einer Krankheit leiden. Die regelmäßige Arbeit mit diesen Techniken kann sowohl in den Meditationssitzungen als auch in allen anderen Lebensbereichen große Zuversicht, Kraft und Mitgefühl schenken.

Die Meditation und das westliche Gesundheitswesen

Die Meditation gilt immer mehr als gute Medizin. Sie kommt vor allem in den Vereinigten Staaten in vielen renommierten Krankenhäusern und Kliniken zum Einsatz und umfangreiche Forschungen beweisen ihre Wirksamkeit. Studien mit Menschen, die unter chronischen Schmerzen leiden, zeigen, dass die Achtsamkeit das angegebene Schmerzniveau senkt und andere medizinische sowie psychologische Symptome lindert.[2] Unsere eigenen Forschungen bei breathworks offenbaren Verbesserungen in allen von uns untersuchten Bereichen: Schmerzerfahrung, Lebensqualität, Depression, Tendenzen zum Katastrophendenken, der Fähigkeit, die eigene Schmerzerfahrung zu kontrollieren und zu lindern, sowie dem Vertrauen auf ein aktives Leben trotz der Schmerzen. Das breathworks-Programm hilft vielen Menschen, den Schmerz besser zu akzeptieren. Es erhöht ihre Fähigkeit, die Perspektive zu wahren, und verbessert ihr Gewahrsein der Schönheit und Güte in sich und anderen. Darüber hinaus vermittelt es ein Gefühl größerer Wahlfreiheit, vor allem im Umgang mit unangenehmen Erfahrungen.[3]

Die Achtsamkeit hilft auch Menschen mit Krankheiten wie Krebs und Herzerkrankungen[4], Depressionen, Angst, Essstörungen mit Heißhungeranfällen[5] sowie Bluthochdruck[6]. Eine neue Studie hat das Gehirn mit bildgebenden Verfahren untersucht und ergeben, dass beim Meditieren vermehrt Antikörper gebildet werden. Dies lässt darauf schließen, dass die Meditation das Immunsystem stärkt.[7] Zudem steigert sie die Aktivität der linken Gehirnhälfte, was mit positiven Gemütszuständen in Verbindung gebracht wird.

Ein 1996 für die amerikanische Gesundheitsbehörde angefertigter Bericht wertete die Daten aus. Er kam zu dem Schluss: »Meditation und ähnliche Formen der Entspannung können Gesundheit und Lebensqualität steigern und die Kosten der Gesundheitspflege senken ... [indem sie zeigen,] wie man in einer immer komplexeren und stressbeladeneren Gesellschaft lebt und gleichzeitig zum Erhalt der Gesundheit beiträgt.«[8]

Meditation als Lebensschule

Meditation ist nicht Selbstzweck. Wir wollen nicht nur »gut meditieren«, sondern lernen, wache und liebevolle Menschen zu sein, um diese Eigenschaften auch auf den Alltag zu übertragen. Dies kann unser Verhalten sowie unsere Beziehungen zu anderen erheblich verbessern. Wir werden zu einem positiven Einfluss auf die Welt. Eine meiner Freundinnen sagte einmal über die Meditation, sie mache den Umgang mit ihr als Person ungefährlicher. Sie nimmt das, was sie auf der Welt bewirken will, und daher auch ihre Meditationspraxis sehr ernst. Ärzte schwören den Eid des Hippokrates, Verordnungen niemals »zum Schaden und in unrechter Weise« anzuwenden. Auch Sie können Verantwortung für die zerstörerischen Gefühle übernehmen, die in Ihnen aufsteigen, und versuchen, keinen Schaden anzurichten, indem Sie blind auf andere reagieren.

Die Meditation wird oft als »Übung« bezeichnet – so wie ein Musiker Tonleitern spielt oder eine Sportlerin ihren Körper trainiert. Das Üben hilft Ihnen nicht nur, gekonnt meditieren zu lernen. Es gestattet Ihnen auch, ein emotional positiver Mensch zu werden, in dessen Leben es Entscheidungsfreiheit, Unternehmungsgeist, Güte und Weisheit gibt. Wie effektiv Ihre Meditationspraxis ist, erkennen Sie am besten daran, wie Sie sich *außerhalb* der Meditation verhalten.

Ich bezeichne die Meditation oft als »Labor der Selbsterforschung«. Sie reservieren sich ein wenig ungestörte Zeit, suchen sich einen ruhigen, friedlichen Ort, nehmen eine entspannte und doch wache Körperhaltung ein und schließen die Augen. Auf diese Weise beruhigen Sie die nach außen gerichteten Sinne und wenden die Aufmerksamkeit neugierig und empfänglich nach innen. Dann können Sie direkt mit Herz und Kopf Kontakt aufnehmen und stellen fest, was tatsächlich vor sich geht – so wie ein Wissenschaftler durchs Mikroskop sieht oder sich ein Bildhauer mit seinem Material vertraut macht, damit er ihm eine schöne Form geben kann.

Der breathworks-Meditationsansatz

Die hier vorgestellten Meditationen wurden sorgfältig ausgewählt. Die Techniken sind Menschen mit Schmerzen, Krankheit und Stress leicht zugänglich und stellen eine ausgewogene Möglichkeit dar, Achtsamkeit und Güte zu entwickeln. Sie ergänzen einander und bauen schrittweise aufeinander auf. Die einzelnen Methoden werden später noch ausführlich beschrieben. Zunächst soll jedoch ein kurzer Überblick zeigen, wie sie ineinandergreifen.

1. Körper-Scan
Die erste Übung, die ich Ihnen empfehlen möchte, ist der Körper-Scan (siehe Kapitel 13, S. 214). Dabei handelt es sich um eine sanfte Methode, wie Sie lernen können, im eigenen Körper und im gegenwärtigen Augenblick zu Hause zu sein. Gewöhnlich übt man im Liegen und Sie können den Atem dazu verwenden, den Schmerz und die Verspanntheit in bestimmten Bereichen zu akzeptieren und den Widerstand aufzugeben. Beim Körper-Scan können Sie auch gut lernen, sich auf eine einzige Sache zu konzentrieren, während Sie Ihr Gewahrsein Schritt für Schritt tief in alle Körperteile versenken.

2. Im Rhythmus des Atems
Ich möchte Ihnen vorschlagen, sich anschließend Ihrer Atmung zu widmen (siehe Kapitel 14, S. 227), was schon auf einer etwas feinsinnigeren Ebene stattfindet. Diese Meditationstechnik ist weit verbreitet und seit Tausenden von Jahren beliebt. Vermutlich liegt dies daran, dass sie ziemlich einfach ist und einen hohen Nutzen hat. Wenn Sie auf den Atem achten, verankert das die Aufmerksamkeit im Körper, was es Ihnen wiederum ermöglicht, Ihre Erfahrung im Zusammenhang eines weiten Gewahrseins zu erleben und zuzusehen, wie Gedanken, Empfindungen und Gefühle kommen und gehen. Ein solches Gewahrsein will das augenblickliche Geschehen (zum Beispiel Schmerz, Krankheit, Erschöpfung oder Stress) nicht unterdrücken. Es identifiziert sich aber auch nicht allzu sehr damit.

3. Liebevolles Gewahrsein

In mancher Hinsicht ist das liebevolle Gewahrsein (siehe Kapitel 15, S. 238) das Herzstück des breathworks-Meditationsansatzes. Sie nutzt die im Rahmen der anderen Meditationen hergestellte Verbindung zu Körper und Atem und dehnt das Gewahrsein aus, bis ein Gefühl der mitfühlenden Verbundenheit mit anderen entsteht.

Die drei Pforten

Die drei Übungen sind drei geringfügig unterschiedliche Wege zum selben Ziel, nämlich Gewahrsein und Güte zu lernen. Denken Sie an ein großes, luftiges Haus. In seiner Mitte befindet sich ein wunderschöner Raum, der nach diesen herrlichen Eigenschaften duftet. Sie können ihn durch eine von drei Türen betreten, die von unterschiedlicher Form und Farbe sind. Die Tür des Körper-Scans ist urig und erdverbunden. Sie befindet sich ein Stück unter der Fußbodenebene und Sie müssen nach unten gehen, um sie zu passieren. Diese Tür verlangt, dass Sie sich ihr in einem gemächlichen, bedächtigen Tempo nähern, damit Sie spüren, wie sich Ihr Körper anfühlt. Die Tür der Atemmeditation ist himmelblau. Sie schwingt im Wind und reagiert auf die Atmosphäre innerhalb und außerhalb des Raumes. Die Tür des liebevollen Gewahrseins ist tiefrot und andere Menschen durchschreiten sie mit Ihnen. Man kann nicht hindurchgehen, ohne sich der zwischenmenschlichen Bande und der gegenseitigen Verbundenheit bewusst zu sein, aber es gibt kein Gefühl der Eile.

»Innehalten« und »Sehen«

Alle genannten Techniken beinhalten die Dimensionen des »Innehaltens« – bei dem man den Geist beruhigt oder zur Ruhe bringt – und des »Sehens«. So erlangen Sie Einsicht in das Wesen der Erfahrung und können das Leben aus einer fließenderen, weiteren und beständigeren Perspektive sehen.[9]

Innehalten oder zur Ruhe kommen
Aufmerksamkeit und Konzentration sind Grundlagen der Meditation. Der Prozess des Zur-Ruhe-Kommens wird manchmal auch als Innehalten bezeichnet, da man lernt, das unschöne Umherschweifen des Geistes zu unterbinden und ruhiger und wacher zu werden. Es ist nicht leicht, über die eigene Situation nachzudenken und neue Handlungsmöglichkeiten zu erlernen, wenn der Geist wie ein wildes Tier umherstreift. Deshalb besteht der erste Schritt darin, ihn mit einfachen Übungen zu bändigen, indem man sich immer nur auf eine Sache konzentriert: Beim Körper-Scan etwa nimmt man die einzelnen Teile des Körpers wahr. Bei der Atemmeditation zählt man die Atemzüge. Und bei der Übung des liebevollen Gewahrseins richtet man die Aufmerksamkeit auf seine angenehmen und unangenehmen Empfindungen. Wenn Sie Ihre geistigen und Ihre emotionalen Energien zu einem scharfen Strahl des Gewahrseins bündeln können, werden Sie von undeutlicher Zerstreutheit zu Helligkeit und Klarheit finden.

Sehen
Die zweite Fähigkeit schält mit Hilfe dieses konzentrierten Gewahrseins das wahre Wesen der Erfahrung heraus. Bisweilen wird dies als »sehen« oder »das Wesen der Dinge erkennen« bezeichnet. Man lernt, die Erfahrung im gegenwärtigen Augenblick als *Prozess* wahrzunehmen, statt sich in ihrem *Inhalt* zu verfangen. Wie bereits gesagt: Wenn Sie sich mit der Erfahrung beschäftigen, die Sie »Schmerz« nennen, werden Sie feststellen, dass sie weder fest noch hart, sondern ein Fluss aus sich ständig verändernden Empfindungen und Reaktionen ist. Wenn Sie den Schmerz auf diese Weise wahrnehmen, können Sie sich der Qualität der Empfindungen widmen,

statt sich weiterhin auf die Geschichten zu konzentrieren, die Sie sich dazu erzählen – und die oft von Angst, Furcht und Verzweiflung verzerrt sind.

Diese flexible, kreative Einstellung kann tiefgreifende Auswirkungen darauf haben, wie Sie sich, die anderen und die Welt sehen. Sie fühlen sich nicht mehr allein und isoliert, sondern als Teil des Lebensflusses. Sie identifizieren sich nicht mehr mit dem Wasser, das von vorüberziehenden Stürmen an der Meeresoberfläche aufgewühlt wird. Ihr Gewahrsein sinkt in die Tiefe und Sie betrachten die wogende See aus der ruhigen, sicheren Perspektive des Meeres selbst. Die Erfahrung bleibt dieselbe. Sie sehen sie nur anders.

Dies legt eine weitere wichtige Dimension des »Sehens« nahe. Sie betrachten Ihre Erfahrung in einem tieferen, weiteren Zusammenhang. Gleichzeitig fördert die Meditation Ihr Mitgefühl und Ihre Verbundenheit. Indem Sie sich mit den Nuancen Ihrer Erfahrung vertraut machen, erkunden Sie auch, was es heißt, Mensch zu sein. Ganz gleich, was Sie erleben: Sie können sicher sein, dass irgendjemand in diesem Augenblick etwas Ähnliches durchmacht. Die Umstände Ihrer Erfahrung sind einzigartig, aber die Grundbedingungen des menschlichen Lebens gelten für alle. Jeder will glücklich sein und Leiden vermeiden. Jeder will das Unangenehme umgehen und das Angenehme ausdehnen. Jeder kennt das Gefühl, dass etwas »richtig« ist – man spürt es, wenn man die Harmonie in dem erkennt, was ist, und sich entspannt.

Die buddhistische Lehrerin Pema Chödrön sagt: »Wenn du glücklich bist, denke an andere. Wenn du leidest, denke an andere.« Jede Erfahrung kann ein Augenblick der Verbundenheit und des Mitgefühls sein. Je mehr Sie sich in der Meditation der eigenen Erfahrung zuwenden und sich liebevoll und klar mit sich selbst vertraut machen, desto besser lernen Sie auch die Menschen kennen. Wenn Sie Ehrlichkeit und Mut im Gepäck haben, können Sie den Eindruck gewinnen, Sie würden die Umstände Ihrer persönlichen Erfahrung durchdringen und das Universelle berühren. Durch die Meditation verändern Sie nicht nur Ihre Beziehung zu Krankheit und Schmerz, Sie verwandeln sich zudem in eine rücksichtsvollere, wohlwollendere Kraft zum Wohle der Welt.

10 Die richtige Einstellung

Genug. Diese wenigen Worte sind genug.
Wenn nicht diese Worte, so dieser Atemzug.
Wenn nicht dieser Atemzug, so dieses Sitzen.

Diese Öffnung fürs Leben,
der wir uns immer wieder
verweigert haben
bis jetzt.

Bis jetzt.
David Whyte[1]

Die Meditation ist eine Chance, aber auch eine Herausforderung. Ich habe bereits beschrieben, auf welche Weise sie helfen kann. Gelegentlich fühlt sie sich aber auch wie ein Kampf an. Dann scheint es, als hätten Ihre Gedanken und Gefühle ein eigenes Leben. Möglicherweise bekommen Sie den Eindruck, beim Meditieren würden ständig zwanghafte Gedanken und belastende Gefühle die Macht an sich reißen. Wenn Sie mit Schmerz und Krankheit leben, glauben Sie vielleicht, Ihre Körpererfahrung stünde der Ruhe im Weg, nach der Sie sich sehnen. Ehe Sie sichs versehen, stürmen Zweifel und Verzweiflung auf Sie ein und Sie denken: »Ich kann nicht meditieren.« Dann kann es vorkommen, dass die Meditation zu einem weiteren Punkt wird, in dem Sie glauben, versagt zu haben – in einem bereits mit vielen Schwierigkeiten behafteten Leben.

In diesem Kapitel möchte ich Ihnen eine günstigere Einstellung zur Meditation ans Herz legen, die nichts mit Erfolg oder Misserfolg zu tun hat. Darüber hinaus gebe ich einfache Tipps zur Bewältigung häufig auftretender Schwierigkeiten.

Sein statt tun
Sheila beschreibt sehr schön, was ich meine:

> Im Laufe von zwei Jahren bekam ich einen Gehirntumor, einen Wirbelsäulentumor, Osteoporose und eine degenerative Lungenerkrankung. Ich verwandelte mich von einer Vollzeitbeschäftigten mit einem hektischen Job und vielen Hobbys in eine Frau, die das Haus kaum noch verlassen kann und hohe Dosen Morphium gegen den Schmerz nimmt. Am schlimmsten aber ist die von dem Gehirntumor verursachte unglaubliche Erschöpfung.
>
> Ich war schon immer ziemlich ehrgeizig, eilte von einer Aufgabe zur nächsten. Die Liste der Dinge, die ich mir jeden Tag vornehme, ist beängstigend lang. Allmählich wird mir klar, dass sie für einen kranken Menschen völlig unrealistisch ist. Ich quäle mich durch ein paar Punkte auf der Liste und werde immer frustrierter, weil so vieles unerledigt bleibt. Ich dachte, der breathworks-Kurs würde mir einfach nur die Schmerzkontrolle erleichtern, aber er verändert meine ganze Lebenseinstellung. Ich stelle fest, dass ich eine andere Art und Weise finden muss, mein Leben zu leben und die Dinge zu sehen, die es lebenswert machen – und dass ich es nicht an der Zahl der erledigten Aufgaben festmachen darf.
>
> Diese Woche bat mich meine Tutorin, meinen Aktivitäten mehr Raum zu geben. Ich lerne gerade, dass es möglich ist, mich als der Mensch geliebt und unterstützt zu fühlen, der ich *bin*. Nicht für das, was ich *tun* kann. Ich lerne zum ersten Mal im Leben, zu *sein* und nicht zu *tun*.

»Sein«, nicht »tun« – dies ist eine wundervolle Beschreibung der Weite, zu der man in der Meditation finden kann. Sheila hat ganz erhebliche körperliche Probleme, aber sie stellt sich ehrlich ihren Grenzen und Neigungen und lernt, anders zu leben.

Solange man fit und gesund ist, kommt man vielleicht ungeschoren davon, wenn man von einer Aufgabe zur nächsten hetzt. Doch bei einem kranken oder erschöpften Körper ist die Selbstzerstörung programmiert. Sogar wenn man anfängt zu meditieren, besteht eine Gefahr (die Sheila umgangen hat, der aber viele andere zum Opfer fallen) darin, dass man die Gewohnheit des »Tuns« auch darauf überträgt. Man möchte auch dabei alles richtig machen und Erfolg haben und denkt schnell, eine erfolgreiche Meditation sollte angenehm sein, ja gar zur Glückseligkeit verhelfen. Menschen mit chronischen Schmerzen sehen darin eventuell eine weitere Möglichkeit, ihren Umständen zu entfliehen. Beim Meditieren geht es nicht darum, das Leben zu manipulieren, damit es den eigenen Vorstellungen entspricht, oder schmerzhafte Erfahrungen abzustellen. Wie können wir diese tief verwurzelten Gewohnheiten und Einstellungen verändern, die uns oft so vertraut sind, dass wir sie gar nicht mehr bemerken?

Die Achtsamkeit hilft Ihnen, ungute Gewohnheiten abzulegen, da Sie sich dabei mit der Erfahrung des gegenwärtigen Augenblicks beschäftigen müssen – so wie sie ist. Dazu gehört auch Ihr »primäres« Leid, also der körperliche Schmerz, die Erschöpfung oder was Sie sonst noch belastet und ängstigt. Wenn Sie Ihrer Erfahrung mehr Verständnis entgegenbringen, kann dies die Situation deutlich verbessern. Manchmal lässt der Schmerz sogar nach. Gleichzeitig müssen Sie mit allen Restschmerzen und -schwierigkeiten Frieden schließen, indem Sie in der Erfahrung des Augenblicks ruhen, was er auch bringen mag. Die Meditation gibt Ihnen den Raum, dies zu lernen.

Falls Sie feststellen, dass Sie unangenehme Erfahrungen nicht reflexartig abwehren, versuchen Sie vielleicht, Ihre Schmerzen dadurch abzublocken, dass Sie zwanghaft nach Ablenkung suchen. Möglicherweise fühlen Sie sich auch überwältigt und glauben, in Ihren Problemen zu ertrinken. So oder so ist Ihr Leben am Ende reaktiv statt kreativ und die

Augenblicke, Tage, Monate und Jahre verlieren sich in einem Dickicht des Leidens.

Wenn Sie Ihrer ganzen Erfahrung beim Meditieren mutig und geduldig begegnen, lernen Sie, *mit* Ihren Gegebenheiten zu leben, statt dagegen anzukämpfen. Meditieren Sie mit dieser Einstellung und Sie werden Rastlosigkeit und Ablenkung nach und nach gegen Ehrlichkeit, Unternehmungsgeist und Wahlfreiheit eintauschen. Sie bekommen Zugang zu einem Gefühl der inneren Weite und der Stabilität, das tief in ihrem Körper verankert und durch nichts zu erschüttern ist. Eines der traditionellen Symbole für diese Art von Beständigkeit und Beweglichkeit ist der Bambus. Das Rohr biegt sich im Wind, aber es bricht nicht und bleibt stets in der Erde verwurzelt – stark, und trotzdem nachgiebig und biegsam.

Wenn Sie beim Meditieren lernen, Ihr Gewahrsein auch auf die schmerzhaften Empfindungen auszudehnen, werden Sie feststellen, dass sie nur ein einziger Aspekt des Lebensflusses sind. Sie durchschauen das Leben besser und erkennen die allgemeine menschliche Situation. Stellen Sie sich vor, Ihr Leben sei eine Flasche mit schmutzigem Wasser. Weil sie ständig geschüttelt wird, ist das Wasser immer trüb. Beim Meditieren geben Sie dem Wasser Gelegenheit, zur Ruhe zu kommen, und die Feststoffe sinken automatisch zu Boden. Das Wasser bleibt klar und ruhig zurück. Wie sich das Wasser von selbst beruhigt, wenn es nicht geschüttelt wird, merken Sie vielleicht, dass auch Ihr Geist und Ihr Herz zur Ruhe kommen wollen, wenn Sie ihnen die Gelegenheit dazu geben. Es kann eine überraschende Erleichterung sein, nicht mehr von einer Aufgabe zur nächsten zu hetzen und sich nicht mehr dagegen zu sträuben, im Leben gegenwärtig zu sein, sondern vielmehr ruhig im Augenblick zu ruhen. Dies verleiht Stabilität und Kraft – auch dann, wenn Schmerzen oder Probleme zu Ihrer Erfahrung gehören.

Die schönste Beschreibung des meditativen Zustands, die ich kenne, ist *Gleichmut*. Das ist der Kern der Achtsamkeitsmeditation. Man bemüht sich darum, mit Körper, Herz und Geist gütig, empfänglich und doch voll und ganz lebendig zu sein. Vermutlich wird sich der Geist sowohl in der Meditation als auch im Alltag in irgendwelche Gedanken versteigen. Das entspricht seiner Natur. Achtsamkeit heißt, sich dessen bewusst zu werden und immer wieder zu Gleichmut und Ruhe zurückzukehren.

> Denken Sie an einen ruhigen nächtlichen See, in dem sich der Vollmond spiegelt. Die Oberfläche ist spiegelblank, das Bild des Mondes makellos. In der Meditation ist ein klarer Geist wie das ruhige Wasser des Sees. Ein Geist wie ein Spiegel ist klug und tief. Er verzerrt weder Ereignisse noch Erfahrungen und spiegelt sie so zurück, wie sie sind, ohne sie zu entstellen oder zu verzerren.

Drei wichtige Faktoren: Absicht, Aufmerksamkeit und Interesse

1. Absicht

Vor ein paar Jahren besuchte ich ein Seminar von Jon Kabat-Zinn. Zu Beginn bat er die Teilnehmer, sich still hinzusetzen und sich zu fragen: »Warum bin ich hier?« Jeder von uns hatte die Gebühr bezahlt und einige waren um die halbe Welt gereist, um an dem Kurs teilzunehmen. Trotzdem half uns die Frage, uns unser Ziel deutlicher bewusst zu machen. Ohne sie hätten wir uns vielleicht nur durch die Veranstaltung treiben lassen.

Dies gilt für alle Meditationssitzungen. Sobald Sie die Meditationshaltung eingenommen haben und zur Ruhe gekommen sind, sollten Sie sich Ihre Absicht noch einmal vergegenwärtigen. Es erhöht die Konzentration, Sie können sich besser sammeln und schweifen beim Üben nicht so leicht ab. Fragen Sie sich: »Warum meditiere ich? Was möchte ich mit dieser

Sitzung erreichen? Warum will ich mein Gewahrsein verbessern?« Die Antworten dürften Sie zu Ihren wichtigsten Motiven und tiefsten Überzeugungen führen. Wenn Sie etwa mit Schmerzen leben, könnten Sie sich zum Beispiel vornehmen, nicht mehr vor ihnen davonzulaufen und ein breites, stabiles Gewahrsein zu pflegen. Dann haben Sie auch in den Situationen eine Wahl, in denen Sie normalerweise automatisch und wie gewohnt reagieren.

Sie können sich auch ohne Worte mit Ihrem Ziel verbinden. Beim Meditieren kommt meist ein Augenblick, in dem ich das Gefühl habe, »angekommen« zu sein. Mit einem Mal bin ich mit meiner Erfahrung verbunden und daran interessiert. Sobald ich eine Weile sitze, wird offenbar eine Art Körpererinnerung an die Meditation abgerufen und ich erhalte Zugang zu den tieferen Gründen und dem Nutzen, den ich aus meiner Praxis ziehe. Dies geschieht nur, wenn ich daran denke, liebevoll mit mir umzugehen. Dann steigt die Erinnerung automatisch in meine Erfahrung auf.

2. Aufmerksamkeit

Betrachtet man die Absicht als größeren Zusammenhang der Meditation, lautet die Aufgabenstellung für die einzelne Sitzung: Seien Sie sich des gegenwärtigen Geschehens deutlich gewahr. Verdrängen Sie die unangenehmen Aspekte der Erfahrung nicht, aber hängen Sie sich auch nicht an die angenehmen. Während Sie ein bestimmtes Ergebnis anstreben, müssen Sie also auch für die tatsächliche Erfahrung offen sein. Gelegentlich wird dies als »Paradox der Veränderung« bezeichnet.[2]

Das Paradox der Veränderung
Angenommen, Sie wollen dem Schmerz mit mehr Güte und Entscheidungsfreiheit begegnen, dann werden Sie dieses Ziel vermutlich nicht erreichen, indem Sie bei Ihrem Bemühen über Ihre tatsächlichen Befindlichkeiten hinweggehen. Sie werden eher dort ankommen, wenn Sie hier und jetzt die Ver-

antwortung für Ihren geistigen und Ihren emotionalen Zustand übernehmen. Dadurch, dass Sie die kreativen Möglichkeiten des gegenwärtigen Augenblicks erkennen, schaffen Sie positive Voraussetzungen für den nächsten. Wenn Sie immer wieder nach dieser Maxime handeln, stellt sich der Frieden von ganz allein ein. Mit anderen Worten, Sie werden Ihre künftigen Ziele nur erreichen, wenn Sie ganz und gar und kreativ im Hier und Jetzt leben. Man gelangt am besten von A nach B, indem man erst einmal wirklich an Punkt A ist.

Eine meiner eigenen Erfahrungen soll dies verdeutlichen. Eines Morgens setzte ich mich zum Meditieren hin, aber Rücken und Hals taten mir weh und mir war übel. Ich wollte mich nicht so recht auf die Meditation einlassen, wusste aber, dass es mir gut tun würde, in meine Erfahrung einzutauchen. Nachdem ich eine Weile so dagesessen hatte, wurde mir klar, dass ich mir von der Meditation eine Besserung meines Befindens erhoffte und die Anspannung in meinem Körper davon herrührte, dass ich dies mit meinem Willen erzwingen wollte. Ich begriff, dass ich nicht sanft in meiner Erfahrung gegenwärtig war. Ich ließ mein Gewahrsein in den Körper sinken und hatte das angenehme Gefühl, zur Ruhe zu kommen. Der Wunsch, meine Erfahrung möge anders sein, verschwand. Nach Abschluss der Meditation konnte ich ruhig zu meinen Aufgaben zurückkehren und den Tag Augenblick für Augenblick nehmen. Ich hatte meine Erwartungen beim Meditieren losgelassen. Liebevolles, achtsames Gewahrsein füllte meinen Tag und ich konnte ohne Angst meiner Beschäftigung nachgehen.

Sein, Tun und ausgeglichenes Bemühen
Ein ähnliches Paradox besteht bezüglich Bemühen und Nichtbemühen, oder »Sein« und »Tun«. Wie Sheila sagte, lernt man dank der Praxis der Meditation und der Achtsamkeit, »zu sein«, nicht »zu tun«. Aber sollte man sich nicht wenigstens ein klein wenig anstrengen? Nun, man kann sich nicht

einfach hinlegen, die Arbeit einstellen und schlicht »sein«. Ein Mensch, der in einem schmerzenden Körper lebt, würde vermutlich nie mehr aufstehen!

Wenn man sich vornimmt zu meditieren, sich hinsetzt und die Aufmerksamkeit auf das Meditationsobjekt richtet, zum Beispiel den Körper und den Atem, bedarf dies eines gewissen Aufwandes. Allerdings sorgt diese Anstrengung dafür, dass man in seiner Erfahrung gegenwärtig ist. Man könnte sagen, man »tut«, um zu »sein«. Beim Meditieren müssen wir unsere Kräfte feinfühlig und sensibel einsetzen. Der Aufwand ähnelt eher dem des Zuhörens als dem des Schreiens.

Ein *ausgeglichenes Bemühen* vermeidet sowohl energisches Streben als auch Passivität. Es gleicht der Kraft des Adlers, der vollkommen im Gleichgewicht und doch hellwach auf den Luftströmungen schwebt. Es gleicht der Kraft, die nötig ist, um mit einem scharfen Messer ein frisch gebackenes Brot zu schneiden: Macht man es zu fest, quetscht man den Laib und drückt ihn platt. Übt man nicht genügend Druck aus, kann man ihn nicht schneiden. Experimentieren Sie mit dem rechten Maß an Kraft, wenn Sie eine Tür öffnen oder Auto fahren. Wie viel Kraft ist nötig, damit Sie den Türgriff oder das Lenkrad nicht verkrampft umklammern, sondern die Tür mit müheloser Anmut öffnen oder das Lenkrad locker halten und dennoch sofort reagieren können? Beim Meditieren müssen Sie sich so weit anstrengen, dass Sie einerseits die Verbundenheit mit der Übung nicht verlieren, andererseits aber auch für Ihre Erfahrung empfänglich bleiben.

Das Paradox, dass man sich im Dienst der Mühelosigkeit plagt und im Dienst des »Seins« »tut«, offenbart den Zauber der Achtsamkeit. Oft müssen Sie eine Erfahrung nur ins Licht des Gewahrseins rücken, um eine Veränderung herbeizuführen. Wenn Sie sich über Ihre Absicht und über Ihre Werte im Klaren sind, werden diese Ihre emotionale und geistige Reaktion formen, sobald Sie erkennen, was im gegenwärtigen Augenblick vor sich geht.

Absicht und Aufmerksamkeit
Mit anderen Worten, wenn Sie sich über Ihre *Absicht* und Ihre Werte im Klaren sind und jeden Augenblick auf Ihre Erfahrung *achten*, regelt sich die Zukunft von allein. Angenommen, Sie werden von ängstlichen Gedanken geplagt, dann sollten Sie prüfen, was ihnen zu Grunde liegt und sie verursacht. Vielleicht fällt Ihnen auf, dass Sie verkrampft und passiv sind und das Gefühl haben, nicht weiterzukommen. Die Kunst der Achtsamkeit liegt darin, derartige Zustände wahrzunehmen, ohne automatisch darauf zu reagieren.

Ihre Erfahrung verliert automatisch an Härte, wenn Ihnen die Diskrepanz zwischen Ihrer Absicht, zum Beispiel ein aktives Leben voller Entscheidungsfreiheit zu führen, und Ihrer tatsächlichen Erfahrung bewusst wird, in der Sie sich passiv fühlen und glauben, nicht voranzukommen – vorausgesetzt, Sie verurteilen sich nicht. Sobald Sie Ihre Erfahrung ins Licht des Gewahrseins rücken, können Sie im gegenwärtigen Augenblick ruhen. Sie finden erneut Zugang zu der umfassenderen Perspektive Ihrer *Absicht*, Freiheit zu finden.

3. Interesse
Aufmerksamkeit und Absicht sind von einem dritten Faktor abhängig: dem Interesse. Sie werden feststellen, dass Sie sich nicht konzentrieren können, wenn Sie sich mehr für Tagträume und Ablenkungen interessieren als für den Gegenstand der Meditation. So können viele Meditationsstunden vergehen, in denen der Geist ziellos von einem Gedanken zum nächsten schweift.

Interesse am Gegenstand der Meditation
Wir verbringen eine Menge Zeit damit, uns von äußeren Dingen wie Fernsehen, Büchern, Internet, Gesprächen, Kino, Einkaufen und so weiter anregen zu lassen. Da überrascht es nicht, dass es vielen Menschen schwerfällt, das Interesse an so subtilen Dingen wie dem Atem oder den körperlichen

Empfindungen zu wahren. Die genannten Beschäftigungen sind nicht grundsätzlich falsch. Doch wenn wir ständig mit Informationen bombardiert werden, kommen wir unter Umständen nur schwer so weit zur Ruhe, dass wir für die innere Erfahrung empfänglich werden. Wenn Sie das Meditieren erlernen, lautet somit eine wichtige Frage: »Wie kann ich Interesse am Gegenstand der Meditation entwickeln?«

Beim Meditieren haben Sie vielleicht manchmal den Eindruck, Sie kämen nie richtig zur Ruhe. Dem wollen Sie möglicherweise mit zu viel Anstrengung und Konzentration entgegenwirken, so als wollten Sie den Gegenstand der Meditation mit Ihrem Geist erdrücken. Machen Sie sich in einem solchen Fall keine Sorgen. Es spielt keine Rolle, wie viel Ihr Geist wandert. Sie können stets Momente finden, in denen Sie *merken*, wie sich Ihr Interesse verlagert. Wenn Sie sich dann daran erinnern, zum Atem, zum Körper oder dem betreffenden Abschnitt der Übung des liebevollen Gewahrseins zurückzukehren, finden Sie auch zu Interesse und Aufmerksamkeit zurück – und sei es nur für einen kurzen Augenblick. Bei den meisten Menschen sieht die Meditation gewöhnlich so aus, dass sie ihren Geist ständig dabei ertappen, wie er abschweift, und ihn wieder zurückholen.

Abbildung 26 stellt diesen Vorgang auf der Zeitlinie einer Meditationssitzung dar.[3]

Manchmal meinen Sie vielleicht, nicht beim Meditationsobjekt bleiben zu können. Vielleicht werden Sie von der geistigen, emotionalen oder körperlichen Erfahrung überwältigt. In einem solchen Augenblick gerät man leicht in einen kräftezehrenden Kampf mit sich selbst. Statt den Geist sanft zurückzurufen, sobald Sie sich einer Ablenkung bewusst werden, zerren Sie ihn zum Gegenstand der Meditation zurück, von dem er umgehend abprallt, um sich auf die nächste Ablenkung zu stürzen. Eine solche Meditationsweise ist natürlich wenig sinnvoll. Manchmal ist es besser, *mit* der Kraft des Geistes zu arbeiten, statt dagegen anzukämpfen.

Die richtige Einstellung 179

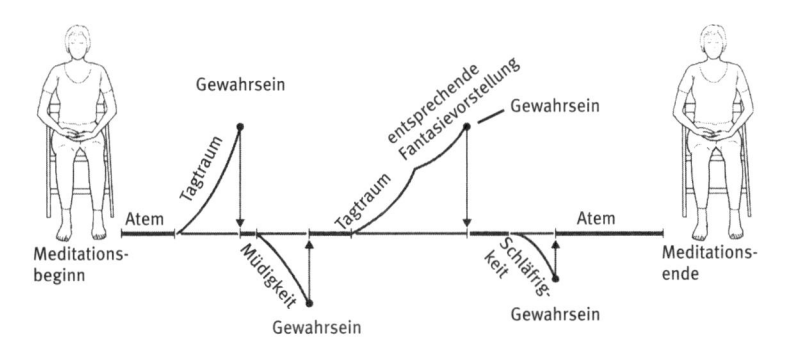

Typische Erfahrung während einer Meditationssitzung. Die waagerechte Linie symbolisiert den Gegenstand des Gewahrseins, zum Beispiel den Atem. Die fett gezeichneten Abschnitte stellen die Phasen des Atemgewahrseins dar, in denen man den abschweifenden Geist zurückholt.

Abbildung 26

Mit Geduld zähmt man das wilde Pferd

Die üblichen Bemühungen, den Geist zum Gegenstand der Meditation zurückzuzerren, ähneln den Methoden eines Pferdetrainers, der beim Zureiten eines Wildpferdes unwirsch am Zaumzeug reißt, bis das Tier eingeschüchtert aufgibt. Dies funktioniert, aber das gezähmte Pferd ist anschließend mürrisch und misstrauisch. Wenn Sie in der Meditation mit ähnlichen Methoden arbeiten, stehen Sie am Ende vielleicht nicht mit einem entspannten, zuversichtlichen, sondern mit einem mürrischen, misstrauischen Geist da, der übellaunig auf den Atem lauert, statt die Erfahrung des Atmens zu genießen.

Monty Roberts ist ein »Pferdeflüsterer« – ein Mensch, der Wildpferde trainiert, indem er ihre Sprache spricht. Einst zähmte er in der Weite des amerikanischen Mittelwestens ein wildes Mustangfohlen und mit seiner Schilderung der Geschichte führt er uns ganz wunderbar einen sanfteren Ansatz vor Augen.[4] Der Mustang war stark und hätte Roberts

Gewalt angewandt, wäre ein unglaublicher Kampf entbrannt. Der Pferdetrainer aber ließ ihn laufen und folgte ihm auf dem eigenen Pferd. Er folgte ihm überallhin. Es war ein wilder Ritt, der sich über einen Tag lang hinzog. Schließlich wurde der Mustang langsamer und nahm Roberts Anwesenheit zur Kenntnis. An diesem Punkt stellte dieser die Verfolgung ein und ritt in die entgegengesetzte Richtung. Der Mustang folgte ihm neugierig und ganz ohne Zwang. Innerhalb von 36 Stunden hatte Roberts das Vertrauen des Pferdes gewonnen. Stunden später saß ein Reiter auf dem Rücken des jungen Mustangs.

Diese Geschichte ist eine herrliche Analogie für die Arbeit mit dem Geist, wenn er sich wie ein wilder Mustang gebärdet. Sobald Sie ihn bremsen wollen, buckelt er und schlägt aus, und dieser Kampf kostet Sie viel Kraft. Lassen Sie ihn dagegen ziehen, beruhigt er sich von selbst. Er wehrt sich nur, weil Sie ihn bekämpfen. Wenn Sie geduldig sind, wird er schon irgendwann neugierig auf den Gegenstand der Meditation, so wie auch der Mustang kehrtmachte und dem Reiter folgte.

Mein Kollege Sona Fricker erzählte, wie er sich dieser Methode einst in der Praxis des liebevollen Gewahrseins bediente. Er spürte keine Verbundenheit mit den Menschen, an die er während der Meditation dachte. Er war schlicht und einfach gereizt. Allerdings versuchte er nicht, die Gereiztheit abzustellen und zu dem zurückzukehren, was er glaubte tun zu müssen, sondern ließ zu, dass sie Teil seiner Erfahrung war, während er ein- und ausatmete. Er saß einfach da: Er atmete irritiert ein und atmete irritiert aus, ohne sich vorzuwerfen, er würde nicht richtig meditieren. Schnell legte sich seine Verärgerung und er empfand eine aufrichtigere Verbundenheit mit den anderen. Anfangs hatte sein Interesse mehr seiner Irritation als dem liebevollen Gewahrsein gegolten. Als er dies akzeptierte, löste sich die dadurch verursachte Anspannung langsam auf und seine zu Grunde liegende Absicht, sich in Güte zu üben, kam zum Vorschein.

Ein anderes Mal wollte Sona die Atemmeditation »Im Rhythmus des Atems« machen. Stattdessen träumte er vom Segeln in Schweden, wo er früher gelebt hatte. Als ihm klar wurde, dass er sich mehr für seinen Traum als für seinen Atem interessierte, verband er die Meditation bewusst mit seiner Segelfantasie. Er stellte sich vor, ein- und auszuatmen, während er dahinsegelte. Bald verlor er das Interesse an seiner Vorstellung und konnte es sanft wieder auf seinen Atem und seinen Körper richten.

Interesse lässt sich nicht erzwingen. Man muss den Geist ermuntern und verlocken, sich mit dem Gegenstand der Konzentration zu beschäftigen. Unter Umständen muss man herausfinden, worauf sich das Interesse gerade richtet, und eine Brücke zur Meditation schlagen. Während man lernt, wie der eigene Geist funktioniert, was ihn interessiert und wie er sich zum Frieden führen lässt, braucht man die Feinfühligkeit eines Pferdeflüsterers. Man könnte auch sagen, man muss eine »kluge Beharrlichkeit« entwickeln, wenn es darum geht, sich ans Gewahrsein zu erinnern.[5]

Allgemeine Meditationshinweise

1. Samen säen

Es passiert schnell, dass man unbedingt und sofort Ergebnisse sehen möchte und aufgibt, wenn sie ausbleiben. Deshalb ist es hilfreich, die Meditationspraxis langfristig zu betrachten. Unser Leben wird von vielen Dingen beeinflusst, die wir kaum kontrollieren können. Ein Verwandter stirbt und man versinkt in tiefer Trauer, ein beruflicher Abgabetermin verursacht Stress und man kommt beim Meditieren nicht zur Ruhe. Vielleicht bekommt man eine Grippe, kann ein paar Tage nicht meditieren, und wenn man wieder anfängt, fehlt der Schwung. Diese Dinge gehören zu einem normalen Leben und man muss die Höhen und Tiefen irgendwie bewältigen.

Jede Meditation ist wie eine Aussaat. Wenn ein Bauer sät, vertraut er darauf, dass die Samen keimen und wachsen werden. Haben Sie Vertrauen, dass die Meditation Ihnen mit der Zeit ein größeres Gewahrsein und mehr Tatkraft schenken wird. Jon Kabat-Zinn sagt über die Übung der Achtsamkeit: »Sie müssen es nicht mögen. Sie müssen es nur tun.« Das ist ein guter Rat. Wenn Sie ständig beurteilen, ob eine Sitzung »gut« oder »schlecht« war, verlieren Sie möglicherweise das Gesamtbild aus den Augen. Sie müssen täglich üben, unabhängig von Ihrem Befinden, und Samen der Achtsamkeit säen. Wenn ich wissen will, was meine Meditationspraxis bewirkt, hilft es mir, einen Zeitraum von sechs Monaten oder länger zu betrachten. Aus dieser Perspektive kann ich erkennen, ob ich glücklicher bin und mein Gewahrsein gewachsen ist, obwohl der Weg dorthin Höhen und Tiefen hatte.

2. Ein zuträgliches Umfeld schaffen
Sona sagt oft, wenn einem das Meditieren schwerfällt und man stark abgelenkt ist, soll man das ganze Leben und nicht nur die Meditation unter die Lupe nehmen. Das, womit Sie sich den ganzen Tag über beschäftigen, beeinflusst auch die Qualität Ihrer Meditation. Wenn Sie den lieben langen Tag hektisch hin und her eilen, dürften Sie sich abends nur schwer in die Meditation einfinden. Wenn Sie morgens aus dem Bett rollen und sofort meditieren wollen, ohne richtig wach zu sein, geht es mit der Meditation vielleicht schleppend voran und Sie fühlen sich schläfrig. Wenn Sie tagsüber hart und grausam zu sich und anderen sind, halten Sie es unter Umständen für unmöglich, sich in liebevollem Gewahrsein zu üben. Wenn Sie morgens auf nüchternen Magen Medikamente nehmen, ist Ihnen womöglich übel und Ihr Kopf fühlt sich an wie benebelt.

Wenn man diese Dinge liest, findet man sie vielleicht selbstverständlich, aber selbst Menschen mit viel Meditationserfahrung achten erstaunlich wenig darauf, Bedingungen zu schaffen, die der Achtsamkeit zuträglich sind. Wenn Sie Ihre Aufgaben gleichmäßig über den Tag verteilen, so fit und beweglich sind und so gut essen und schlafen wie möglich, wird Ihnen das Meditieren leichter fallen (siehe auch Kapitel 17, S. 267).

3. Anfängergeist

Einer der großen Fallstricke beim Meditieren sind Erwartungen auf Grund früherer Erfahrungen. Angenommen, es hat Ihnen gestern auf der vierten Stufe der Atemmeditation geholfen, das Gewahrsein auf die Empfindungen im Bauch zu richten. Ohne nachzudenken, tun Sie es heute wieder, aber nun fühlt es sich hölzern und dumpf an. Unter Umständen wäre es besser gewesen, zunächst zu prüfen, wie Sie sich fühlen, dann hätten Sie das Gewahrsein vielleicht auf eine Stelle etwas weiter oben im Körper gerichtet.

Wenn Sie sich in jeder Sitzung die Frische und das Staunen des Anfängers bewahren, selbst wenn Sie schon seit Jahrzehnten meditieren, bleibt die Praxis kreativ und interessant. In der Tradition des Zen-Buddhismus gibt es eine herrliche Bezeichnung für dieses frische, unschuldige Gewahrsein: *Anfängergeist*. Eine solche Einstellung sorgt auch dafür, dass man demütig und lernwillig bleibt. Der Zen-Lehrer Shunryu Suzuki sagte einst: »Des Anfängers Geist hat viele Möglichkeiten, der des Experten hat nur wenige.«[6]

4. Eine spielerische Haltung

Mit dem Anfängergeist ist auch die Einstellung verwandt, nach der man spielerisch meditiert und die Meditation als Abenteuer betrachtet. Die in diesem Buch vorgestellten Übungen haben eine klare Struktur. Trotzdem können Sie kreativ an sie herangehen und feinfühlig auf Ihre Erfahrung eingehen. Wenn Sie eine gewisse Enge spüren, können Sie Ihren Fokus auf leichtere, flüchtigere Erfahrungen ausdehnen und sich dafür öffnen. Falls Ihre Gedanken abschweifen, müssen Sie Ihr Gewahrsein gegebenenfalls verankern, indem Sie es auf eine Stelle weit unten im Körper richten. Sehen Sie derartige Korrekturen locker und spielerisch, statt zu beurteilen, ob Sie es »richtig machen«. Niemand meditiert immer »richtig«, aber diejenigen, die mit der Meditationspraxis gut zurechtkommen, betrachten sie als Abenteuer, bei dem sie etwas Neues über Geist, Herz, Körper und die Welt erfahren.

Unter Umständen ist es sinnvoll, auf jede Struktur zu verzichten und abzuwarten, was geschieht. Manchmal nehme ich mir am Ende der Meditation ein paar Minuten Zeit und sehe, wohin mein Herz und mein Geist mich führen. Ich lasse sie einfach ziehen. Man sollte sie aber nicht die ganze Sitzung über schweifen lassen. Experimentieren Sie deshalb immer nur für kurze Zeit mit diesem Ansatz und tun Sie es mit einem Gefühl der Abenteuerlust und der Neugier.

11 Mit Schmerzen meditieren

Ich fragte, was tue ich mit meinen Augen?
»Sieh auf den Weg.«
Ich fragte, was tue ich mit meiner Leidenschaft?
»Halte sie am Brennen.«
Ich fragte, was tue ich mit meinem Herzen?
»Sag mir, was darin ist.«
Ich sagte, Schmerz und Kummer.
Er erwiderte:
»Bleib dabei.«

Rumi[1]

Mit starken körperlichen Schmerzen oder Unbehagen arbeiten

Für viele Leser dieses Buches dürften die körperlichen Schmerzen die größte Herausforderung beim Meditieren sein. Die chronischen Schmerzen werden vermutlich bleiben, ganz gleich, wie effektiv Sie mit Ihren Gedanken und Gefühlen arbeiten. Die Frage ist dann, wie man dieses Unwohlsein hinnehmen kann, ohne darauf zu reagieren.

Falls Ihnen diese Aussicht missfällt, sind Sie damit nicht allein! Es ist sehr mutig, sich in der Meditation dem Schmerz zu stellen, statt immer wieder den Kreislauf aus Vermeidung, mangelndem Gewahrsein und dem Gefühl zu durchlaufen, man würde überwältigt. In jedem Augenblick des Gewahrseins bleiben Sie Ihrer Erfahrung treu und machen einen weiteren Schritt auf ein erfüllendes, kreatives Leben zu.

Achtsamkeit heißt nicht Durchhalten
Wenn man mit Schmerzen meditiert, heißt *achtsam sein* nicht *durchhalten*. So mancher glaubt, »mit dem Schmerz zu sitzen« bedeute, stoisch die Zähne zusammenzubeißen. Wer mit sturer Willenskraft an die Meditation herangeht, erzeugt zwangsläufig Spannungen, Widerstand und Stress, was auf lange Sicht nicht zuträglich ist. Die Meditationserfahrung lässt sich mit einfachen Mitteln so angenehm wie möglich gestalten.

Lassen Sie sich mit der Körperhaltung Zeit
Ich ermutige die Leute stets dazu, so viel Zeit wie nötig auf die Körperhaltung zu verwenden. Nur Sie können wissen, was Ihnen am angenehmsten ist. Sie müssen es einfach ausprobieren und natürlich können sich Ihre Vorlieben im Laufe der Zeit auch ändern. In Kapitel 12 finden Sie nützliche Richtlinien, an denen Sie sich orientieren können (siehe S. 197 ff.).

Als ich anfing zu meditieren, versuchte ich es im Schneidersitz auf dem Boden. Törichterweise wollte ich »gut« meditieren. Das verursachte viele zusätzliche Schmerzen, aber ich hielt durch und hielt mich für stark und tapfer. Irgendwann setzte ich mich dann auf einen Stuhl, was besser für meinen Rücken war, aber die Schmerzen im Nacken verstärkte. Ich probierte ein paar Jahre lang verschiedene Stuhlhöhen und Methoden, die Hände im Schoß aufzulegen. Ich versuchte auch, im Liegen zu meditieren, fühlte mich dabei aber oft träge und schläfrig. In letzter Zeit knie ich auf ein paar Yogablöcken und einem aufblasbaren Ballkissen (siehe Abb. 27, S. 187, und Anhang 3, S. 292). Momentan ist dies offenbar eine gute Haltung für meinen Körper: Sie bringt das Becken in eine neutrale Position und ich habe das Gefühl, dass Schultern und Nacken ein besseres Verhältnis zur vertikalen Achse haben, die vom Becken an der Wirbelsäule nach oben verläuft. Das Ballkissen hält das Rückgrat beweglich und im Gleichgewicht.

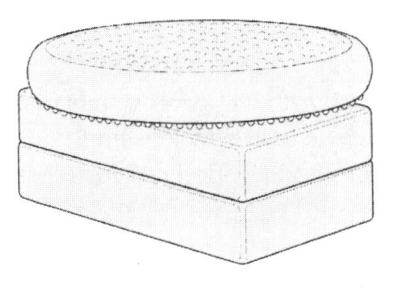

Abbildung 27

Die Schmerzen sind immer da, aber für mich ist diese Haltung derzeit die beste. Der Prozess des Experimentierens, bei dem ich sie entdeckt habe, ist sicher noch nicht abgeschlossen. Irgendwann werde ich wohl nicht mehr auf dem Boden knien können und mich kreativ mit anderen Möglichkeiten beschäftigen müssen.

Meditationsdauer

Bei einigen von Ihnen werden sich Schmerzen und Verspannungen verstärken, wenn Sie länger stillsitzen. Deshalb sollten Sie feststellen, wie lange Sie eine bestimmte Haltung einnehmen können. Es nützt nichts, wenn Sie zwar lange still sitzen bleiben, dies aber Ihre Schmerzen verstärkt. Andererseits neigen Menschen mit Schmerzen wie alle anderen Meditierenden gelegentlich zu einem ruhelosen, kribbeligen Geist. Dann können ihre Schmerzen als Vorwand für ihre Unruhe dienen. Manchmal kommt der Geist jedoch besser zur Ruhe, wenn man stillhält. Zur Kunst der Meditation gehört es auch, unterscheiden zu können, auf welchen Schmerz man hören sollte und welcher aus Ruhelosigkeit geboren ist.

Falls Sie auf Grund Ihrer körperlichen Verfassung schlecht stillhalten können, nutzen Sie die Möglichkeit, die Meditationsdauer zu verkürzen oder im Laufe der Sitzung Ihre Haltung zu ändern. Es ist *Ihr* Körper und *Ihr* Geist. Finden Sie heraus, was bei Ihnen funktioniert. Es ist durchaus möglich, sich nach einer gewissen Meditationszeit hinzulegen, ohne Konzentration und Einkehr zu stören. Sie können auch ganz vorsichtig aufstehen, sich strecken und wieder setzen, wenn es nötig ist. Falls Sie mit anderen meditieren, sollten Sie dies natürlich so leise und achtsam wie möglich tun, um niemanden zu stören. Diese zusätzliche Portion Umsicht kann Ihr Gewahrsein allerdings eher noch steigern, als es zu unterbrechen.

Die Einstellung zu Schmerz und Meditation

Ich möchte nun die drei wichtigsten Aspekte der richtigen Einstellung zur Meditation vorstellen, die Menschen mit Schmerzen das Meditieren angenehmer machen, damit Sie langfristig weiterüben.

1. Widerstand

Die erste Hürde besteht darin, sich überhaupt zum Meditieren hinzusetzen. Ich meditiere seit zwanzig Jahren und muss mich immer noch fast jedes Mal dazu überwinden. Damit stehe ich nicht allein. Dieses Verhalten ist bei Menschen mit chronischen Schmerzen besonders ausgeprägt. Beim Meditieren wendet man sich offen und ehrlich seiner Erfahrung zu – auch seinem Schmerz. Das erfordert Mut, aber wenn ich in Erwägung ziehe zu meditieren, fühle ich mich oft alles andere als mutig, und plötzlich fallen mir viele andere Dinge ein, die stattdessen zu tun sind: »Ich erledige jetzt diesen Anruf. Ich trinke noch eine Tasse Tee. Ich rufe meine E-Mails ab.« Oder ich denke: »Ich kann es jetzt nicht ertragen, mit mir und meinem Schmerz hier zu sitzen – ich bin einfach zu müde.« Dann drehe ich mich im Bett noch einmal um und schlafe weiter.

Aber ich bedaure es jedes Mal, dass ich nachgegeben habe, und es geht mir immer besser, wenn ich die Energie und den Mut zum Meditieren aufbringe. Sogar wenn ich während der Meditation hadere, habe ich hinterher das Gefühl, ehrlicher und bewusster zu sein. Das gibt mir mehr Selbstvertrauen und Stabilität, da ich lerne, ehrlich mit meinen Schmerzen zu leben. Es ist wichtig, dass man durchhält und den Widerstand durchschaut, statt sich davon gängeln zu lassen.

2. Prüfen Sie Ihre Motive
Auch wenn Sie es schaffen zu meditieren, wirkt sich Ihre Einstellung auf Ihre Praxis aus. Sie sollten sie daher unbedingt prüfen. Die meisten Menschen, die mit Schmerz oder Krankheit leben, sehnen sich nach einem Ende der Qualen. Wahrscheinlich werden auch Sie diesen Wunsch haben, wenn Sie anfangen zu meditieren und sich in Achtsamkeit zu üben. Es spielt keine Rolle, wie sehr Sie glauben, die Schmerzen akzeptiert zu haben. Viele von uns hegen die heimliche Hoffnung, dass die Meditation sie lindern oder gar zum Verschwinden bringen wird. Oberflächlich betrachtet ist dies natürlich verständlich, aber für Menschen mit hartnäckigen Schmerzen heißt Achtsamkeit, sich in ihrem tiefsten Inneren mit den Aspekten ihrer Schmerzen abzufinden, die sich nicht vermeiden lassen, und mit ihrem Leben Frieden zu schließen.

Als ich mit Mitte zwanzig auf die Meditation stieß, wollte ich beim Üben in der Tat der Welt entfliehen. Ich hatte unerträgliche Schmerzen und kam nicht gut damit klar. Ich wollte meinen Körper verlassen und in einem Zustand der Ruhe und Glückseligkeit schweben. Ich hoffte, die Meditation wäre eine schnelle Lösung. Angesichts der Vorstellungen, die darüber im Umlauf sind, war das verständlich. Ich hatte Bücher über Buddhismus und Meditation gelesen – aber ich erinnerte mich nur an ganz bestimmte Stellen. In den meisten Fällen vermittelt die Literatur ein ausgewogenes Bild von den Grundbedingungen des menschlichen Lebens und schildert, wie die Meditation uns helfen kann, wacher zu sein. Ich aber konzentrierte mich auf die Berichte von Menschen, die meditative Zustände erreicht hatten, in denen sie ihren Körper nicht mehr wahrnahmen. Oder die von einem weiten, klaren, grenzenlosen Herzen und Geist berichteten. Oder die beschrieben, ihr Körper sei so leicht und weit geworden, dass es sich anfühlte, als sei er aus Licht. »Fantastisch«, dachte ich. »Das will ich auch.«

Diese Beschreibungen höherer Meditationsstufen waren äußerst verführerisch und ich strebte beim Meditieren stets danach, auf magische Weise in einen schmerzfreien, seligen Zustand versetzt zu werden. Ich wurde sogar sehr versiert darin, ein ähnliches Befinden mit meinem Willen und meiner Fantasie zu erzeugen. Damals sammelte ich das Gewahrsein in meinem Kopf, weit weg von meinem schmerzerfüllten Körper oder gar außerhalb davon. Für kurze Zeit ließen die Schmerzen nach und ich war ruhig und heiter. Gleichzeitig stand ich unter großer Spannung und sobald die Meditation vorüber war, landete ich Knall auf Fall wieder in meinem Körper und fühlte mich schlechter als zuvor.

Viele Menschen mit chronischen Schmerzen werden, wenn sie das Meditieren erlernen, von einem ganz ähnlichen Wunsch motiviert, der körperlichen Erfahrung zu entfliehen. Ich habe meditationserfahrene Freunde, die ebenfalls in einem schmerzenden Körper leben. Sie berichten, dass auch sie die Meditation am Anfang erzwingen und vor der Wirklichkeit fliehen wollten, genau wie ich. Eileen hat starke Schmerzen. Sie sagt, dass ihre Praxis inzwischen viel tiefer und ruhiger geworden ist (siehe Kasten).

Eileen
Mein Körper wird immer älter und unbeweglicher. Allmählich kann ich das immer mehr als Vorteil sehen, da ich nicht besonders aktiv sein kann und ich mich der Frustration einfach stellen und sie akzeptieren muss. Im letzten Jahr ist sowohl mein inneres als auch mein äußeres Leben überschaubarer geworden ... Ich sehe viel deutlicher, wie sehr ich gegen das Leben ankämpfe! Nun lerne ich, mich zu entspannen (und stelle fest, wie unentspannt ich tief im Inneren eigentlich bin). Ich meditiere mehr als je zuvor, aber ich erzwinge nichts. Das Leben ist schmerzhafter, aber echter und deshalb reicher.

Ein weiterer Freund leidet an einer degenerativen Erkrankung der Wirbelsäule, die ihm starke Schmerzen bereitet und seine Beweglichkeit erheblich einschränkt. Er beschreibt das Ende einer seiner Meditationen, in der er aus der Realität flüchten wollte, als äußerst verwirrende und unangenehme »Bruchlandung in der Hölle«. Inzwischen sind wir alle in die nächste Phase eingetreten: Wir meditieren, um noch mehr *im* Körper zu Hause zu sein, und nutzen die Schmerzerfahrung, um Gleichmut zu lernen und Frieden mit dem Leben zu schließen, wie es ist.

Das Schöne an der Meditation ist unter anderem, dass sie offenbar die angeborene Intelligenz und Weisheit des Menschen zum Vorschein bringt. Wenn Sie aufrichtig meditieren, aber unrealistische Erwartungen haben, werden Sie merken, dass etwas nicht stimmt. Ich brauchte Jahre, um das zu erkennen. Aber irgendwann versuchte ich nicht mehr, vor der Erfahrung davonzulaufen, sondern stellte mich ihr. Ich machte mich daran, in vollem Gewahrsein mit meinem Körper Kontakt aufzunehmen.

3. Das Schmerzparadox

Das »Paradox der Veränderung« habe ich bereits beschrieben – das Prinzip, dass man am einfachsten von A nach B gelangt, wenn man tatsächlich bei A beginnt. Dieses Prinzip gilt auch, wenn man eine Beziehung zu seinen schmerzlichen körperlichen Empfindungen herstellen möchte. Man bemüht sich nicht mehr, den Körper zu verlassen, in dem vergeblichen Versuch, dem Schmerz zu entrinnen. Die Antwort lautet vielmehr, dass man sich darauf zubewegen und immer tiefer *in* den Körper hineingehen muss. Dies mag sich wie eine bittere Pille anhören und widerspricht zweifellos dem gesunden Menschenverstand. Vielleicht klingt es auch so, als würde ich sagen, die ganze Meditationserfahrung drehe sich nur darum, dazusitzen und der Schmerzen gewahr zu sein. Keine besonders reizvolle Aussicht! Das, worauf ich eigentlich hinauswill, geht sehr viel tiefer. Meine Meditationspraxis besteht in weiten Teilen darin, dass ich einfach bei einer Erfahrung bleibe, zu der auch Unannehmlichkeit und Schmerz gehören. Dass ich die aufsteigenden Gedanken und Gefühle wahrnehme und an meinen Reaktionen darauf arbeite, um nicht noch sekundäres Leid anzuhäufen. Aber es kommt auch vor, dass ich erwache und mir meiner Erfahrung ganz genau und in allen Einzelheiten bewusst werde. Dann spüre ich, wie mein Gewahrsein tief in meinen Körper sinkt, der sich allmählich leicht und weit anfühlt. Dieser Eindruck von Weite und Transparenz entsteht nicht dadurch, dass ich aus mir herausgehe und mich in den freien Raum begebe, sondern indem ich so weit in mein Inneres hineinsinke, dass es scheint, als kämen diese Weite und dieses Licht von dort.

Eine gute Metapher für diese Erfahrung ist meiner Ansicht nach ein Wandteppich, wie man ihn in alten Herrenhäusern und Schlössern findet. Aus der Ferne betrachtet zeigt er eine komplexe Szene, die den Eindruck eines dichten Gewebes hervorruft. Wenn man näher kommt, stellt man jedoch fest, dass sie aus vielen Tausend bunten Fäden besteht. Würde man das Fadengeflecht unter dem Mikroskop betrachten, fände man Millionen winziger Zwischenräume. In der Meditation entwickeln Sie eine solch weite, umfassende Perspektive, indem Sie die Zwischenräume im Gewebe Ihrer Erfahrung finden und dort sanft ausruhen.

Diese Erfahrung großer Weite ist Teil der neuen Welt, die uns die Meditation zeigt. Es ist der Zustand, von dem ich gelesen und der mich angezogen hatte, als ich das Meditieren lernte. Aber dann beging ich den Fehler, diesen Zustand erreichen zu wollen, indem ich meinen Körper umging. Nur wenn man *beim* Schmerz bleibt, erhält man Zugang zu großer Freude. Ich sage gern, der weite Himmel liegt *unter* der Erde. Wenn Sie das Gefühl haben, dass die Erde Sie trägt, können Sie mit Ihrem Gewahrsein so tief in Ihren Körper hineingehen, dass Sie einen Ort des Friedens und der Ruhe finden.

Der Schmerz kann zur geistigen Sammlung genutzt werden

Gelegentlich können starke Schmerzerfahrungen helfen, den Geist zu sammeln. Wenn die Meditationserfahrung angenehm ist, rutscht man leicht in einen verschwommenen, unscharfen Zustand hinein und träumt sich durch die Sitzung. Heftige Schmerzen intensivieren die Erfahrung. Das kann die Meditation stärken. Es ist nicht leicht, aber Stefan, der mit chronischen Schmerzen lebt und reichlich Meditationserfahrung hat, beschreibt dies sehr anschaulich (siehe Kasten).

Stefan
Wenn es mir gelingt, im Schmerz zu verharren, kann ich eine tiefere Meditationsstufe erreichen. Schmerzen binden oft sehr viel Energie und Konzentration, aber die Sammlung lässt sich nur vertiefen, wenn man eine starke Basis hat, und dazu muss man mit dem Körper arbeiten. Manchmal fühlt sich das an, als käme meine Meditation aus der Erde. So tief und stark sollte die Basis sein. Wenn ich auf diese Weise meditiere, bin ich hinterher meist gleichmütig, was mein Lebensgefühl verändert. Es wird wärmer, weicher. Meine Sicht ist viel umfassender, und das gibt mir die Weisheit, meine Erfahrung bewältigen zu können. Ich erreiche diesen Zustand nicht immer, aber diese Momente sind mir eine große Hilfe.

Fünfter Teil
Meditationspraxis

12 Vorbereitung

Ehe Sie mit einer formalen Meditationspraxis beginnen, sollten Sie lernen, eine geeignete Körperhaltung sowie die richtige Zeit und den richtigen Ort zum Üben zu finden.

Körperhaltung

Viele haben, wenn sie das Wort »Meditation« hören, das Bild eines Menschen vor Augen, der kerzengerade und stabil im Schneidersitz auf dem Boden sitzt. Der Schneidersitz kann für einen körperlich gesunden und ausgesprochen beweglichen Menschen tatsächlich eine gute Meditationshaltung sein. Im Westen halten allerdings nur wenige – nicht einmal die Fitten und Gesunden – lange durch.

Die Hauptkriterien für eine geeignete Meditationshaltung sind, dass die muskuläre Belastung für den Körper so gering wie möglich sein und die Stellung eine wache, aber entspannte Geisteshaltung unterstützen sollte. Sofern Sie diese Punkte beachten, gibt es keine weiteren Einschränkungen für eine geeignete Meditationshaltung. Wenn Sie krank sind oder unter chronischen Schmerzen leiden, müssen Sie kreativ werden. Ich möchte Sie deshalb ermutigen, alle Regeln zu vergessen – unter anderem einige Hinweise, die in anderen Meditationsbüchern zur Haltung gegeben werden, falls darin Menschen mit körperlichen Einschränkungen nicht berücksichtigt werden. Hören Sie auf Ihren Körper und experimentieren Sie, bis Sie eine Position gefunden haben, die der Meditation zuträglich ist. Vergessen Sie nicht, dass sie sich im Laufe der Zeit ändern kann, da Ihr Körper altert und dem Auf und Ab Ihrer chronischen Erkrankung ausgesetzt ist.

Für manche könnte das heißen, im Liegen zu meditieren. Andere sitzen vielleicht lieber auf einem Stuhl und wieder andere finden es am bequemsten, im Schneidersitz auf dem Boden zu sitzen oder zu knien. Von Zeit zu Zeit kann es vorkommen, dass Sie die Haltung während der Meditation verändern müssen. Dies gilt vor allem dann, wenn Sie sich aufgrund Ihrer Erkrankung regelmäßig rühren müssen. Versuchen Sie in diesem Fall, die Bewegung in die Meditation einzubauen und so achtsam wie möglich vorzugehen.

Für die drei formalen Meditationsübungen, die in diesem Buch vorgestellt werden, gilt: Der Körper-Scan wird im Allgemeinen im Liegen gemacht, aber das ist nicht zwingend notwendig. Bei der Atemmeditation und dem liebevollen Gewahrsein sitzt man – falls möglich – am besten aufrecht auf einem Stuhl oder dem Boden. Dies verhindert, dass man schläfrig wird.

In Kapitel 11 habe ich bereits besondere Haltungshinweise für Menschen mit chronischen Schmerzen oder Behinderungen gegeben. Nun folgen einige allgemeine Prinzipien und Richtlinien.

Das Liegen

Falls Sie im Liegen meditieren, sollten Sie eine angenehme Umgebung wählen, in der Sie gleichzeitig so wach wie möglich bleiben können. Vergessen Sie niemals, was Jon Kabat-Zinn über den körperlichen und geistigen Zustand sagt, den Sie auch bei der Meditation im Liegen anstreben. Er bezeichnet ihn als »Erwachen«. Dies bedeutet, dass Sie sowohl wach als auch entspannt sein müssen.

Unter Umständen ist es besser, wenn Sie sich mit einer Matte auf den Boden und nicht ins Bett legen, da man das Liegen im Bett meist automatisch mit dem Schlafen in Verbindung bringt. Sie können aber natürlich auch an diesem Ort meditieren, wenn Sie nur dort bequem liegen. Es ist auch der beste Platz, wenn Sie Schlafprobleme haben und sich mit dem Körper-Scan entspannen und den Übergang zum Schlaf erleichtern wollen.

In Kapitel 8 (siehe S. 137–146) finden Sie weitere Tipps für das Üben im Liegen. Dort erfahren Sie vor allem, wie Sie Kopf und Beine richtig stützen. Legen Sie Arme und Hände mit den Handflächen nach oben neben dem Körper auf den Boden. Sie können sie auch locker mit den Handflächen nach unten auf Bauch oder Hüften legen. Achten Sie bei einem empfindlichen Rücken darauf, dass die Unterlage ausreichend gepolstert ist, damit der Druck beim Üben nicht allzu groß wird.

Das Sitzen und die neutrale Position des Beckens
Ganz gleich, für welche Sitzhaltung Sie sich entscheiden – ob Sie auf einem Stuhl sitzen, sich im Schneidersitz auf den Boden setzen oder sich hinknien: Der Schlüssel zu einer bequemen Haltung ist der Winkel Ihres Beckens. Das Becken ähnelt dem Fundament eines Strommastes. Es gibt dem Oberkörper Halt und sein Winkel beeinflusst die Ausrichtung von Wirbelsäule, Hals und Kopf (siehe Abb. 28).

Der moderne westliche Mensch verbringt viel Zeit auf Stühlen und an Tischen. Dabei rollt das Becken oft nach hinten, wodurch der untere Teil der Wirbelsäule seine natürliche Wölbung verliert. Dies wiederum führt dazu, dass sich die Schultern runden, der Kopf nach vorn über die Wirbelsäule herausragt und der Nacken sich verspannt (Abb. 29a).

Eine ausgeglichene
Beckenposition

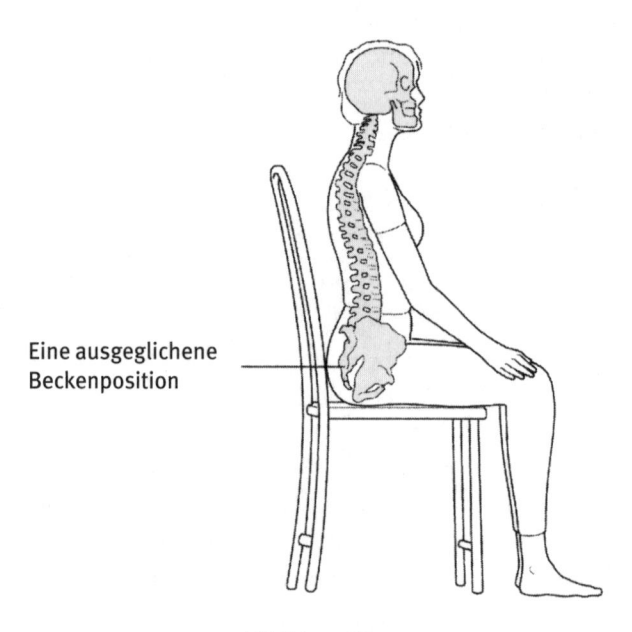

Abbildung 28

In einer Haltung, in der das Becken sowohl im Gleichgewicht als auch aufgerichtet ist, beschreibt die Wirbelsäule eine natürliche, leichte S-Kurve. Der Kopf ruht locker auf dem Rückgrat, der Nacken ist lang und entspannt, das Kinn leicht angezogen. Durch die Öffnung an der Schädelbasis steigt ein Gefühl von Offenheit auf. Ist das Becken im Gleichgewicht, können die Beine auseinanderfallen, was für die großen Muskeln in den Oberschenkeln und der Hüfte am entspannendsten ist.

Sie können leicht feststellen, ob Ihr Becken aufgerichtet ist, wenn Sie es ein paar Mal vor- und zurückkippen und nach dem Punkt in der Mitte suchen, an dem es ruhig und im Gleichgewicht ist. Oder Sie schieben im Sitzen die Hände unter das Gesäß und tasten nach den Sitzbeinhöckern – den knöchernen Spitzen tief im Gewebe, die beim aufrechten Sitzen das Gewicht tragen. Bei einer ausgeglichenen Beckenhaltung ruht der Großteil des Gewichts direkt auf diesen Kno-

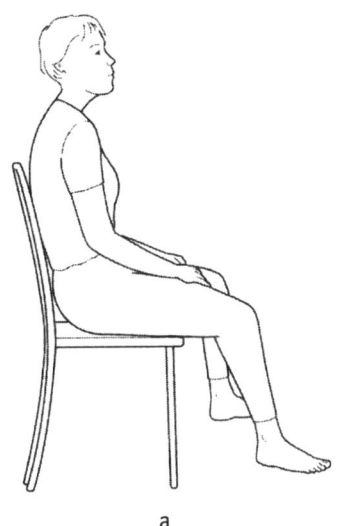

a	b
ein nach hinten gekipptes Becken lässt die Wirbelsäule zusammensinken	ein nach vorn gekipptes Becken verursacht eine übermäßige Wölbung des Rückens

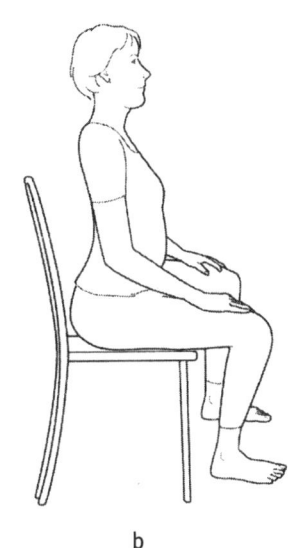

Abbildung 29

chen und nicht auf den »Fleischpolstern« der Gesäßbacken (Abb. 29a) oder dem Schambereich (Abb. 29b).

Wichtig ist auch die Position der Hände: Sie sollten sich auf der richtigen Höhe befinden. Dazu können Sie ein Kissen unterlegen oder eine Decke um Ihren Rumpf wickeln. So bleiben die Schultern offen und weit und werden im Laufe der Meditation nicht vom Gewicht der Hände nach unten gezogen (siehe Abb. 30a und 30 b).

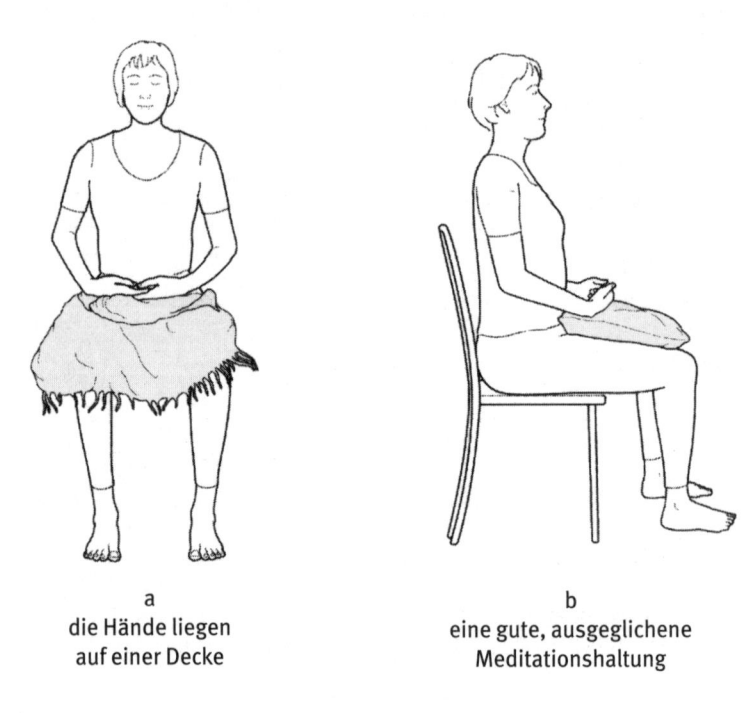

a	b
die Hände liegen auf einer Decke	eine gute, ausgeglichene Meditationshaltung

Abbildung 30

Falls Sie sich für einen Stuhl entscheiden, sollten Sie ein Modell mit gerader Lehne wählen, zum Beispiel einen Esszimmerstuhl. Wenn Sie einen verhältnismäßig kräftigen Rücken haben, kann es sinnvoll sein, sich auf die Stuhlkante zu setzen. Dies unterstützt die natürliche Wölbung der Wirbelsäule und öffnet Sie für eine heitere Stimmung. Einen schwachen Rücken stützen Sie mit einem Kissen, das ihm Halt gibt und ihn gleichzeitig aufrecht hält (Abb. 31a). Die Füße sollten flach auf dem Boden stehen. Falls dies nicht ohne Weiteres möglich ist, legen Sie ein Kissen oder Polster unter, damit Sie einen festen, stabilen Stand haben (Abb. 31b).

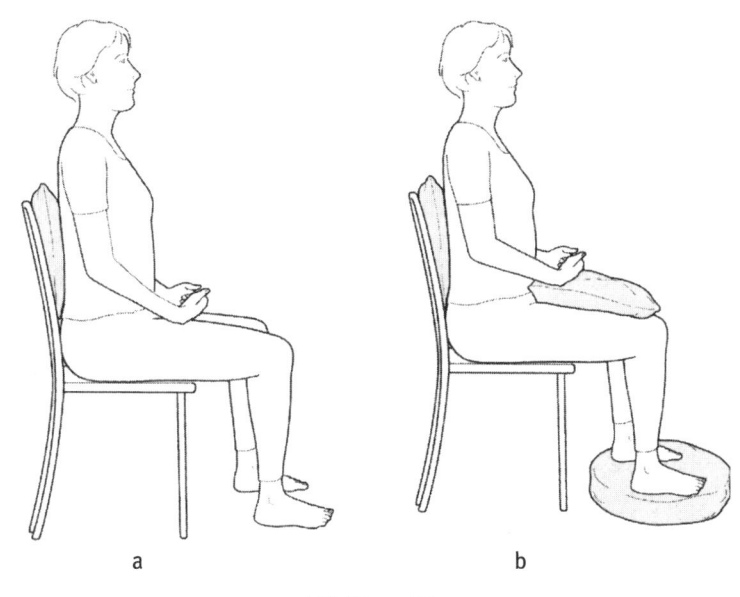

Abbildung 31

Das Knien auf dem Boden

Manche Menschen mit Rückenproblemen knien beim Meditieren lieber auf dem Boden, als auf einem Stuhl zu sitzen. Ober- und Unterschenkel bilden dann einen spitzeren Winkel als neunzig Grad, als es auf einem Stuhl der Fall ist. In dieser Haltung lässt sich das Becken oft leichter ins Gleichgewicht bringen und aufrichten. Andererseits kann sie Knie und Knöchel stärker belasten. Probieren Sie deshalb aus, was Ihnen besser zusagt.

Falls Sie im Knien meditieren möchten, müssen Sie eine Unterlage in der richtigen Höhe und Festigkeit finden. Vielleicht möchten Sie sich einen Meditationshocker, ein paar Meditationskissen, ein Ballkissen oder Yogablöcke zulegen. Sie können auch eine festere Unterlage, zum Beispiel einen Stapel Telefonbücher, verwenden, den Sie mit einem Kissen polstern. In Anhang 3 finden Sie die Adressen einiger Händler, die Meditationszubehör führen.

Entscheidend ist, dass die Unterlage weder zu weich ist, denn das macht sie instabil, noch zu hart, wodurch sie unbequem würde. Ist sie zu hoch, kippt das Becken nach vorn und die Lendenwirbelsäule wölbt sich zu stark. Ist sie zu niedrig, kann das Becken nach hinten kippen, Rücken und Schultern runden sich. Beide Haltungsextreme sind wenig hilfreich und können zu Rücken- und Nackenschmerzen sowie einem allgemeinen Gefühl der Verspannung führen. Achten Sie daher unbedingt auf die richtige Sitzhöhe (Abb. 32a).

Falls das Sitzen Ihre Knöchel strapaziert, können Sie zusammengerollte Socken (oder etwas Ähnliches) unterlegen, um die Gelenke zu entlasten. Experimentieren Sie mit dem, was Sie zur Hand haben, und versuchen Sie, es sich bequem zu machen (siehe Abb. 32b).

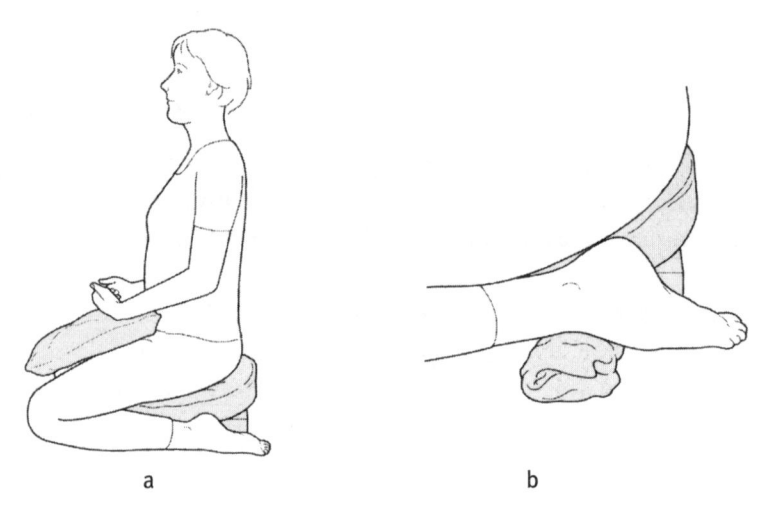

a   b

Abbildung 32

Der Schneidersitz
Die letzte Möglichkeit besteht darin, sich im Schneidersitz auf den Boden zu setzen. Allerdings braucht man dazu recht bewegliche Hüften, deshalb dürfte diese Haltung für Menschen mit chronischen Schmerzen oder chronischen Gesundheitsproblemen nicht geeignet sein. Sofern Sie nicht ausgesprochen beweglich sind, halte ich das Sitzen auf einem Stuhl und das Knien für die beiden zweckmäßigsten Meditationshaltungen.

Regelmäßigkeit

Die Meditation kann viel bewirken. Am meisten profitieren Sie natürlich von ihr, wenn sie zu einem regelmäßigen Bestandteil Ihres Lebens wird. Bleiben Sie hinsichtlich der Übungsdauer realistisch. Es ist besser, regelmäßig für eine überschaubare Zeit zu meditieren, als von Zeit zu Zeit Meditationsversuche zu starten, die zu lang und deshalb nicht durchzuhalten sind. Schon zehn Minuten am Tag machen viel aus.

Für die meisten Menschen ist es eine große Herausforderung, Zeit zum Meditieren zu finden. Da ist es hilfreich, sich einen regelmäßigen Termin zu überlegen, der in Ihren Tagesablauf passt. Für welche Uhrzeit Sie sich entscheiden, hängt von Ihrem Lebensstil und Ihren Vorlieben ab. Manche Menschen meditieren gleich morgens, um den Tag mit einem Gefühl der Gegenwärtigkeit und des Gewahrseins zu beginnen. Andere meditieren lieber abends, um ihn zu einem friedlichen Abschluss zu bringen. Es spielt keine Rolle, wann Sie meditieren. Hauptsache, Sie tun es!

Ihr persönlicher Übungsplan

Solange Sie sich noch in der Lernphase befinden, sollten Sie sich meines Erachtens systematisch an einen Plan halten, der Ihnen eine solide Grundlage in allen drei Bereichen verschafft. Geführte Meditationen sind als CDs über die Internetseite von breathworks (www.breathworks.de) erhältlich. In Anhang 1 stelle ich ein Acht-Wochen-Programm vor. Es sieht vor, dass Sie jede der drei Hauptmeditationen zwei Wochen lang im Idealfall täglich, zumindest aber mehrmals die Woche durchführen, zusammen mit der Atemübung aus Kapitel 7 (siehe S. 123 ff.). Sobald Sie mit allen drei Meditationen gründlich vertraut sind, können Sie Ihr eigenes Programm zusammenstellen. Dessen ungeachtet rate ich Ihnen, sich auch weiterhin mit allen drei Meditationen zu beschäftigen und sie regelmäßig abzuwechseln. Die Übungen ergänzen einander und sind ein ausgeglichener Ansatz zu Meditation und Achtsamkeit.

Im Laufe der Zeit werden Sie die verschiedenen Übungen vermutlich zu verschiedenen Tageszeiten machen wollen. Sie können sie dann so einteilen, dass sie Ihnen bei der Bewältigung Ihrer Beschwerden helfen. Ich selbst mache morgens eine dreißig- bis vierzigminütige Sitzmeditation und nach dem Mittagessen einen Körper-Scan im Liegen. Diese Kombination hilft mir sehr. Bei der Morgenmeditation kann ich in mich hineinhören und sie hilft mir, den ganzen Tag über positiv und achtsam zu sein. Der Körper-Scan gliedert den Tag. Wenn ich mich bewege, mich bücke und so weiter, verschlimmern sich meine Wirbelsäulenprobleme und damit auch meine Schmerzen im Laufe des Tages. Der Körper-Scan schafft einen Raum, in dem mein Körper tiefe Ruhe findet und ich den Spannungsaufbau unterbrechen kann. Dann bleibt zwar alles andere liegen, aber dafür bin ich abends in einer besseren körperlichen, geistigen und emotionalen Verfassung.

Übungsdauer

Falls Sie nicht die geführten breathworks-Meditationen verwenden, müssen Sie die Übungsphasen selbst einteilen. Ich lege normalerweise meine Uhr vor mir auf den Boden und werfe von Zeit zu Zeit einen Blick darauf. Dies hilft, die einzelnen Übungsabschnitte ungefähr gleich lang zu gestalten, statt fünfzehn Minuten auf den ersten Teil zu verwenden und dann durch den Rest der Meditation zu hetzen. Sie können sich auch einen Timer besorgen, der in regelmäßigen Abständen vibriert und so die einzelnen Phasen markiert (siehe Anhang 3).

Umgebung

Die Meditationspraxis lässt sich auch dadurch fördern, dass Sie einen angenehmen und friedlichen Raum dafür schaffen. Vielleicht genügt es schon, wenn Sie eine ruhige, saubere und friedliche Ecke in Ihrem Haus dafür reservieren. Schmücken Sie sie mit ein paar Blumen oder verbrennen Sie Räucherwerk, um eine schöne Atmosphäre zu schaffen. Vielleicht hilft es Ihnen, den Platz mit einem ausdrucksvollen Naturobjekt wie einem Stein oder einem Stück Treibholz zu schmücken. Sie können auch Bilder aufstellen, die Sie an den friedlichen Gemütszustand erinnern, den Sie mit der Meditation erreichen wollen.

Es kann sehr hilfreich sein, sich einen solchen Platz oder Raum einzurichten. Wenn Sie inmitten von Chaos und Durcheinander meditieren, trägt dies nicht gerade dazu bei, dass Sie innere Ruhe und Klarheit entwickeln. Sitzen Sie dagegen an einem besonderen Ort, kann das Gefühl eines Rituals entstehen und Ihnen den Übergang in einen ruhigeren, kontemplativeren Zustand erleichtern. Hilfreich ist auch, Telefon und Handy abzustellen und eventuelle Mitbewohner wissen zu lassen, dass Sie jetzt nicht gestört werden möchten – sofern dieser Wunsch erfüllbar und angemessen ist.

Wie bei allen anderen Vorschlägen in diesem Kapitel kommt es auch hier darauf an, dass Sie kreativ an die Frage herangehen, was Ihnen beim Meditieren hilft und vorteilhafte Übungsbedingungen schafft.

13 Körper-Scan

Wenn etwas mir vom Fenster fällt
(und wenn es auch das Kleinste wäre)
wie stürzt sich das Gesetz der Schwere
gewaltig wie ein Wind vom Meere
auf jeden Ball und jede Beere
und trägt sie in den Kern der Welt.

Ein jedes Ding ist überwacht
von einer flugbereiten Güte
wie jeder Stein und jede Blüte
und jedes kleine Kind bei Nacht.
Nur wir, in unsrer Hoffart, drängen
aus einigen Zusammenhängen
in einer Freiheit leeren Raum,
statt, klugen Kräften hingegeben,
uns aufzuheben wie ein Baum [...]

Eins muss er wieder können: fallen,
geduldig in der Schwere ruhn,
der sich vermaß, den Vögeln allen
im Fliegen es zuvorzutun.
Rainer Maria Rilke[1]

Der Körper-Scan ist ein guter Anfang, wenn man mit formaler Meditation zur Achtsamkeit gelangen möchte. Er ähnelt der Atemübung 3 aus Kapitel 7 (siehe S. 123), nur berühren Sie nun nacheinander alle Körperteile auf genau festgelegte Art und Weise mit Ihrem Gewahrsein. Sie können sich vorstellen, den Körper innen und außen in einem Fluss der Achtsamkeit zu baden.

In diesem Kapitel finden Sie eine kurze Übung zur Schulung des Körpergewahrseins, die Ihnen einen ersten Eindruck von der beim Körper-Scan entwickelten detaillierten Wahrnehmung geben soll. Ich empfehle Ihnen, darüber hinaus auch eine längere Version des Körper-Scans zu verwenden, die auf CD erhältlich ist unter www.breathworks.de. Dann können Sie sich einfach zurücklehnen und durch die Meditation führen lassen.

Gewöhnlich wird diese Übung im Liegen gemacht, falls Ihnen dies angenehm ist. Sie können aber auch jede andere Haltung wählen. Sie werden merken, dass die Körpertemperatur beim Üben ein wenig sinkt. Sorgen Sie deshalb dafür, dass Sie es warm genug haben, und decken Sie sich gegebenenfalls zu. (Hinweise zur Körperhaltung finden Sie auch in Kapitel 12).

Ich entdeckte den Körper-Scan vor zwanzig Jahren, als er den Abschluss meiner Yogastunden bildete. Es war wie eine Offenbarung. Die Lehrerin forderte mich auf, mich nacheinander in die verschiedenen Teile meines Körpers einzufühlen, und ich musste nur daliegen und mich sanft und liebevoll von ihr immer tiefer führen lassen. Es war eine große Erleichterung, den Widerstand gegen den Schmerz aufgeben zu können, wenn auch nur für ein paar kurze Augenblicke.

Als ich den Körper-Scan in meinen Alltag integrierte, lösten sich meine tief sitzenden Gewohnheiten des Festhaltens und der Anspannung allmählich auf. Der Körper-Scan wirkt beinahe unmerklich und ich erlebte dabei keine dramatischen Momente der Entspannung. Aber als ich mich nach einigen Monaten zurückerinnerte, wurde mir klar, wie viel wohler ich mich in meiner Haut fühlte. Heute versuche ich, jeden Tag nach dem Mittagessen zu üben. Das hilft mir, mit sanftem Gewahrsein in meinem Körper zu Hause zu sein und ihn würdevoll durch den Tag zu geleiten. Wenn ich einmal nicht übe, bin ich oft unruhig und angespannt. Ich scanne meinen Körper nun schon seit über zwanzig Jahren recht regelmäßig und stehe viel weniger unter Spannung. Mein Gewahrsein hat sich erheblich gebessert, genau wie mein Wohlbefinden.

Das Gewahrsein im Körper verankern

In Kapitel 7 haben wir gesehen, dass Menschen, die mit Schmerzen und Erkrankungen leben, in den Körper zurückfinden müssen. Sie neigen dazu, sich gegen ihre körperliche Erfahrung zu sträuben, »im Kopf« zu leben und den Körper nur dann zu bemerken, wenn die Schmerzen unerträglich werden. Das Atemgewahrsein ist ein wichtiges Werkzeug, um allmählich mit dieser Gewohnheit zu brechen. Der Körper-Scan vertieft die Entwicklung, indem er Sie darin schult, Ihre Erfahrung im Körper zu verankern. Sie werden nicht mehr von Ihren Gedanken, Vorstellungen oder Ängsten *bezüglich* Ihrer Körperempfindungen beherrscht, sondern nehmen Kontakt *zu* Ihren *tatsächlichen Gefühlen* auf. Dies ist sanft und erholsam: Sie müssen nichts tun und können alle Spannungen lindern, die aufgrund Ihrer Schmerzen entstehen. Es ist eine sanfte, leicht zugängliche Methode. Sie eignet sich fantastisch, um zur Rückkehr in den Körper einzuladen, statt sie einzufordern, und kann doch auf rätselhafte, magische Weise zu tiefen Stufen des Gewahrseins führen.

Der Zen-Lehrer Suzuki Roshi sagte, Weisheit entstehe ganz allmählich und unmerklich, als ginge man durch einen feinen Nebel und merkte irgendwann, dass man völlig durchnässt sei, ohne zu wissen, wie das geschehen konnte.[2] Beim Körper-Scan ist es ähnlich. Sie machen die Übung und fühlen sich am Ende vollkommen anders, obwohl Sie vielleicht nicht bemerkt haben, wann sich Ihr Gewahrsein verändert hat.

Die Methode

Beim Körper-Scan richten Sie Ihr Gewahrsein nacheinander auf die einzelnen Körperteile. Lassen Sie es dort jeweils ein wenig ruhen und nehmen Sie einfach wahr, was vor sich geht. Spüren Sie den betreffenden Körperteil ganz intensiv und von innen.

Gelegentlich wird die Anweisung, sich des eigenen Körpers gewahr zu werden, missverstanden. Die Leute glauben dann, sie müssten ihn von außen aus der Vogelperspektive betrachten, aber so ist es nicht gemeint. Wenn die Anweisung etwa lautet, sich des großen Zehs gewahr zu werden, sollen Sie Ihr Gewahrsein direkt in den großen Zeh verlagern und alles registrieren, was Sie dort spüren. Falls Sie nichts spüren, werden Sie sich eben der Abwesenheit jeglicher Empfindungen bewusst.

Dieses Gewahrsein ist urteilsfrei, deshalb spielt es keine Rolle, ob die Empfindungen eher heftig oder überhaupt nicht vorhanden sind. Wichtig ist nur das Gewahrsein selbst. Falls Sie Spannungen, Schmerzen oder eine taube Stelle entdecken, denken Sie nicht: »Ich werde versuchen, das zu ändern.« Richten Sie einfach Ihr sanftes, liebevolles Gewahrsein darauf. Wenn Sie regelmäßig üben, werden Sie immer feinfühliger.

Wege durch den Körper

Es gibt viele Möglichkeiten, den Körper zu scannen, und vermutlich ebenso viele Auffassungen davon, was »richtig« ist. Einige Kursleiter beginnen bei den Füßen und arbeiten sich zum Kopf hinauf, andere beginnen am Kopf und arbeiten sich zu den Füßen hinunter. Eine weitere große Gruppe scannt erst die eine, dann die andere Seite des Körpers. Ich glaube nicht, dass es eine »richtige« Lösung gibt. Die einzelnen Routen haben allerdings eine geringfügig abweichende Wirkung. Dies sollte man nicht vergessen, wenn man überlegt, wofür man sich in einer Sitzung entscheidet.

Vom Kopf zu den Füßen

Bei den meisten Menschen ist das Gewahrsein im oberen Teil des Körpers gesammelt. Wir denken mit dem Kopf. Die meisten Sinnesorgane befinden sich dort (Augen, Ohren, Nase und Zunge), was ihn oft auch zum Sitz unseres Gewahrseins macht. Wenn Sie den Körper-Scan am Kopf beginnen, fangen Sie im Bereich des größten Gewahrseins an. Wenn Sie dann durch den Körper bis zu den Füßen wandern und dort enden, werden Sie sich nach dem Üben viel geerdeter und ruhiger fühlen. Aus diesem Grund wirkt diese Methode besonders beruhigend und besänftigend. Hinterher dürften Sie ein wenig schläfrig sein. Somit ist diese Route eine gute Möglichkeit, wenn Sie vor dem Schlafengehen zur Ruhe kommen und den Abend mit einem Körper-Scan beschließen möchten.

Von den Füßen zum Kopf

Wenn Sie schon zu Beginn der Sitzung müde oder lethargisch sind, sollten Sie mit dem Körper-Scan an den Füßen beginnen und am Kopf enden. Unter Umständen fühlen Sie sich wacher und munterer, wenn die Sitzung dort endet, da wir den Kopf normalerweise mit den aktiven Sinnesorganen assoziieren.

Wenn Sie schon zu Beginn Schmerzen haben

Wenn Sie starke Schmerzen haben, fällt es Ihnen vielleicht schwer, ohne Weiteres mit dem Gewahrsein in den Körper einzutauchen. Unter Umständen sträuben Sie sich sogar dagegen, »in sich« zu gehen. In diesem Fall sollte es leichter sein, den Körper-Scan am Kopf zu beginnen, auf den das Gewahrsein bereits gerichtet sein dürfte. Auch wenn Sie das Gefühl haben, von den Schmerzen überwältigt und beherrscht zu werden, wird sich Ihre Aufmerksamkeit größtenteils im Kopfbereich sammeln, da die Schmerzen vermutlich ein gewisses Maß an Angst, Furcht und beunruhigenden Gedanken mit sich bringen. Wenn Sie dann mit der Anweisung: »Lassen Sie das Gewahrsein in den Füßen ruhen«, in die

Übung einsteigen sollen, werden Sie vermutlich nur schwer folgen können. Sie werden glauben, Ihre Füße seien sehr weit weg. Vielleicht denken Sie auch: »Ich weiß gar nicht, wie ich mir meiner Füße gewahr werden soll. Ich kann sie ja nicht einmal spüren!« In diesem Fall ist es vielleicht sanfter, mit dem Körper-Scan am Kopf zu beginnen, wo das Gewahrsein bereits gesammelt ist, und im Laufe der Übung allmählich mit dem Körper Kontakt aufzunehmen, während Sie ihn mit Ihrer Aufmerksamkeit durchstreifen. Am Ende werden Sie sich tief geerdet und im Körper zu Hause fühlen.

Übung: Der Körper-Scan
Diese kurze Übung ist ein Vorgeschmack auf den Körper-Scan. Eine ausführlichere geführte Version können Sie als CD über die Internetseite www.breathworks.de beziehen.

Zur Ruhe kommen
Entscheiden Sie sich für eine bestimmte Körperhaltung, lockern Sie enge Kleidungsstücke und machen Sie es sich in der gewählten Position im Liegen oder Sitzen bequem. Denken Sie daran, sich mit einer leichten Decke zuzudecken. Es könnte Ihnen kalt werden. Schalten Sie nach Möglichkeit das Telefon aus und bitten Sie andere gegebenenfalls, Sie während des Übens nicht zu stören.

Bodenkontakt
Richten Sie Ihr Gewahrsein im Sitzen oder Liegen auf die Berührungspunkte zwischen Ihrem Körper und der Oberfläche, auf der Sie ruhen. Im Liegen sind dies gewöhnlich der Hinterkopf, die Schulterblätter, der obere und der mittlere Rücken sowie das Kreuzbein – der flache, dreieckige Knochen am unteren Ende der Wirbelsäule. Die Ellbogen dürften vermutlich auf dem Boden oder dem Bett liegen, die Hände entweder mit den Handflächen nach oben neben dem Körper oder mit den Handflächen nach unten auf Bauch, Hüften oder Rippen. Wählen Sie die Haltung, die Ihnen am angenehmsten ist. Wenn Sie die Beine strecken, lassen Sie die Füße nach außen fallen.

Sobald Sie sich der Berührungspunkte bewusst sind, lassen Sie den Körper an diesen Stellen in den Boden sinken. Spüren Sie, wie die Erde ihn trägt, ohne dass Sie etwas dazu oder dagegen tun müssten. Sie ist stark und kann Ihr Gewicht mühelos tragen.

Atmung
Widmen Sie sich nun Ihrem Atem. Richten Sie Ihr Gewahrsein kurz auf die Bewegungen Ihres Körpers, während der Atem ein- und ausströmt. Achten Sie besonders auf das Auf und Ab des Bauches. Vergessen Sie nicht, auch den Rücken in Ihr Atemgewahrsein einzubeziehen. Lassen Sie zu, dass Ihr Körper gerade beim Ausatmen ganz weich wird, und seien Sie sich einfach Ihrer Empfindungen bewusst. Machen Sie sich keine Sorgen, wenn Sie feststellen, dass Sie angespannt sind.

Der Scan
Entscheiden Sie sich, ob Sie am Kopf oder an den Füßen beginnen möchten. Es spielt keine Rolle, welche Richtung Sie wählen. Probieren Sie einfach aus, was sich für Sie richtig anfühlt.

Wenn Sie am Kopf beginnen
Spüren Sie, wie Ihr Kopf ins Kissen sinkt, und lassen Sie ihn noch schwerer werden. Bemühen Sie sich nicht, ihn mit Muskelkraft zu halten. Achten Sie auf die Schädelbasis: Spüren Sie dort ein Gefühl der Entlastung und Entspannung?

Streifen Sie mit Ihrem Gewahrsein übers Gesicht und registrieren Sie alle Empfindungen der Stirn, der Wangen, des Mundes und des Kiefers. Stellen Sie fest, ob Sie die Zähne zusammenbeißen, und lockern Sie Verspannungen. Lassen Sie den Kiefer entspannt und locker hängen. Wenn Sie durch die Nase atmen, sollten sich die Lippen leicht berühren. Die Zunge liegt entspannt im Mund.

Richten Sie Ihr Gewahrsein auf die Augen und lassen Sie sie tief in den Höhlen hinter den Lidern ruhen. Die große Fläche zwischen Augenbrauen und Haaransatz ist glatt und entspannt.

Wenn Sie bei den Füßen beginnen
Falls Sie bei den Füßen beginnen, stellen Sie zunächst fest, ob sie warm oder kalt sind. Erfüllen Sie sie mit Ihrem Gewahrsein und

nehmen Sie alle Empfindungen unmittelbar wahr. Machen Sie sich keine Gedanken, wenn es Ihnen schwerfällt, mit dem Gewahrsein in den Füßen zu bleiben. Sobald Sie merken, dass Ihre Aufmerksamkeit wandert, holen Sie sie einfach in die Füße zurück. Scannen Sie nun einen Zeh nach dem anderen. Registrieren Sie alle Empfindungen, aber urteilen Sie nicht. Durchstreifen Sie beide Füße mit Ihrem Gewahrsein. Was fühlen Sie an den Sohlen oder dem Rist? Wie verändern sich diese Empfindungen von einem Augenblick zum nächsten?

Der restliche Körper
Durchstreifen Sie Schritt für Schritt den ganzen Körper vom einen Ende zum anderen mit Ihrem Gewahrsein. Achten Sie auf die Vorder- und die Rückseite Ihres Körpers und denken Sie auch an Arme und Hände. Falls Sie an einer bestimmten Stelle gar nichts spüren, so registrieren Sie es einfach.

Umgang mit Verspannungen
Wenn eine bestimmte Stelle verspannt ist oder schmerzt, können Sie sich um sie herum entspannen. Der Atem hilft dabei: Richten Sie beim Einatmen das Gewahrsein auf den betreffenden Bereich und lassen Sie beim Ausatmen jeden Widerstand los. Stellen Sie sich vor, Sie würden die Spannung in die Erde abfließen lassen. Wenn Sie das Gewahrsein aus einer sanftmütigen Haltung heraus auf Ihre Erfahrung richten, unterstützt dies ein natürliches Gefühl des Loslassens.

Abschluss
Lassen Sie sich viel Zeit, wenn Sie nach dem Körper-Scan in den Alltag zurückkehren. Achten Sie nach dieser Ruhephase auf Ihre Bewegungen. Wenn Sie im Liegen geübt haben, rollen Sie sich vorsichtig zur Seite und in den Kniestand, sofern Ihnen dies angenehm ist. Stehen Sie auf. Der Kopf bildet eine Linie mit der Wirbelsäule. Erhalten Sie die positive Wirkung des Körper-Scans und vermeiden Sie ungünstige Bewegungen, die Ihren Körper unnötig belasten.

Veränderung durch Gewahrsein

Sie müssen Veränderungen nicht erzwingen, das Gewahrsein bewirkt automatisch einen Wandel: Wenn man sich der Anspannung bewusst wird, entspannt man sich von selbst und lässt los. Sobald Sie eine schmerzliche Empfindung registrieren, sehnen Sie sich nach Erleichterung und bewegen sich darauf zu. Einst sagte eine Krankenschwester in einer Schmerzklinik zu mir: »Die Entspannung ist der natürliche Zustand, sobald man aufhört, Spannungen zu erzeugen.« Ich rufe mir diesen Satz oft ins Gedächtnis. Der Gedanke der Schwester, dass Weite natürlich und Verspannung hausgemacht ist, ist ziemlich radikal. Viele Menschen glauben, sie müssten etwas *tun*, um sich zu entspannen oder Frieden zu finden. In Wirklichkeit müssen wir nur aufhören, mit unseren Bemühungen Spannung und Stress zu erzeugen.

Loslassen, sich überlassen, zulassen

Es spielt keine Rolle, ob Sie den Körper-Scan im Sitzen oder Liegen machen. In beiden Fällen kann es angenehm sein, das Körpergewicht in die Erde sinken zu lassen. Man fühlt sich von der Erde, dem ganzen Planeten unter den Füßen getragen und gehalten: Und die Erde ist fest und stark und kann Ihr Gewicht mühelos tragen. Für sie sind Sie leicht wie eine Feder.

Wenn Sie loslassen oder Ihr Körpergewicht der Erde anvertrauen, erkennen Sie vielleicht, wie sehr Sie sich unnötig anstrengen. Achten Sie bei der Lektüre dieser Seite darauf, ob Ihr Gewicht vollständig auf Ihrer Unterlage ruht. Falls Sie auf einem Stuhl sitzen, prüfen Sie, ob Sie sich anlehnen (ohne in sich zusammenzusinken) oder den Körper mit Kraft gegen den Stuhl drücken. Nehmen Sie wahr, was das Gewahrsein bewirkt. Wenn Sie gemerkt haben, dass Sie sich anstrengen, konnten Sie dann auch ein automatisches Loslassen oder eine

Nachgiebigkeit spüren? Denn diese Qualität des Gewahrseins wird beim Körper-Scan kultiviert. Sobald man sich der Anspannung oder Anstrengung bewusst wird, entspannt man sich automatisch und lässt los. Möglicherweise kehrt die Spannung im Laufe der Zeit immer wieder zurück. Dann lassen Sie einfach immer wieder los. Sie können diesen Vorgang unendlich oft wiederholen, ohne sich Gedanken über Erfolg oder Misserfolg machen zu müssen.

Wenn Sie Widerstand abbauen, während Sie das Gewahrsein durch den Körper lenken, kann dies vor allem bei chronischen Schmerzen große Erleichterung bringen. Die Angst vor dem Schmerz und der Wunsch, ihn zu vermeiden, trennen Sie von Ihrer tatsächlichen Körpererfahrung. Die Schichten der Vermeidung entfernen Sie immer weiter von Ihrer unmittelbaren Erfahrung und erzeugen sekundäres Leid. Der Körper-Scan schafft die Bedingungen, damit Sie sich dem Schmerz nach und nach mit gütigem, sanftem Gewahrsein nähern können.

Ich habe bereits vom Loslassen, vom Zulassen und vom Sich-Überlassen gesprochen und jeder dieser Begriffe hat eine geringfügig andere Bedeutung. Manchen Menschen ist »loslassen« zu aktiv, anderen ist »zulassen« zu passiv. Diese Worte versuchen auf unterschiedliche Weise, die Qualität des Gewahrseins beim Körper-Scan zu verdeutlichen, der Ihnen zeigt, wie es ist, ganz und gar und mit so wenig Widerstand und Anstrengung wie möglich in Ihrem Körper zu Hause zu sein.

James
Ich finde den Körper-Scan sehr beruhigend, da er den ganzen Körper entspannt. Besonders gern spüre ich in meine Schultern hinein, weil sie immer sehr verspannt sind, ich mich von ihnen abschotte und sie von außen betrachte. Aber wenn es mir gelingt, mein Gewahrsein direkt hineinzulenken, kann ich in meine Schultern hineinsinken und sie mit der sanften Bewegung des Atems massieren. Wenn ich diese Art von Gewahrsein halten kann, lösen sich Spannung und Festhalten im ganzen Körper auf und fließen in die Erde. Das ist ein erstaunliches Gefühl. Außerdem habe ich den Eindruck, dass ich meinem Körper so die beste Möglichkeit zur Heilung und zur Ruhe gebe.

Den Atem nutzen

Wie wir bereits in Kapitel 7 gesehen haben, kann der Atem den Körper-Scan erheblich unterstützen. Stellen Sie sich beim Scannen der einzelnen Körperteile vor, Sie würden sie beim Einatmen mit Ihrem Atem füllen und beim Ausatmen in die Erde sinken oder sich ihr überlassen. Dieser Rhythmus kann zur Gewohnheit werden und im Alltag eine große Hilfe sein. Allmählich ersetzen Sie alte Gewohnheiten des Festhaltens und des Widerstandes durch die nützliche neue Methode, in eine schmerzende oder quälende Stelle hineinzuatmen und beim Ausatmen loszulassen. Dies ist jederzeit möglich – ob Sie in einem Laden Schlange stehen, in einem öffentlichen Verkehrsmittel sitzen oder wo Sie auch sind. Mit der Zeit wird Ihnen dieses Verhalten in Fleisch und Blut übergehen und Ihnen sehr dabei helfen, den automatischen Spannungsaufbau zu unterbinden.

Körper und Geist

Mit dem Körper-Scan können Sie die Beziehung zwischen Körper und Geist direkt überprüfen. Menschen mit Schmerzen empfinden hier häufig eine gewisse Kluft. In diesem Fall kann es faszinierend sein, das Verhältnis zwischen Körper und Geist zu untersuchen und nach einem höheren Maß an Harmonie und Ruhe zu streben. Wenn Sie sich mit den Reaktionen auf den Schmerz beschäftigen möchten, die sekundäres Leid erzeugen, reicht es nicht aus, mit dem Geist zu arbeiten. Sie müssen auch auf den körperlichen Widerstand eingehen.

Für mich ist Gewahrsein ein Kontinuum: Am dichteren, gröberen Ende des Spektrums befindet sich das Körperbewusstsein, auf der subtileren, flüchtigeren Seite das Gewahrsein der Gedanken und Gefühle. Aber beides sind Aspekte des Gewahrseins: In beiden Fällen geht es darum, sich der komplexen gegenwärtigen Erfahrung bewusst zu sein, die sich ständig wandelt. Körperliche Empfindungen wecken Gedanken und Gefühle, die wiederum im Körper widerhallen. Der bekannte indische Meditationslehrer S. N. Goenka formulierte es so: »Jeder Gedanke, jede Emotion, jede geistige Handlung wird von einer ihr entsprechenden Empfindung im Körper begleitet. Wenn wir die körperlichen Empfindungen beobachten, beobachten wir auch den Geist.«[3]

Die Verbindung zwischen Körper und Geist legt nahe, dass der Körper-Scan viel mehr ist als eine einfache Entspannungstechnik. Er kann das Gewahrsein intensiv schulen. Wenn Sie beim Körper-Scan ehrlich, direkt, unmittelbar und urteilsfrei einräumen, wie Ihre körperliche Erfahrung gerade aussieht, wirkt sich dies auch auf Ihren Gemütszustand aus. Umgekehrt gilt, dass Sie einen aufgewühlten Geist beruhigen können, indem Sie sich um die körperliche Anspannung und den Widerstand herum entspannen. Es ist nicht immer leicht, unmittelbar mit dem Geist zu arbeiten. Er ist findig und schwer zu fassen. Die Arbeit mit greifbaren körperlichen Empfindungen stellt dagegen eine praktische und effektive Möglichkeit dar, sich zu beruhigen oder gar die ganze Erfahrung zu verändern.

Menschen, die mit chronischen Schmerzen und Erkrankungen leben, stehen zwangsläufig unter einer gewissen geistigen und emotionalen Spannung. Wenn man den Körper regelmäßig scannt, wirkt sich dies auf alle Ebenen aus, nicht nur auf die körperliche, da diese Methode Widerstandsmuster auflöst und ein guter Ausgangspunkt für die formale Meditation ist.

> **Brenda**
> Brenda ist Mitte sechzig. Sie nahm an einem breathworks-Kurs teil, um besser mit ihren Allergien umgehen zu lernen. Einmal kam sie zur Stunde und sagte, sie hätte sich einen kurzen Spruch ausgedacht, den sie im Laufe des Tages ständig wiederhole, um ihre Anspannung mit Hilfe der Atmung zu lindern. Beim Einatmen sagte sie »Hallo« zu ihrer Erfahrung, ganz gleich wie sie aussah. Beim Ausatmen sagte sie: »Lass los.« Sie erklärte, diese Worte würden ihr den Umgang mit dem Stress erleichtern. Im Laufe des Tages sagte sie immer wieder leise zu sich: »Hallo – lass los. Hallo – lass los.«

Häufige Schwierigkeiten beim Körper-Scan

Einschlafen: Es kommt recht häufig vor, dass jemand beim Körper-Scan einschläft. Wenn Sie müde sind, schenkt er Ihnen eine willkommene Ruhepause. Aber die Müdigkeit könnte auch Ausdruck Ihres Widerstandes und Anzeichen dafür sein, dass Sie Ihren Körper nicht spüren wollen. Wenn ich den Körper-Scan in einem Kurs vorstelle, sage ich den Leuten immer, sie sollen sich keine Sorgen machen, falls sie aus irgendwelchen Gründen einschlafen. Seltsamerweise funktioniert die Übung trotzdem, als wirkten die Worte aufs Unterbewusstsein. Der Körper-Scan kann sich günstig auf Schlafprobleme auswirken. Wenn Sie schon am Tag beim Üben einschlafen, ist es sehr wahrscheinlich, dass es auch am Abend funktioniert. Ich rate Ihnen allerdings, den Körper-Scan nach und nach auf eine Tageszeit zu verlegen, zu der Sie höchstwahrscheinlich wach bleiben. Die Wirkung ist einfach größer. Allmählich lernen Sie immer besser, zu »erwachen« und trotzdem still und ruhig zu bleiben.

Schweifende Gedanken: Auch die Gedanken schweifen recht häufig ab. Wenn es also den Anschein hat, als ob Sie ständig abgelenkt seien, dürfen Sie nicht denken, Sie hätten versagt. Holen Sie das Gewahrsein immer wieder zum Körper zurück und lassen Sie alle Vorstellungen davon los, was Ihrer Ansicht nach geschehen »sollte«.

Unruhe und Schmerzen: Versuchen Sie, sich auch dann des Geschehens bewusst zu bleiben, wenn Sie Schmerzen haben oder unruhig sind. Entscheiden Sie bewusst, wie Sie mit diesen Dingen umgehen möchten. Die meisten Menschen machen den Körper-Scan am liebsten im Liegen, aber es gibt keine Regeln und Sie können jede beliebige Haltung wählen und sich für diejenige entscheiden, die Ihnen am angenehmsten ist. Können Sie eine Position nicht die ganze Übung lang halten, so können Sie Ihre Haltung jederzeit ändern. In meinen Körper-Scan-Kursen ermutige ich die Teilnehmer stets, sich zu bewegen, wenn sich ihre Schmerzen verstärken, sobald sie länger in einer Position verharren. Sie rollen sich gern nach einem Teil der Übung auf die Seite. Ich selbst liege beim Körper-Scan manchmal auf dem Rücken, manchmal auf dem Bauch und manchmal auf der Seite. Wenn ich das Bedürfnis habe, mich zu bewegen, verändere ich vorsichtig die Übungshaltung. Auf diese Weise vermeide ich, dass der Druck den Schmerz verstärkt.

> **Charlotte**
> Am Anfang fand ich den Körper-Scan schwierig. Ich dachte, ich dürfte mich nicht bewegen, und das war wie Folter. Inzwischen nutze ich meine Vorstellungskraft und mache winzige Bewegungen, zum Beispiel mit den Hüften. Außerdem stelle ich mir schöne Bilder oder tröstliche Dinge vor. Ich male mir aus, den Körper unter herrlichen Bäumen auf einer Wiese zu scannen, über den Victoriafällen zu schweben oder in den Armen eines Menschen zu liegen, der mein Gewicht trägt und mich tröstet.

Tun Sie alles Nötige, um sich wohlzufühlen. Sie haben mehr von der Übung, wenn Sie nicht gegen Schmerz oder Unannehmlichkeiten ankämpfen müssen. Oft kann man sich mit einem dumpfen Ziehen leichter entspannen als mit durchdringenden, stechenden Schmerzen. Das können Sie selbst am besten beurteilen. Wenn die Schmerzen Sie beim Üben stören, sollten Sie darauf achten, ob Sie den Atem anhalten. Üben Sie die Ganzkörperatmung. Dies kann eine große Hilfe sein (siehe Kapitel 7).

Manchmal ist der Körper auch deshalb unruhig, weil der Geist aufgewühlt ist. Lassen Sie den Körper langsam in die Erde sinken, bleiben Sie reglos und still. Dann kommt auch der Geist zur Ruhe. Es kann aufschlussreich sein zu prüfen, ob der Bewegungsdrang beim Üben von echten Schmerzen herrührt und Bewegung hilfreich wäre, oder ob emotionale Unruhe dahintersteckt und es besser wäre, ruhig zu bleiben. Hauptsache, Sie entscheiden sich bewusst für die Bewegung und zappeln nicht zwanghaft herum. Spielen Sie in einigen Körper-Scan-Sitzungen mit dieser Unterscheidung. Vielleicht gelingt es Ihnen ja, stärker in Einklang mit dem zu kommen, was Sie tun müssen, um grundsätzlich mehr Ruhe und Leichtigkeit zu finden.

Angst oder Panik: Diese Gefühle melden sich häufig, wenn man es nicht gewohnt ist, still und reglos zu verharren. Angst oder Panik sind unangenehm, gehen aber schnell vorüber. Versuchen Sie, optimal zu atmen und das Körpergewicht in den Boden sinken zu lassen. Spüren Sie die Erde unter sich. Nehmen Sie die Berührungspunkte zwischen Körper und Unterlage wahr. Erinnern Sie sich daran, dass Sie in diesem Raum sicher sind. Machen Sie sich klar, dass diese Gefühle schnell vergehen. Wenn Sie das Gewahrsein und vor allem die Atemübungen erlernen, kann langfristig das Gefühl entstehen, Angst und Panik im Griff zu haben.

Müdigkeit und Schmerzen nach dem Üben: Wenn man den Körper-Scan erlernt, ist man nach dem Üben manchmal noch zerschlagener als vorher. Als ich anfing zu üben, war ich hinterher oft völlig am Ende! Das war schwer zu verstehen. Schließlich habe ich doch nur eine Weile ruhig dagelegen. Aber allmählich wurde mir klar, dass es mir deshalb schlechter ging, weil ich mit der in mir angestauten Spannung in Kontakt kam. Ich war eine Meisterin im Abblocken von Schmerzen, und wenn die Mauern aus Widerstand und Anstrengung für eine Weile verschwanden, wurde ich von unangenehmen Empfindungen überschwemmt. Falls es auch Ihnen so geht, dürfen Sie keinesfalls aufgeben. Üben Sie regelmäßig weiter. Mit der Zeit verschwindet die aufgestaute Spannung und das Üben wird angenehmer. Bei mir war es so, und inzwischen finde ich den Körper-Scan im Allgemeinen als sehr schön.

Bei jeder Meditationspraxis liegt der Schwerpunkt auf langfristigem Engagement. Die Veränderungen sind beinahe unmerklich, ja sogar rätselhaft, und Sie dürfen weder ein bestimmtes Ergebnis noch einen kurzfristigen Nutzen aus der Praxis erwarten. Hauptsache, Sie machen den Körper-Scan. Wenn Sie sich hinterher etwas schlechter fühlen, egal. Wenn Sie sich hinterher besser fühlen, egal. Üben Sie einfach mit langfristiger Perspektive weiter, und mit der Zeit werden Sie in allen Lebensbereichen positive Auswirkungen feststellen.

Der Körper-Scan schenkt eine Phase der Ruhe und der Erneuerung, die Ihnen zu mehr Energie und Vitalität verhelfen kann – ganz gleich, wie Sie sich beim Üben gefühlt haben.

14 Im Rhythmus des Atems

Körper wie ein Berg;
Herz wie das Meer;
Geist wie der Himmel.

Zen-Meditationsanweisung[1]

Die Atemmeditation »Im Rhythmus des Atems« ist der nächste Schritt, um Schmerz und Krankheit mit Achtsamkeit zu bewältigen. Sie baut auf den beim Körper-Scan erworbenen Fähigkeiten auf und setzt sie präziser und genauer ein:

✧ Sie nutzen den Atem, um bewusst im Körper zu leben, Spannung und Widerstand zu lindern.

✧ Sie lernen, sich immer nur einer Sache zu widmen, indem Sie den Atem zum Gegenstand der Konzentration oder des Gewahrseins machen. Dies wirkt automatisch beruhigend.

✧ Sie kultivieren eine tiefe, weite Sicht der Dinge und erkennen, wie der Atem, die körperlichen Empfindungen, die Gedanken und Gefühle Augenblick für Augenblick entstehen und vergehen. Sie begegnen ihnen fließender und nachgiebiger und stärken damit Ihre innere Stabilität und Ihr inneres Gleichgewicht.

Kontakt mit Körper und Augenblick
Bei der Atemmeditation richtet man die Aufmerksamkeit in erster Linie auf die natürliche Atmung und nimmt wahr, wie die Luft in den Körper ein- und wieder aus ihm herausströmt. Wie bereits erwähnt, kann man dabei ganz wunderbar Kon-

takt zum Körper aufnehmen und ist gleichzeitig im gegenwärtigen Augenblick verankert.

Die Übung

Die Körperhaltung

Seit dem Körper-Scan assoziieren Sie die Meditation vielleicht mit dem Liegen. Deshalb meditieren manche Leute nur ungern im Sitzen. Früher dachte ich, die Haltung spiele keine Rolle, und wenn jemand auf Grund seines Gesundheitszustandes lieber im Liegen meditiert, solle er das tun. Allerdings bleibt man im Sitzen sehr viel besser wach und munter. Deshalb rate ich Ihnen an dieser Stelle, an der wir zur Atemmeditation übergehen, es zumindest im Sitzen zu versuchen. Falls Ihnen dies zu unbequem ist, können Sie natürlich gern weiter im Liegen meditieren. Aber man weiß nie – möglicherweise finden Sie es nicht so schwierig wie vermutet und vielleicht ist Ihnen das Gefühl erhöhter Wachsamkeit wichtiger als eine mögliche Zunahme der Schmerzen.

Die folgende kurze Übung wird Ihnen einen ersten Eindruck von der Macht des Atemgewahrseins geben.

> **Übung: Im Rhythmus des Atems**
> Nehmen Sie eine angenehme Meditationshaltung ein. Setzen Sie sich nach Möglichkeit aufrecht hin und lassen Sie den Körper in die Unterlage sinken. Dehnen Sie Ihre Wahrnehmung auf alles aus, was Sie gerade fühlen, und betrachten Sie es mit liebevoller Neugier.
> Sammeln Sie Ihr Gewahrsein und richten Sie es allmählich auf die Atembewegungen und den Körper. Achten Sie besonders auf das Auf und Ab Ihres Bauches. Stellen Sie fest, dass sich die Bewegungen ständig verändern, und lassen Sie Ihr Gewahrsein in diesem Fluss der Empfindungen ruhen.
> Nutzen Sie das Atemgewahrsein als Anker und registrieren Sie, welche Gedanken Ihnen durch den Kopf gehen und was Sie füh-

len. Lassen Sie diese Gedanken und Gefühle wie Meereswellen steigen und fallen. Erkennen Sie, dass sie sich ständig verändern, genau wie der Atem.

Üben Sie eine Weile weiter und holen Sie den Geist sanft zum Atem und zum Körper zurück, wenn er abschweift.

Die Methode
Es gibt verschiedene Möglichkeiten der Atemmeditation, unter anderem den soeben vorgestellten unstrukturierten Ansatz. Ich halte es allerdings für sinnvoller, eine traditionelle Übung zu verwenden, die aus vier etwa gleich langen Abschnitten besteht. Wenn Sie zum Beispiel zwanzig Minuten lang meditieren, können Sie die Übung in vier ungefähr fünf Minuten lange Abschnitte einteilen. Richten Sie Ihr Gewahrsein in allen Übungsphasen auf das, was Sie empfinden, wenn der natürliche Atem in den Körper ein- und wieder ausströmt. Versuchen Sie nicht, die Atmung zu verändern. Lassen Sie den Atem einfach in einem natürlichen Rhythmus kommen und gehen und richten Sie Ihr Gewahrsein auf die körperlichen Empfindungen, die sich aus dem Atemfluss ergeben. Denken Sie daran: Die Atmung findet nicht in der Vorstellung statt. Sie ist eine Empfindung, die den ganzen Körper erfasst.

Abschnitt eins
Der Geist kommt zu Beginn der Meditation meist besser zur Ruhe, wenn er etwas zu tun hat. Um ihm die Konzentration zu erleichtern, kann es nützlich sein, die Atemzüge im Stillen mitzuzählen. Zählen Sie im ersten Schritt nach jedem Atemzug um eins weiter und wenn Sie beim zehnten Atemzug angelangt sind, beginnen Sie wieder bei eins. Das funktioniert wie folgt:

◇ Einatmen, ausatmen und »eins« sagen.

◆ Einatmen, ausatmen und »zwei« sagen.

◆ Machen Sie so lange weiter, bis Sie nach dem Ein- und dem Ausatmen bei »zehn« angelangt sind,

◆ und beginnen Sie dann wieder bei »eins«.

Traditionell stellt man sich in dieser Übungsphase vor, man sei ein Viehzüchter und würde die Tiere zählen, die durch ein offenes Gatter von einem Feld aufs andere laufen. Wenn die erste Kuh das Tor passiert und auf dem neuen Feld angekommen ist, zählen Sie »eins«. Zählen Sie anschließend auch alle anderen Kühe eine nach der anderen, sobald sie das Tor durchschritten haben.

Abschnitt zwei
Der zweite Übungsabschnitt ähnelt dem ersten, dürfte Ihnen aber etwas mehr Konzentration abverlangen, da Sie die Atemzüge nun vorwegnehmen, indem Sie vor dem Einatmen wie folgt zählen:

◆ Sagen Sie »eins«, atmen Sie ein, atmen Sie aus.

◆ Sagen Sie »zwei«, atmen Sie ein, atmen Sie aus.

◆ Machen Sie weiter, bis Sie bei »zehn« angekommen sind. Atmen Sie ein, atmen Sie aus,

◆ und fangen Sie bei »eins« wieder an.

Ein traditionelles Bild für diesen Abschnitt ist auch die Vorstellung, Reisportionen zu zählen, die Sie aus einem großen Sack in einen Topf schaufeln. Sie zählen »eins«, während Sie den Reis mit einer Tasse aus dem Sack schöpfen und bevor Sie ihn in den Topf schütten.

Es ist sehr wahrscheinlich, dass Sie im Laufe dieser Übungsphasen irgendwann einmal abschweifen und den Überblick verlieren. Wenn Sie sich dessen bewusst werden, holen Sie den Geist vorsichtig zurück und fangen wieder bei »eins« zu zählen an. Unter Umständen kommen Sie nie über einen oder zwei Atemzüge hinaus. Oder Sie merken, dass Sie inzwischen bei »fünfundvierzig, sechsundvierzig ...« angekommen sind. Keine Sorge. Es ist unerheblich, wie oder warum Sie aus dem Tritt gekommen sind. Stellen Sie einfach fest, dass es passiert ist, und fangen Sie gelassen wieder bei »eins« an.

> Stellen Sie sich vor, jede Zahl wäre ein Kieselstein, der behutsam in einen stillen Teich fällt. Zwischen dem Ausatmen und dem nächsten Atemholen ergibt sich eine natürliche Pause. Lassen Sie die Zahl sanft und bedächtig in den stillen Teich dieser Pause fallen. Dieses Bild sorgt dafür, dass sich das Zählen leicht und natürlich anfühlt, statt das Atemgewahrsein zu dominieren.

Abschnitt drei
Im dritten Abschnitt zählen Sie nicht mehr, sondern verfolgen den ganzen Atemprozess. Dabei dehnen Sie das Feld Ihres Gewahrseins aus und nehmen alle Atemempfindungen im ganzen Körper wahr. Dies reicht vom ersten Kontakt zwischen Luft und Haut beim Einatmen über das sanfte Einströmen in Brust, Lunge und Bauch, während der Atem seine natürliche Fülle erreicht. Spüren Sie, wie sich die Empfindungen verändern, während das Einatmen ins Ausatmen übergeht, und vielleicht entdecken Sie sogar die winzige Pause zwischen den Atemzügen und können darin ruhen. Anschließend setzt der Körper den Vorgang automatisch fort, während sich der nächste Atemzug sammelt.

Ein stabiles, sensibles Gewahrsein des Atemrhythmus kann eine herrliche Erfahrung sein. Das Atemgewahrsein verankert Geist und Gefühle, die sich daraufhin meist beruhigen.

Diese Phase ist in der Regel erholsam, da sie ein Gefühl bedingungsloser Offenheit und Empfänglichkeit für die Erfahrung fördert. Sie können sich den Atem als Welle vorstellen, die einen breiten Sandstrand hinauf- und wieder hinunterrollt.

Abschnitt vier
Im vierten Abschnitt reduzieren Sie Ihr Gewahrsein auf eine einzige Empfindung. Die traditionelle Anweisung dazu lautet, es auf den allerersten und den allerletzten Sinneseindruck zu richten, wenn die Luft in den Körper strömt und ihn wieder verlässt. Das kann die Nasenspitze, die Oberlippe oder die Innenseite der Nasenflügel sein.

Dies ist die letzte Phase, weil der Geist bereits eine gewisse Ruhe und Wachheit haben muss, um diese zarten Empfindungen wahrnehmen zu können. In diesem Abschnitt sollte das Gewahrsein sanft gesammelt sein. Konzentrieren Sie sich keinesfalls so stark, dass Sie meinen, Sie würden gleich anfangen zu schielen! Die Aufmerksamkeit ist wach, aber auch locker und zart: als würden Sie eine Biene beobachten, die mit beinahe schwereloser Empfänglichkeit für die Blüte ihren Pollen sammelt, oder als wehe eine hauchzarte Spinnwebe sanft im Wind oder als fingen Sie eine fallende Feder. Wenn Sie danach haschen, schwebt sie davon. Halten Sie stattdessen einfach die Hand auf und warten Sie, bis sie darauf landet.

> Denken Sie an eine Welle, die sanft gegen einen Felsen plätschert. Was passiert, wenn die Welle auf den Felsen trifft? Die zarten Eindrücke bei der Berührung von Atem und Haut ähneln dem Kontakt zwischen Welle und Fels: klar, leicht, immer im Wandel. Dieses Bild soll den Kontakt zwischen Atem und Körper verdeutlichen.

Weitere Vorschläge für den vierten Übungsabschnitt
In der vierten Phase sollen Sie das Spektrum der wahrgenommenen Empfindungen begrenzen. Sie müssen sich nicht auf die Nasenspitze konzentrieren, sondern können Ihr Gewahrsein auch auf das Heben und Senken des Bauches oder die Bewegung der Brust richten. Menschen mit chronischen Schmerzen leben oft sehr stark »im Kopf«. Wenn Sie das Gewahrsein auf die Nase richten, kann das diese Tendenz noch verstärken. Lassen Sie es daher auf dem Auf und Ab des Bauches ruhen. Möglicherweise verstärkt sich dadurch das Gefühl, im eigenen Körper zu Hause zu sein. Ich schlage vor, Sie experimentieren ein wenig und finden heraus, was bei Ihnen am besten funktioniert – zu verschiedenen Zeiten können das ganz unterschiedliche Dinge sein. Falls Sie zu Trägheit und Müdigkeit neigen, ist es vielleicht von Vorteil, das Gewahrsein auf eine Stelle zu richten, die sich etwas weiter oben befindet. Das könnte zum Beispiel die Nase sein, was die Energie beleben und steigern kann. Sind Sie dagegen unruhig und aus dem Gleichgewicht, hilft es, das Gewahrsein weiter unten im Körper zu sammeln, da dies automatisch erdet und beruhigt.

Die Übungsstruktur

Diese vier Abschnitte geben der Atemmeditation »Im Rhythmus des Atems« eine recht formale Struktur. Sie können es aber auch gern mit einer längeren Version der freieren, weniger strukturierten Übung versuchen, die ich zu Beginn des Kapitels beschrieben habe (siehe S. 227). Manche Menschen haben eine Vorliebe dafür und halten sie für eine effektive Möglichkeit, sich des Atems gewahr zu werden. Ich stelle allerdings auch fest, dass die vier Abschnitte der formalen Meditation den meisten Leuten entgegenkommen, da sie Form und Vielfalt verbinden. Dies gilt vor allem, wenn man das Meditieren gerade erst erlernt.

Die vier Abschnitte werden von Schritt zu Schritt anspruchsvoller. Während Sie in der ersten Phase jeden Atemzug zählen, geben Sie dem Geist etwas zu tun und er kann leichter zur Ruhe kommen. Wenn ich mich einfach hinsetze und den Atem beobachte, ohne zu zählen, zerren häufig Gedanken und Gefühle an mir, die sich um das drehen, womit ich zuvor beschäftigt war. Überdies neige ich dann stärker dazu, mich in meinem Schmerz und den damit verbundenen geistigen Reaktionen zu verfangen. Wenn ich zähle, kann ich mich schneller auf die Übung konzentrieren.

Das Zählen vor dem Atemholen im zweiten Übungsabschnitt verlangt etwas mehr Aufmerksamkeit und führt Sie ein wenig tiefer. Vermutlich stellen Sie fest, dass Sie in diesem Stadium etwas besser aufpassen müssen, um Interesse und Konzentration zu halten.

Manche Menschen empfinden das Zählen in den ersten beiden Übungsabschnitten als eher störend. Falls Sie dazugehören, rate ich Ihnen, es einfach zu lassen. Schließlich ist dies eine Atem-, keine Zählmeditation! Das Zählen ist nur ein Hilfsmittel, das es Ihnen erleichtern soll, zur Ruhe zu kommen, stiller und stabiler zu werden.

In der dritten Phase zählen Sie nicht mehr. Inzwischen dürften Sie sowohl körperlich als auch geistig ruhiger und stabiler geworden sein. Richten Sie Ihr Gewahrsein einfach auf das Kommen und Gehen der Körperempfindungen, der Gedanken und Gefühle und bleiben Sie ruhig und ausgeglichen. Diese Haltung wird auch beschrieben als »nichtreaktive, wachsame Empfänglichkeit, die den Inhalt der Erfahrung weder unterdrückt noch zwanghaft darauf reagiert«. Man könnte auch sagen, Sie sind sich des Geschehens bewusst und üben sich in Gleichmut.

Im vierten Übungsabschnitt sammeln Sie das Gewahrsein, sodass es »einspitziger« – wie es im Buddhismus heißt –, ruhiger und konzentrierter wird. Auch das ist ein wichtiger Teil der Übung.

Da sich der Schwerpunkt von Abschnitt zu Abschnitt verschiebt, können Sie Ihr Interesse und Ihre Hingabe an die Übung besser halten. Die Übergänge zwischen den Phasen erinnern Sie an das, was Sie gerade tun, und ermöglichen es Ihnen, in den gegenwärtigen Augenblick, zu Körper und Atem zurückzukehren. Sie bieten dem Geist eine gewisse Vielfalt, was vor Langeweile und Ablenkung schützt und zugleich eine allmähliche Vertiefung des Gewahrseins fördert. Insgesamt können Sie mit dieser Übung die einzelnen Fäden Ihres Gewahrseins zu einem runden, befriedigenden Gefühl von Ganzheit und Ruhe verbinden.

> **Michael**
> Ich leide unter Fibromyalgie, eine rheumatische Erkrankung, und unter Depressionen. Da hilft es mir sehr zu wissen, wie ich zum Atem zurückkehren kann, wenn ich mich in meinen Gedanken verliere. Beim Üben merke ich oft, wie mein Geist abschweift, und entscheide mich dann immer wieder dafür zurückzukehren. Früher hatte ich den Eindruck, meine Gedanken und Gefühle würden mich mitzerren und ich wäre ihnen hilflos ausgeliefert. Sie waren so stark und emotionsgeladen und wirkten ausgesprochen real. Aber die Meditation hat mir klargemacht: »Ich habe die Wahl und kann die ängstlichen Gedanken loslassen.« Die Atemmeditation ist eine wirkungsvolle Methode, um diese Erkenntnis in die Tat umzusetzen. Und wenn ich mich wirklich auf den Atem konzentriere und einfach loslasse, werden die körperlichen Empfindungen rund um den Atem außerordentlich vielfältig.

Eingehendere Beschäftigung mit der Übung

Ablenkung

Trotz der vier Übungsabschnitte ist die Atemmeditation im Grunde ganz einfach: Die einzelnen Phasen stellen lediglich verschiedene Möglichkeiten dar, das Denken auf den Atem zu richten. Gleichwohl merken die Leute oft, dass es gar nicht so leicht ist, auf den Atem zu achten, ohne sich ablenken zu lassen. Es ist nicht ungewöhnlich, dass sich das Denken und Fühlen schnell anderen Dingen zuwendet. Manchmal tauchen heftige, unwiderstehliche Gedanken auf, manchmal sind sie vage und verschwommen, manchmal sind sie angenehm und verlockend und manchmal sogar beunruhigend und beklemmend. Noch bevor es Ihnen selbst klar ist, denken Sie ans Abendessen, ans Einkaufen, an Sex, an den Streit vom Vorabend, an Ihren juckenden Fuß, an Ihre verspannten Schultern, an die Wut auf Ihren Chef (und proben dabei sogar noch, was Sie ihm beim nächsten Mal sagen wollen), und so weiter. Irgendwann fällt Ihnen wieder ein: »Eigentlich sollte ich ja auf den Atem achten!« Sie holen Ihr Gewahrsein zurück und sammeln sich kurz. Aber kaum vergeht ein Moment, begibt sich Ihr Geist erneut auf Wanderschaft.

In Kapitel 16 werden wir uns eingehender mit der Frage beschäftigen, wie den verschiedenen Meditationshindernissen beizukommen ist. An dieser Stelle möchte ich lediglich ein paar Hinweise geben, wie Sie sich vor Entmutigung schützen können.

> Denken Sie an einen Schmetterling, der auf einer Blüte sitzt, die sich an einem Sommertag in einem lauen Lüftlein wiegt. Der Schmetterling ist im Gleichgewicht, wach und empfänglich für das Gewicht und die Bewegungen der Blüte. Gleichzeitig verharrt er still und reglos. Beim Meditieren werden Ihr Geist und Ihr Herz wie dieser Schmetterling: Wenn er davonfliegt, kehrt er immer wieder zurück, um sich auszuruhen.

Es ist ganz normal, dass Gedanken auftauchen und Ihr Interesse wecken. Die Meditation wird nicht sofort etwas daran ändern. Deshalb möchte ich Sie ermuntern, es als Chance zu begreifen, Geist, Herz, Neigungen, Gewohnheiten und Vorlieben zu erforschen und sich selbst besser kennenzulernen.

Denken Sie nicht, Sie würden falsch meditieren, wenn Sie von Ihren Gedanken beherrscht werden.
Jedes Mal, wenn Sie zum Atem zurückkehren, schulen Sie Ihren Geist. Auf diese Weise lernen Herz und Verstand, den Zustand gewohnheitsmäßiger, reaktiver Ablenkung hinter sich zu lassen und empfänglicher, kreativer und aufmerksamer zu werden. Ich kann dies nicht oft genug betonen, denn es kann Sie vor Gefühlen des Versagens und der Verzweiflung bewahren.

Konzentration
Indem Sie lernen, sich auf die Empfindungen rund um den Atem zu konzentrieren, lernen Sie auch, sich zu konzentrieren und zu bemühen. Für viele Menschen ist es eine lästige Pflicht oder gar eine Last, sich zu konzentrieren. Schließlich ist dies bei der Bewältigung von Prüfungen oder Aufgaben nötig und wird oft als schwierig empfunden. Bei der Atemmeditation erlernen Sie eine warme, zarte Form der Konzentration. Sie ist geradlinig, aber leicht; stark, aber sanft.

Das Tempo drosseln
Die Achtsamkeit drosselt das Tempo. Gewöhnlich sind Lärm, Gespräche, Aktivität, Entscheidungen und so weiter Teil unserer Erfahrung. Darauf häufen wir dann stapelweise Urteile, Ansichten, Meinungen, Reaktionen und Gewohnheiten, ohne uns bewusst dafür entschieden zu haben. Wenn wir so leben, wissen wir oft gar nicht, wie uns gerade geschieht.

Wenn Sie sich in der Atemmeditation üben, wird Ihnen allmählich klarer, was tatsächlich vor sich geht, und Sie lernen Ihre reflexartigen Reaktionen und Impulse kennen. Sie können ruhig zusehen, wie Ihre körperlichen, geistigen und emotionalen Erfahrungen entstehen und vergehen. Die Konzentration auf den Atem verankert Ihr Gewahrsein im Körper und im gegenwärtigen Augenblick.

Stellen Sie sich vor, Sie säßen auf einem Hügel und blickten hinab auf eine wunderschöne weite Ebene voller Vögel und Tiere. Interessiert verfolgen Sie, was dort geschieht, ohne sich übermäßig zu dem einen oder anderen Tier hingezogen zu fühlen. Sie sehen auch Löwen oder Tiger, vor denen Sie normalerweise Angst hätten. Aber weil Sie auf Ihrem Hügel sitzen, müssen Sie nicht davonlaufen. Wenn Sie eine schöne Gazelle oder Antilope sehen, erfreuen Sie sich an ihrer Eleganz, betrachten sie mit entspanntem Interesse und bleiben doch reglos und still.

In der Atemmeditation ähneln Ihre Gedanken und Gefühle den verschiedenen Tieren. Die weite Ebene ist das Feld Ihres Gewahrseins. Mag sein, dass Ihre Schmerzen und das, was Sie darüber denken, Ihnen Angst einjagen wie sonst die Löwen und Tiger. Aber die Achtsamkeit schafft einen Raum, in dem Sie die Schmerzen wahrnehmen können, ohne darauf zu reagieren oder von Angst und Furcht zu dem Gefühl gedrängt zu werden, dass Sie ihnen entfliehen müssten.

15 Liebevolles Gewahrsein

> Wie eine Mutter ihren eigenen Sohn,
> ihr einzig Kind mit ihrem Leben schützt,
> so möge man zu allen Lebewesen
> entfalten ohne Schranken seinen Geist!
> *Buddha*[1]

Auf der Grundlage des Körper-Scans und der Atemmeditation können wir nun zur dritten Meditationsübung übergehen, die den Kern des von breathworks entwickelten Achtsamkeitsansatzes bildet. Das liebevolle Gewahrsein ist eine Variante der traditionellen buddhistischen Meditationspraxis »Entwicklung liebender Güte« *(mettabhavana)*. Sie beschäftigt sich mit Güte und Mitgefühl, die Herz und Geist ihrerseits Frieden und Stabilität schenken.

Die Übung

Die Übung ist in fünf Abschnitte gegliedert, in denen Sie sich selbst, einem Freund, einem weitläufigen Bekannten, einem in Ihren Augen schwierigen Menschen sowie allen lebenden Wesen liebevolles Gewahrsein schenken. Darüber hinaus stehen in den einzelnen Phasen auch andere Dinge im Vordergrund: eine liebevolle Einstellung und Absicht, liebevolles Atmen, das Erkennen gemeinsamer Lebensmuster sowie die rechte Einstellung zu Lust und Schmerz. Ich werde diese Punkte am Ende des Kapitels noch ausführlicher erläutern.

Abschnitt 1: Begegnen Sie Ihrer ganzen Erfahrung liebevoll

Es ist zwar das Ziel dieser Übung, Mitgefühl mit anderen Menschen zu entwickeln, doch in der ersten Phase üben Sie, liebevoll zu sich selbst zu sein und sich der eigenen Erfahrung gewahr zu werden. Dies steht jetzt möglicherweise überraschend an und wirkt vielleicht sogar egoistisch. Aber man kann nur dann mit anderen in Kontakt treten, wenn man sich seiner selbst gewahr ist und ein offenes, ehrliches Verhältnis zu sich hat.

Liebevoller Atem

Wir beginnen mit einer umfassenden Vergegenwärtigung des Körpers, der Atmung und des Augenblicks. Betrachten Sie den Atem voller Wärme und Güte und stellen Sie sich vor, wie sein Ein- und Ausströmen den Körper beruhigt. Falls Sie keine Liebe empfinden können, atmen Sie einfach in der Absicht, liebevoll zu handeln.

Öffnen Sie sich dem Unangenehmen

Wenn Sie zur Ruhe gekommen sind, richten Sie Ihr Gewahrsein vorsichtig auf die unangenehmen Aspekte Ihrer augenblicklichen Erfahrung. Sie sind unvermeidbar und gehören zum Leben. Wenn Sie starke Schmerzen haben, werden Sie sich dieser Empfindungen vorsichtig, sanftmütig und liebevoll gewahr. Falls es sich in erster Linie um geistigen oder emotionalen Schmerz und Unruhe handelt, achten Sie auf ein Echo im Körper – ängstliche Gefühle können sich zum Beispiel als Spannungen im Bauch bemerkbar machen. Das Gewahrsein des körperlichen Echos Ihrer Gefühle hilft Ihnen, im Jetzt verankert zu bleiben. (Mehr dazu in Kapitel 16: Vom Umgang mit Gedanken und Gefühlen, siehe S. 259 ff.)

Es mag seltsam, ja sogar masochistisch anmuten, die Aufmerksamkeit gleich zu Übungsbeginn auf die schmerzlichen oder unangenehmen Aspekte der Erfahrung zu richten. Allerdings gibt es dafür einen guten Grund. Wenn wir uns zum Meditieren hinsetzen, stählen wir uns oft unbewusst gegen alles Unangenehme und wollen es ausblenden. Wir denken: »Also gut, ich werde jetzt meditieren. Ich habe Schmerzen, aber ich werde sie nicht spüren, weil ich sie mir einfach nicht eingestehe. Ich mag sie nicht und möchte eine schöne Meditation erleben.« Wenn Sie versuchen, den Schmerz aus Ihrem Gewahrsein zu verbannen, entsteht ein Widerstand, der schnell sekundäres Leid verursacht. Er macht sich als körperliche Spannung, geistige Trägheit, Nicht-stillsitzen-Können, Gereiztheit und so weiter bemerkbar.

Sagen Sie nicht: »Oh nein, nicht schon wieder diese Rückenschmerzen! Das ist nicht fair! Ich halte das nicht aus!« Räumen Sie behutsam ein, dass Sie Schmerzen haben: »Also gut, ich habe Rückenschmerzen – ziemlich unangenehme Rückenschmerzen sogar. Einatmen, ausatmen. Die Schmerzen sind schlimm, aber sie gehören zu meiner Erfahrung. Mal sehen, wie sie sich anfühlen.«

Sie können den Widerstand gegen die unangenehme Seite Ihrer Erfahrung lindern, indem Sie in den Schmerz hineinatmen. Atmen Sie ein Gefühl von Weichheit ein und lassen Sie beim Ausatmen den Widerstand los. Behandeln Sie Ihre Schmerzen wie ein verletztes Kind oder einen kranken Menschen, den Sie sehr lieben.

Dass Sie sich gleich zu Beginn dem Schmerz und den Unannehmlichkeiten zuwenden, soll außerdem dafür sorgen, dass Ihr Herz weich und offen bleibt. Wenn Sie sich sofort reflexartig gegen den Schmerz stählen, werden Sie feststellen, dass Sie damit in Wirklichkeit einen ganzen Empfindsamkeitsbereich ausblenden, zu dem auch Freude, Liebe und die Fähigkeit aller Menschen gehören, ganz und gar lebendig zu sein.

Suchen Sie das Angenehme
Nachdem Sie sich eine Weile den unangenehmen, schwierigen oder schmerzhaften Empfindungen oder Erfahrungen

gewidmet haben, konzentrieren Sie sich auf die angenehmen Aspekte des Augenblicks. Werden Sie sich zum Beispiel bewusst, wie warm Ihre Hände sind, oder nehmen Sie so einfache Dinge wahr wie etwa, dass Sie nicht hungrig sind. Möglicherweise spüren Sie eine gewisse Erleichterung in der Herzgegend, wenn Sie sich entspannen und den Augenblick ehrlich akzeptieren, statt die Härte zu fühlen, die der Widerstand mit sich bringt.

Manchen Menschen fällt es schwer, weniger intensive Empfindungen wahrzunehmen. Achten Sie in diesem Fall auf ein Gefühl von Energie im Körper oder genießen Sie den einfachen Vorgang des Atmens. Sie sind nicht zwangsläufig auf der Suche nach großen oder großartigen Erfahrungen. Seien Sie einfach neugierig und freundlich und richten Sie Ihr Gewahrsein auf alles Angenehme.

Werden Sie ein größeres Gefäß
Nachdem Sie die schmerzhafte und die angenehme Seite Ihrer Erfahrung erforscht haben, erweitern Sie nun die Perspektive und werden zu einem größeren Gefäß, das die schönen und die schmerzlichen Aspekte des Augenblicks mit Gleichmut in sich vereint. Sobald Wünsche oder Abneigungen auftauchen, kehren Sie in Ihre emotionale Mitte zurück und verharren weiter im Fluss der Erfahrung. In diesem weiten, ganzheitlichen Gewahrsein können Sie das Wesen der Erfahrung erforschen. Wenn Sie *mit* den ständigen Veränderungen im Leben arbeiten, statt dagegen anzukämpfen, werden Sie stark und stabil. Die ganze Übung wird vom liebevollen Atem gehalten, der Ihre ganze Erfahrung umschmeichelt und liebkost.

Gelegentlich ist es eine Herausforderung, unangenehmen Erfahrungen direkt ins Auge zu sehen, oder das Angenehme scheint unauffindbar. Weitere Informationen zu den Fragen, die in dieser Übungsphase aufkommen können, finden Sie in der Erklärung der Fünf-Schritte-Methode in Kapitel 5.

> **Jemma**
> Als ich mit der Meditation »Liebevolles Gewahrsein« begann, entging mir das Wesentliche des ersten Übungsabschnitts. Ich nahm einfach nicht zur Kenntnis, wie wichtig es ist, liebevoll mit mir umzugehen, damit ich auch zu anderen freundlich sein kann. Ich wollte wohl meine Rückenschmerzen nicht akzeptieren und nicht zugeben, dass ich Hilfe brauchte. Deshalb dachte ich meist, allen anderen ginge es schlechter als mir. Es ist eine große Erleichterung, mich zu nichts mehr zwingen zu müssen, sondern liebevoll mit mir umzugehen und bewusster wahrzunehmen, wie ich mich fühle. Ich habe Gefühle und Empfindungen, wie alle anderen Menschen auch. Das weckt ein Gefühl der Verbundenheit mit anderen in mir.

Abschnitt 2: Ein guter Freund

Denken Sie im zweiten Übungsabschnitt an einen Freund oder eine Freundin. Solange Sie in der Übungspraxis noch nicht sattelfest sind, sollten Sie jemanden wählen, den Sie nicht sexuell attraktiv finden, der ungefähr in Ihrem Alter ist und noch lebt. So vermeiden Sie die komplizierteren Gefühle, die das sexuelle Verlangen, das Verhältnis zwischen Eltern und Kind oder die Trauer mit sich bringen.

Heißen Sie diesen Menschen in Ihrem Gewahrsein willkommen und bedienen Sie sich dazu der Methode, bei der sich der Kontakt am engsten und lebendigsten anfühlt. Sehen Sie ein Bild dieser Person vor Ihrem geistigen Auge oder denken Sie daran, wie sie ist. Manchmal hilft auch eine schöne Erinnerung, die Vorstellung von dem Freund oder der Freundin wachzurufen. Lassen Sie sich aber nicht davon mitreißen: »Es war schön am Strand mit Katie. Wir haben Eis gegessen und diesen netten Kerl getroffen. Wie hieß er noch gleich?« Sonst verlieren Sie sich im Nu in den dazugehörigen Geschichten. Wenn Sie merken, dass Sie abschweifen, kehren Sie einfach zum liebevollen Atem und dem einfachen Gedanken an Ihren Freund zurück.

Sobald Sie den Menschen spüren können, bleiben Sie bei dieser Erfahrung und führen sich Ihre Gemeinsamkeiten vor Augen. In der ersten Phase haben Sie über Freude und Schmerz der eigenen Erfahrung nachgedacht. Machen Sie sich nun klar, dass auch die befreundete Person jeden Augenblick ihres Lebens Schmerz empfindet und sich gegen diese Erfahrung sträubt. Dass sie Vergnügen empfindet und daran festhalten möchte. Ihre Lebensgeschichten unterscheiden sich, aber die grundlegende menschliche Erfahrung ist ähnlich. Genau wie Sie fühlt Ihr Freund, Ihre Freundin Freude und Leid, Hoffnung und Angst, Triumph und Bedauern. Dieser Mensch kennt dieselbe Bandbreite von Gefühlen und will lieben und geliebt werden.

Sie können darüber nachdenken, dass auch Ihr Freund ein- und ausatmet, dass jeder seiner Atemzüge einzigartig ist und seinem Körper Leben schenkt, so wie Ihr Atem das Herzstück Ihres Lebens ist. Verbinden Sie Ihren Atem mit Ihrer Liebe: Werden Sie sich beim Einatmen Ihres Freundes und seiner Menschlichkeit bewusst und lassen Sie beim Ausatmen Ihre Liebe entströmen und wünschen Sie ihm alles Gute. Alles, was Sie gern hätten, können Sie auch Ihrem Freund wünschen.

Abschnitt 3: Eine neutrale Person
In der dritten Übungsphase denken Sie an einen Menschen, für den Sie weder Zu- noch Abneigung empfinden, da Sie ihn nicht besonders gut kennen. Dieser Mensch steht für die breite Masse, über die Sie gewöhnlich nicht viel nachdenken. Unter Umständen behandeln Sie ihn mehr wie einen Gegenstand als wie einen Mitmenschen. Wählen Sie jemanden, den Sie vom Sehen kennen, zum Beispiel einen Ladenbesitzer oder eine andere Person aus Ihrem Leben, zu der keine emotionale Verbindung besteht. Vielleicht auch jemanden aus Ihrem Arbeitsumfeld.

Rufen Sie sich diesen Menschen ins Gedächtnis, wie Sie es auch im letzten Schritt getan haben. Machen Sie sich dann bewusst, dass Sie und er (oder sie) Menschen sind – mit all der Freude und dem Schmerz, den Hoffnungen und den Ängsten, die das menschliche Dasein mit sich bringt. Sie können sich auch vergegenwärtigen, dass dieser Mensch atmet, genau wie Sie. Tränken Sie Ihren Atem mit Liebe und Interesse. Werden Sie sich beim Einatmen dieser Person und ihrer Menschlichkeit gewahr und schicken Sie ihr beim Ausatmen Ihre Liebe und Ihre guten Wünsche.

Abschnitt 4: Ein Mensch, mit dem Sie Schwierigkeiten haben
In der vierten Übungsphase denken Sie an jemanden, mit dem Sie Probleme oder zu dem Sie eine eher unharmonische Beziehung haben. Solange Sie noch lernen, sollten Sie nicht gerade einen Ihrer Erzfeinde wählen. Nehmen Sie lieber einen Menschen, mit dem Sie nur minimale Probleme haben oder der Sie ein wenig irritiert. Sonst werden Sie von Wut oder Abneigung überwältigt und müssen kämpfen, um die Meditation nicht abbrechen zu müssen.

Nutzen Sie Ihre Vorstellungskraft, um sich die Menschlichkeit dieser Person vor Augen zu führen. Dies bedeutet, dass Sie das Gefühl der Trennung überwinden und sich auf die Gemeinsamkeiten konzentrieren. Machen Sie sich klar: Ganz gleich, welche Unterschiede es zwischen Ihnen und diesem Menschen gibt, er empfindet dieselbe Bandbreite von Gefühlen und sehnt sich ebenfalls danach, zu lieben und geliebt zu werden. Mag sein, dass Ihnen der Umgang mit ihm schwerfällt. Dennoch gehen Sie beide unangenehmen Dingen am liebsten aus dem Weg, halten gern am Angenehmen fest und zeigen alle Verhaltensweisen, die sich aus dieser Neigung ergeben. Sie sind also gar nicht so verschieden.

Vielleicht reagieren Sie nach der Meditation nicht mehr so ablehnend auf diesen Menschen, sondern sehen ihn vielmehr in einem neuen Licht, aus einem weiteren, liebevolleren und mitfühlenderen Blickwinkel. Erfüllen Sie auch jetzt Ihren

Atem mit Liebe. Denken Sie beim Einatmen an den Betreffenden und schicken Sie ihm beim Ausatmen Ihre Liebe und Ihre guten Wünsche.

Bei der Auswahl der Personen für die zweite, dritte und vierte Übungsphase sollten Sie schnell entscheiden, statt darüber nachzugrübeln, ob Sie die richtigen Menschen gewählt haben. Außerdem kann sich dies durchaus ändern, und wer heute ein »guter Freund« ist, kann schon morgen in die Kategorie »schwierige Person« fallen! Das ist normal. In jeder Beziehung geht es auf und ab. Andererseits ist es auch in Ordnung, wenn ein Mensch tage-, wochen- oder gar monatelang in derselben Kategorie bleibt. Das ist eine gute Möglichkeit, Ihre Praxis zu vertiefen.

Vergessen Sie nicht, dass Sie den anderen mit dieser Übung nicht ändern wollen. Mit der Zeit werden Sie zwar tatsächlich Veränderungen an Ihrer Beziehung feststellen, aber dies liegt daran, dass Sie anders mit ihm umgehen und auf Grund Ihrer Praxis des liebevollen Gewahrseins freundlicher sind und weniger urteilen. Sie können niemanden verändern. Sie können lediglich die Verantwortung für Ihr Verhalten und Ihr Tun übernehmen.

Abschnitt 5: Verteilen Sie Ihre Liebe überall
Rufen Sie sich die vier Personen in der letzten Übungsphase noch einmal ins Gedächtnis: sich selbst, den Freund oder die Freundin, den neutralen Menschen und denjenigen, den Sie schwierig finden. Stellen Sie sich vor, sie säßen im Kreis zusammen, oder spüren Sie einfach ihre Präsenz und vergegenwärtigen Sie sich Ihre Gemeinsamkeiten.

Dehnen Sie Ihr Gewahrsein auf einen immer größeren Kreis von Menschen aus. Vergessen Sie nicht, dass jeder von ihnen dieselbe Mischung aus Schmerz und Freude empfindet wie Sie, ganz gleich, wo er lebt, wie alt er ist, welche Hautfarbe oder wie viel Geld er hat. Tränken Sie Ihren Atem mit liebevollem Gewahrsein, während Sie den Kreis des Lebens in

Ihrer Vorstellung immer weiter ausdehnen. Vielleicht spüren Sie, wie die ganze Welt atmet und wie Meereswellen steigt und fällt. Die Isolation verliert ihren Stachel, Sie lassen los, spüren Ihre Verbundenheit mit dem Leben und ruhen still im liebevollen Atem.

Kommen Sie allmählich zum Ende, werden Sie sich der Geräusche und Ihrer körperlichen Empfindungen bewusst. Wenn Sie bereit sind, öffnen Sie die Augen, bewegen sich vorsichtig und kehren in den Alltag zurück.

Die Übungselemente

Alle Abschnitte der Übung des liebevollen Gewahrseins sind von einer wichtigen Geisteshaltung durchdrungen, die ich nun ausführlicher erläutern möchte.

1. Liebe und Verbundenheit

Es gibt eine Umschreibung für die Einstellung, die wir mit der Übung des achtsamen Gewahrseins unterstützen: das Wort »zart«. Mein Wörterbuch definiert es wie folgt: »Zerbrechlich, verletzlich oder anfällig; gütig, gnädig oder mitfühlend; rührend; man empfindet Wärme und Zuneigung oder bringt sie zum Ausdruck; sanft und empfindlich; behutsam zu behandeln.«[2] Dieses Wort erzählt von Liebe und Fürsorge und deutet an, dass man genau weiß, wie viel Hilfe gerade angemessen ist.

Im Laufe der Zeit werden Sie lernen, ein, man könnte sagen, kühles, distanziertes und *routiniertes Gewahrsein* von dem *emotional verbundenen Gewahrsein* zu unterscheiden, das Sie mit dieser Übung pflegen. Es ist warm, ehrlich und gütig.

2. Absicht

Was, wenn Sie sich beim Üben so gar nicht liebevoll fühlen? Sobald man versucht, ein Gefühl heraufzubeschwören, fühlt es sich zwangsläufig künstlich an. Eigentlich geht es bei dieser Übung um die Art und Weise, wie man mit sich und anderen umgeht. Der Schlüssel ist die Absicht, einen positiven Kontakt zu anderen herzustellen. Es kann überraschend wirkungsvoll sein, mit dieser liebevollen Absicht einfach ein- und auszuatmen.

Wenn ein Gärtner Samen in die Erde legt, ist zunächst nicht viel davon zu sehen, aber im Laufe der Zeit sprießen sie und blühen auf. Auch die Absicht, liebevoll mit anderen umzugehen, wird zu gegebener Zeit Früchte tragen – ganz gleich, wie Sie sich beim Üben fühlen.

3. Liebevoller Atem

Das Atemgewahrsein bildet die Grundlage des liebevollen Gewahrseins, des Körper-Scans und der Atemmeditation. Bei dieser Übung verbinden Sie das Atemgewahrsein mit einer herzlichen, liebevollen emotionalen Haltung – vor allem wenn Sie Schmerzen haben. Bemühen Sie sich, den Atem mit zartem, sanftem Gewahrsein zu füllen, damit er Ihnen hilft, jede Form von Widerstand aufzugeben. Im ersten Übungsabschnitt bedeutet dies, *im Gewahrsein Ihrer Erfahrung einzuatmen* und *Ihre Erfahrung beim Ausatmen mit Liebe zu erfüllen*, sodass sie den ganzen Körper durchdringt. Im zweiten Übungsabschnitt atmen Sie das Gewahrsein Ihres Freundes, Ihrer Freundin ein und schicken ihm oder ihr beim Ausatmen Ihre Liebe. Setzen Sie diesen Prozess auch in den anderen Abschnitten fort.

4. Eine ausgeglichene Einstellung zu angenehmen Gefühlen und zum Schmerz

Indem Sie sich der angenehmen wie der unangenehmen Aspekte Ihrer Erfahrung gewahr werden, können Sie die unmittelbare Erfahrung von Ihren Reaktionen darauf trennen. Dies schafft Platz für kreativeres Handeln. Sie werden nicht mehr von Ihren Reaktionen auf Schmerz und angenehme Gefühle gebeutelt, sondern sind gleichmütiger und stabiler. Wie die Seeleute den Kiel ihres Schiffes mit Ballast füllen – mit schwerem Material wie Sand oder Steinen –, damit ihr Boot nicht kentert, können Sie mithilfe Ihres emotionalen Ballasts das Gleichgewicht wahren, wenn dieser in einem weiten, stabilen Feld des Gewahrseins ruht. Sie fühlen sich wie ein großer Ozeandampfer, der sich einen klaren Kurs durchs Wasser bahnt, nicht wie ein winziges Boot, das hilflos auf den Wellen tanzt. Es festigt Ihre Erfahrung, wenn Sie spüren, dass sich Ihre emotionale und Ihre körperliche Energie weit unten im Körper sammeln und Sie sich nicht mit den Gedanken und Gefühlen identifizieren, die Ihnen durch den Kopf gehen.

Wenn Sie sich regelmäßig in liebevollem Gewahrsein üben, können Sie sich einen solchen Umgang mit Ihrer Erfahrung zur Gewohnheit machen. Sie lernen allmählich, den Punkt zu erkennen, an dem die Situation kippt und sich eine schlicht unangenehme Erfahrung in Widerstand und Vermeidungsverhalten auswächst, oder ein angenehmes Gefühl von Ihrem dringenden Verlangen erdrückt wird, es festzuhalten. Oder wie Jon Kabat-Zinn sagt: »Sie müssen nicht ausflippen, wenn man Sie provoziert.«[3] Es gibt zahlreiche Anlässe zur Irritation. So ist das Leben! Doch wenn Sie achtsam und gewahr sind und sich etwas tiefer mit Ihrer gegenwärtigen Erfahrung beschäftigen, erkennen Sie den Wendepunkt, den Impuls »auszuflippen«, und finden erneut Zugang zu Ihrem Ballast und Ihrer Stabilität.

Das Tagebuch angenehmer und unangenehmer Ereignisse
Vielen Menschen hilft es, in der Woche vor dem Erlernen der Übung des liebevollen Gewahrseins Tagebuch über angeneh-

me und unangenehme Ereignisse zu führen. Eine Vorlage finden Sie in Anhang 2 (siehe S. 290). Jeden Tag schreiben Sie eine Sache auf, die Sie als angenehm oder unangenehm empfunden haben. Außerdem notieren Sie die davon ausgelösten körperlichen, geistigen und emotionalen Reaktionen. Dabei werden Sie vermutlich feststellen, wie unterschiedlich und abwechslungsreich Ihr Alltag ist, obwohl Sie oft meinen, er werde vom Schmerz beherrscht. Das Tagebuch offenbart auch die einfachen Freuden Ihres Lebens, denen Sie normalerweise kaum Beachtung schenken, und Sie können auf einen Blick erkennen, wie schnell auf Schmerzen oder Schwierigkeiten sekundäres Leid folgt.

5. Universelle Lebensmuster erkennen

Dank des liebevollen Gewahrseins erkennen Sie nicht nur bei sich, sondern auch bei anderen die Neigung, sich gegen den Schmerz zu sträuben und an den angenehmen Gefühlen festzuhalten. Diese Neigung gehört zu den Grundbedingungen des menschlichen Lebens. Wenn Sie sich in liebevollem Gewahrsein üben, überlegen Sie, welches Leid Ihre Reaktionen Ihnen bringen. Die Übung ermöglicht es Ihnen, Mitgefühl mit anderen und ihrem Schmerz zu haben, wenn sie von den Pfeilen des sekundären Leids durchbohrt werden. Sie reagieren nicht auf ihr Verhalten, sondern können sie verstehen, was Mitgefühl und Toleranz mit sich bringt. Sie lösen sich aus der Isolation, in der Sie sich nur darauf konzentrieren, wie sehr Sie sich von den anderen unterscheiden – bei Menschen mit chronischen Schmerzen ist diese Tendenz besonders stark – und fühlen sich mit ihnen verbunden, indem Sie sich der gemeinsamen Muster bewusst sind. Die Details sind bei jedem Menschen anders, aber die grundlegende menschliche Erfahrung ähnelt sich sehr stark.

16 Vom Umgang mit Gedanken und Gefühlen

Da Sie nun die Grundprinzipien der Meditation und die Struktur der Übungen kennen, wird es Zeit, sich anzusehen, wie Sie in den Meditationssitzungen mit Ihrer Erfahrung arbeiten können. Dabei geht es vor allem um den Umgang mit Gedanken und Gefühlen.

1. Mit den Gedanken umgehen

Die Vorstellung, beim Meditieren dürfe man nicht denken oder müsse den Geist gar leeren, ist weit verbreitet. Lassen Sie uns dies sofort klären. Es ist völlig normal zu denken. Darin besteht die Aufgabe des Verstandes. Deshalb werden Gedanken mit Ausnahme äußerst fortgeschrittener Meditationsstadien immer in Ihrer Meditation präsent sein. Die Frage lautet nicht: »Wie werde ich die Gedanken los?«, sondern: »Wie kann ich effektiv damit arbeiten und meine Beziehung dazu verändern?« In der Achtsamkeitsmeditation versuchen Sie nicht, Ihre Gedanken zu verdrängen oder sich davon abzuschotten. Sie haben vielmehr das Ziel, sich stets bewusst zu sein, was in ebendiesem Augenblick geschieht, ohne darauf zu reagieren. Und dazu gehören auch Ihre Gedanken.

Manchmal merken Sie beim Meditieren vielleicht, dass diverse Denkvorgänge Ihren Geist beschäftigen und ihn mit einer beinahe schockierenden Intensität beherrschen. Möglicherweise meinen Sie sogar, Sie würden mehr denken als zuvor. Das ist eher unwahrscheinlich. Sie nehmen lediglich deutlicher wahr, was sich seit jeher unter dem Radar Ihres Gewahrseins tummelt. Das ständige Grollen der Gedanken ähnelt dem Brummen einer Waschmaschine im Hintergrund, die man oft erst bemerkt, wenn das Schleuderprogramm startet. Jedes Mal, wenn Sie meditieren, nehmen Sie Gedanken wahr, die schon lange unbemerkt vor sich hinrollen und Ihr Handeln und Ihre Gefühle beeinflussen. Möglicherweise wird Ihre körperliche Verspannung von ängstlichen Gedanken verursacht, die Ihnen nicht vollkommen bewusst sind. Oder Sie sind deprimiert und wissen weder den Grund dafür noch, wie Sie etwas daran ändern können – und merken gar nicht, dass Ihnen wütende Gedanken über Ihren Schmerz und Ihre Krankheit durch den Kopf gehen. Diese Beispiele zeigen, was passiert, wenn man »auf Autopilot« geschaltet hat. Die meisten Menschen gehen so durchs Leben. Erst wenn man sich diese Gedanken bewusst macht, kann man die Verantwortung für seine Reaktion darauf übernehmen. Eines der Hauptziele der Meditation besteht darin, sich seiner Gedanken gewahr zu sein und kreative Möglichkeiten für den Umgang damit zu finden.

Tom
Wenn ich einen Migräneanfall habe, bin ich zwei Tage lang wie ausgelaugt. Eine der besten Möglichkeiten, damit umzugehen, ist es, mich mit meinem Denken zu beschäftigen. Ich habe überwältigende Gedanken wie: »*Nicht noch eine Sache, um die ich mich kümmern muss! Werden meine körperlichen Probleme denn niemals enden?*« Aber wenn ich diese Gedanken einfach kommen und gehen lasse und mir klarmache, dass sie *nicht* den Tatsachen entsprechen, sondern ich sie lediglich für wahr *halte*, verändert sich mein Denken. Ich erkenne, dass diese Gedanken nicht hilfreich sind, und glaube nicht daran. Wenn ich der Migräne liebevoll begegne, in dem Wissen, dass sie wie alle anderen Dinge kommt ... und geht, empfinde ich ein herrliches Gefühl des Friedens.

Schauen Sie auf Ihre Gedanken statt von ihnen aus zu schauen

Wenn Sie einen Gedanken haben, glauben Sie für gewöhnlich, was er Ihnen mitteilt. Anschließend betrachten Sie die Welt *aus ihm heraus*. Doch wenn Sie sich Ihres Denkens gewahr sind, schauen Sie *auf* Ihre Gedanken, statt *von ihnen aus* zu schauen. Angenommen, Sie üben den Körper-Scan und denken: »Das schaffe ich nie. Da kann ich genauso gut aufgeben.« Es ist leicht, den Inhalt eines Gedankens zu glauben. Wenn Sie sich aber bewusst machen, dass es nur ein Gedanke und keine objektive Wahrheit ist, verliert er seine Macht. Sie können ihn sein lassen und mit dem Körper-Scan fortfahren. Vergessen Sie nie: »Gedanken sind keine Tatsachen.«[1] Das heißt nicht, dass alles, was Sie denken, falsch wäre. Es bedeutet lediglich, dass nicht alles, was sie denken, der Wahrheit entspricht und manches falsch und unzweckmäßig ist. Die Achtsamkeit hilft Ihnen, Ihre Gedanken zu registrieren, ohne sie gleich für bare Münze zu nehmen oder daran zu glauben.[2]

Emotional belastete Gedanken

Ihre Fähigkeit, Gedanken wahrzunehmen, ohne sie zu glauben, hängt zum Teil von ihrem Inhalt ab. Manche sind eher trivial und haben keine starke emotionale »Ladung«[3]. Wenn Sie sich beim Meditieren fragen: »Was mache ich heute zum Mittagessen?«, können Sie diesen Gedanken problemlos wahrnehmen und loslassen. Andere sind dringlicher, aber immer noch recht unwichtig. Aus: »Ich darf nicht vergessen, Bill eine Geburtstagskarte zu schicken«, wird schnell: »Ich muss Bill sofort eine Geburtstagskarte schreiben.« Manchmal kann man dem Drang, sofort aufzustehen und die Karte zu schreiben, nur schwer widerstehen, obwohl man dies natürlich auch später tun könnte. Wenn Sie einen Gedanken als solchen wahrnehmen, können Sie entscheiden, wie Sie reagieren wollen – und stellen nicht auf einmal fest, dass Sie die Karte schreiben, ohne die Meditation bewusst beendet zu haben! Falls Sie häufig von Einfällen belästigt werden, die mit den Worten: »Ich darf nicht vergessen ...« beginnen, legen Sie beim Meditieren Block und Stift bereit und schreiben Sie diese Dinge auf. Anschließend können Sie sie loslassen und weitermeditieren.

Manche Gedanken haben eine starke emotionale Ladung und sind nicht so einfach als solche zu erkennen. Der Gedanke: »Was, wenn dieser Knoten am Hals Krebs ist?«, dürfte Angst und Sorge verbreiten, und es ist nicht leicht, damit weiterzumeditieren. Dennoch können Sie ihn und die damit verbundenen Gefühle registrieren und sich gleichzeitig bewusst machen, dass Sie gerade ein Drama daraus machen. »Ich wette, es ist Krebs. Meine Tante hatte auch einen Knoten im Hals und bei ihr war es Krebs. Das schaffe ich nie! Wer wird sich um die Kinder kümmern, wenn ich sterbe?« In diesem Beispiel endet eine schlichte Beobachtung – ein möglicherweise harmloser Knoten – mit der Spekulation: »Ich werde sterben.«

Katastrophendenken
Man kann diese Neigung auch als »Katastrophendenken« bezeichnen oder »Katastrophisieren«. Sie ist bei Menschen, die mit Krankheit und Schmerz leben müssen, häufig anzutreffen. Schnell identifiziert man sich allzu sehr mit einem Aspekt der Erfahrung und verliert jegliche Perspektive. Einer meiner Meditationslehrer erzählte mir, als er noch ein kleiner Junge war, sei er jedes Mal, wenn er hingefallen war und seine Hose am Knie dreckig gemacht hatte, zu seiner Mutter gelaufen und habe gejammert: »Ich bin schmutzig!« Er bezeichnete dies als das »Ich starre vor Dreck«-Syndrom, weil er sich tatsächlich so fühlte, obwohl er nur zwei kleine Flecken an den Knien hatte. Oft identifiziert man sich allzu sehr mit dem schmerzhaften Teil der Erfahrung, als ob das alles wäre, obwohl vielleicht nur eine kleine Stelle am Rücken schmerzt.

Gelegentlich ergehen wir uns auch dann in Schwarzmalerei, wenn neue Schmerzen auftreten. Kürzlich berichtete Sylvia bei einem breathworks-Retreat, sie habe seit einiger Zeit Bauchschmerzen. Sie machte sich deswegen pausenlos Sorgen und erzählte uns: »Am Abend war ich dann in meiner Vorstellung so weit, dass ich tot, begraben und auf meiner eigenen Beerdigung war!« Das Katastrophendenken hatte die Kontrolle übernommen und sie hatte auf ihre Gedanken reagiert, als ob es Tatsachen seien, und sich stundenlang in selbstzerstörerische Fantasien vertieft.

Derartige Gedanken sind überwältigend. Wenn Sie versuchen, sie zu unterdrücken, fühlen Sie sich vermutlich bald angespannt und müde. Achtsamkeit heißt, dass man diese Gedanken als das entlarvt, was sie sind – Gedanken, nicht Wirklichkeit. Anschließend kehrt man zur unmittelbaren Wahrnehmung des gegenwärtigen Augenblicks und des Körpers zurück und erinnert sich daran, dass jeder Moment viele Facetten hat und nicht nur aus Schmerzen besteht. Auf diese Weise können Sie die Geschichten unterbrechen, die Sie sich erzählen, und eine größere emotionale Widerstandskraft entwickeln.

Weshalb es problematisch ist, Gedanken zu glauben
Oft ist es relativ harmlos, wenn man einen Gedanken glaubt. Es würde zum Beispiel keinen allzu großen Schaden anrichten, wenn Sie die Meditation abbrächen, um Bill eine Geburtstagskarte zu schreiben. Andere Gedanken können dagegen viel unnötiges Leid verursachen, wenn Sie daran glauben. Angenommen, Sie denken: »Ich habe so viel Arbeit, das schaffe ich nie!« Dies muss nicht stimmen, aber wenn Sie es glauben, fühlen Sie sich möglicherweise gestresst. Oder Sie versuchen sich an einer schwierigen Aufgabe und denken: »Das ist einfach zu schwer. Das kann ich nicht.« Dieser Gedanke könnte sogar auf die Meditation bezogen sein: »Ich kann nicht meditieren. Ich schaffe es einfach nicht.« Das ent-

spricht gewiss nicht den Tatsachen, kann aber gleich den nächsten Gedanken nach sich ziehen, der da wäre: »Ich bin wertlos.« Und schon sind Sie deprimiert.

Gerade Menschen, die mit Schmerzen und Krankheit leben, müssen die Gedanken als das sehen, was sie sind. Schließlich haben Sie bereits einiges um die Ohren. Wenn Ihre Gedanken außer Kontrolle geraten, fühlen Sie sich schnell elend. Die gute Nachricht ist, dass Sie sich dessen gewahr werden und so die Perspektive und das Gleichgewicht wahren können. Hier sind ein paar nützliche Vorschläge, wie Sie Ihre Gedanken sehen können:

Wie Sie *auf* Ihre Gedanken statt *von ihnen aus* schauen können

Der Gedankenzug
Stellen Sie sich vor, Sie stünden auf einer Brücke und sähen auf die offenen Waggons eines Güterzuges hinab, der langsam über die Gleise rollt. Jeder Waggon ist ein Gedanke und Ihre Aufgabe ist es, den Zug – das heißt, Ihre Gedanken – zu betrachten. Aber von Zeit zu Zeit geht Ihnen das Gewahrsein verloren, Sie springen von der Brücke in einen der Waggons und er trägt sie mit sich die Gleise entlang. In diesem Augenblick schauen Sie von Ihren Gedanken auf die Welt.[4]

Im Theater
Sie sitzen im Zuschauerraum eines Theaters. Nacheinander betreten die Schauspieler die Bühne. Sie kommen stets von rechts, laufen über die Spielfläche und treten links wieder ab. Stellen Sie sich vor, diese Schauspieler seien Ihre Gedanken und Sie ließen sie über die Bühne gehen.[5]

Wolken am Himmel
Der Himmel ist Ihr Geist und die Wolken sind die vorüberziehenden Gedanken. Manche sind klein und weiß, andere dick und schwarz. Manchmal sind sie sogar so groß, dass sie den ganzen Himmel bedecken. Trotzdem vergessen Sie nie, dass der Himmel hinter den Wolken immer blau ist, auch wenn Sie ihn gerade nicht sehen.

> **Blätter im Fluss**
> Sie sitzen auf einem Felsen im Fluss und sehen ins Wasser. Es ist Herbst und die Blätter der überhängenden Bäume fallen ins Wasser. Stellen Sie sich vor, dies seien Ihre Gedanken. Sie sehen zu, wie sie vorüberschwimmen, und lassen sie ziehen, ohne sie auf ihrem Weg flussabwärts zu beeinflussen.

Gedanken benennen

Etwas Abstand von Ihren Gedanken bekommen Sie auch, wenn Sie sie benennen. Stellen Sie fest, mit welcher Art von Gedanken Sie es zu tun haben – zum Beispiel »planen«, »sorgen«, »proben«, »urteilen«, »tagträumen«, »kritisieren«, »erinnern« und so weiter. Diese Technik ist sehr wirkungsvoll, um die emotionale Ladung eines Gedankens zu entschärfen und die Perspektive zu wahren, da Sie *auf* ihn, statt *von ihm aus* schauen.

Angenommen, Sie machen gerade die Atemmeditation »Im Rhythmus des Atems« und bemerken folgende Gedanken: »Ich falle morgen bestimmt durch die Fahrprüfung. Ich weiß die Regeln fürs Abbiegen nicht mehr! Und was ist mit dem Anfahren am Berg? O Gott, ich weiß überhaupt nichts mehr. Das wird eine Katastrophe!« Registrieren Sie den Vorgang einfach und bezeichnen Sie ihn als »Besorgnis« oder »Schwarzmalerei«. Anschließend kehren Sie zu Ihrem Körper, der Atmung und dem gegenwärtigen Augenblick zurück.

Oder Sie machen gerade den Körper-Scan und das Gefühl der Entspannung stößt folgenden Gedankengang an: »Ich muss einen Termin beim Osteopathen ausmachen. Die letzte Behandlung bei Peter war einfach klasse. Hinterher war mein Nacken unglaublich locker. Das Zimmer war auch so schön – ruhig und angenehm. Wäre es nicht schön, in dem Lokal ein paar Meter weiter einen Kaffee zu trinken?« Die Aufgabe besteht darin, sich dabei zu ertappen und den Gedankentyp, zum Beispiel »erinnern« und »tagträumen«, zu benennen. Anschließend können Sie den Körper-Scan fortsetzen.

Als ich mit dieser Methode begann, entdeckte ich die Gewohnheit, Ereignisse bereits im Vorfeld im Kopf durchzuspielen. Mir wurde klar, dass ich seit meiner Kindheit viele Stunden damit zugebracht hatte vorauszuplanen, was ich in einem bestimmten Zusammenhang sagen wollte. Dies traf vor allem auf Situationen zu, die mich nervös machten. Doch wenn der Augenblick gekommen war, sagte ich nur selten das, was ich mir ausgedacht hatte. Mir wurde klar, dass ich den Vorgang dadurch unterbinden konnte, dass ich ihn als »durchproben« bezeichnete.

Registrieren Sie diese Gedankenkategorien entspannt, ohne zu urteilen und ohne die emotionale Verbindung zu Ihrer Erfahrung zu verlieren. Der Geist tut nur, was er eben tut. Sie können sogar lernen, es mit Humor zu nehmen. Ich finde mein Denken oft amüsant!

Gedanken im Körper lokalisieren

Es gibt noch eine weitere Methode, um zu verhindern, dass Sie von den »Geschichten« in Ihrem Kopf mitgerissen werden: Stellen Sie fest, wo ein Gedanke in Ihrem Körper sitzt. Sie denken jetzt vielleicht, Gedanken seien im Kopf gespeichert. Aber wenn Sie genau aufpassen, werden Sie vermutlich eine Beziehung zwischen Gedanken und körperlichen Empfindungen erkennen. Angenommen, der folgende ängstliche Gedanke macht sich bemerkbar: »Ich muss endlich fertig werden, damit ich den Abgabetermin schaffe«, und Sie passen auf, was im Körper geschieht, dann werden Sie vermutlich feststellen, dass eine gewisse Spannung damit einhergeht. Ihr Bauch verspannt sich, Sie atmen flach oder Ihr Kiefer verkrampft.

Bei jedem Menschen wirken sich Gedanken anders auf den Körper aus, aber immer besteht eine starke Beziehung zwischen Geist und Körper. Sie wissen manchmal vielleicht nicht, wie Sie mit einem Gedankengang umgehen sollen. Doch wenn Sie herausfinden, wo er im Körper zum Ausdruck kommt, und Ihr Gewahrsein auf diese Empfindungen richten, dürften Sie sich im Körper und im Augenblick geerdet fühlen. Das erzeugt automatisch einen gewissen Abstand. Wenn Sie den betroffenen Körperteil lockern, entspannt sich vielleicht auch Ihr Denken. Dieses Feedback-System untergräbt die Macht des Gedankens: Wenn Sie den Körper entspannen, entspannt sich auch der Geist und dadurch wiederum der Körper.

Was tun bei kreativen Einfällen?
Wenn der Geist beim Meditieren zur Ruhe kommt, kommen Ihnen bisweilen auch hilfreiche und kreative Einsichten. Der Geist klärt sich und Sie finden die Lösung für ein Problem, das Ihnen Sorgen bereitet, oder es blitzt eine Erkenntnis zu einer der wichtigen Fragen des Lebens auf. Manchmal kamen mir Gedanken, die ein neues Licht auf meine Behinderung warfen oder darauf, welche Auswirkungen meine Situation auf Freunde und Familie hat – was wiederum Mitgefühl und Liebe mit sich brachte.

Solche Gedanken sind sehr positiv. Beim Meditieren übt man sich allerdings darin, auch diese Gedanken kommen und gehen zu lassen, ohne sich darin zu verlieren. Die in diesem Buch vorgestellten Meditationsübungen haben allesamt einen klaren Fokus, zum Beispiel den Körper, den Atem oder den Empfänger Ihres liebevollen Gewahrseins. Unabhängig davon, welche Gedanken auftauchen, werden Sie von der Übung profitieren, wenn Sie die Meditationsstruktur beibehalten. Sie können ein anderes Mal über Ihr Leben nachdenken, aber außerhalb der Meditation ist es nicht so leicht, einen Körper-Scan oder eine Atemmeditation zu machen! Jedes Mal, wenn Sie einen Gedanken bemerken, registrieren Sie dies im Geist und kehren zum Atem, dem Körper und dem gegenwärtigen Augenblick zurück. Ich empfehle Ihnen, zusätzlich zur Meditation jeden Tag noch etwas Zeit einzuplanen, um ruhig über Ihr Leben nachzudenken und die kreativen Gedanken aufzugreifen, die Ihnen beim Meditieren gekommen sind. Sie können auch Tagebuch führen oder mit einer befreundeten Person darüber sprechen. Auf diese Weise können die Früchte der Meditation Ihr ganzes Leben bereichern.

2. Gefühle – Von der Arbeit mit starken Emotionen

Gedanken und Gefühle stehen in enger Beziehung zueinander. Alle Beispiele für störende Gedanken, die ich in diesem Kapitel gegeben habe, hatten eine emotionale Komponente. Der Gedanke: »Was koche ich heute zum Mittagessen?«, wird von Sehnsucht und Verlangen ausgelöst. »Ich darf nicht vergessen, Bill eine Geburtstagskarte zu schicken«, enthält einen Hauch von Angst und vielleicht die Sorge, Bill könnte Sie nicht mehr mögen, wenn Sie seinen Geburtstag vergessen. Der Ursprung von: »Was mache ich, wenn dieser Knoten am Hals Krebs ist?«, ist eindeutig Angst.

Wenn Sie erkennen, dass die Gedanken ein eigenständiger Teil Ihrer Erfahrung sind, statt sich in ihrem »Inhalt« zu verlieren, werden Sie auch Ihre Gefühle allmählich besser bewältigen. Sie können sogar direkt mit dem Gemütszustand arbeiten, was wiederum das Denken beeinflusst, da Gedanken und Gefühle fortwährend aufeinander einwirken. Viele Gefühle können die Meditation beeinflussen, und Sie dürften erstaunt sein, wie viele verschiedene Dinge man innerhalb kurzer Zeit empfinden kann. Dies ist völlig normal und gehört zum Leben.

Allerdings geht es bei der Achtsamkeitsmeditation nicht darum, schwierige Gefühle loszuwerden oder oberflächlich positive Emotionen künstlich zu erzeugen. Achtsamkeit heißt, sich jeden Augenblick neu seiner Erfahrung bewusst zu werden – und dies schließt die Gefühle ein. Genau wie die Gedanken kommen und gehen, sind auch die Gefühle vorübergehend. Wie man leicht den Inhalt eines Gedankens glaubt, so können auch Gefühle zu einer alles verschlingenden Wirklichkeit werden. Allerdings lassen angespannte Gemütszustände für gewöhnlich nach, wenn man sie achtsam erkennt. Diese lockerere Beziehung zu den Emotionen schafft Platz, damit ganz von selbst entspanntere, ruhigere und positivere Gefühle wachsen und aufblühen können. Da ist sie wieder, die magische, nahezu alchemistische Dimension des Gewahrseins.

Bilder emotionaler Unruhe
Wenn der ruhige Geist einem stillen, klaren See ähnelt, dann wühlen beunruhigende Gefühle das Wasser in unterschiedlicher Weise auf:

- ⟡ Wut, Hass und Raserei sind wie kochendes Wasser.
- ⟡ Verlangen und Sehnsucht sind wie verführerisch gefärbtes Wasser.
- ⟡ Angst, Unruhe und Sorge sind wie Wasser, das der Wind zu unruhigen Wellen aufpeitscht.
- ⟡ Trägheit, Depression und Niedergeschlagenheit sind wie von Unkraut überwuchertes Wasser.
- ⟡ Zweifel und mangelndes Selbstvertrauen sind wie ein stehendes, schmutziges Gewässer.

Diese Bilder helfen mir beim Meditieren. Wenn ich meinen augenblicklichen emotionalen Zustand identifizieren und feststellen kann, wie er das klare Wasser des Geistes aufwühlt, gibt mir das eine Perspektive. Ich kann die Emotion betrachten, statt mich damit zu identifizieren. Das aufgewühlte Wasser kann sich wieder beruhigen und allmählich finde ich zu Ruhe und Klarheit zurück.[6]

Übermäßige Identifikation und Verdrängung – der Mittelweg

Wenn man sich achtsam seiner Gefühle gewahr ist, findet man einen Mittelweg zwischen der übermäßigen Identifikation mit ihrem Inhalt und dem Verdrängen oder Unterdrücken. Falls Sie merken, dass Sie sich allzu sehr mit einem Gefühl wie zum Beispiel der Angst identifizieren, können Sie das Feld Ihres Gewahrsein ausdehnen, bis es auch Körper und Atem umfasst. Wenn Sie sich von einem Gefühl abschotten und deshalb kraftlos und blockiert sind, können Sie sich ihm annähern. Erforschen Sie entweder die mit dem Gefühl verbundenen körperlichen Empfindungen (und prüfen zum Beispiel, wo die Angst körperlich zum Ausdruck kommt), oder richten Sie das Gewahrsein sanft und liebevoll auf die Herzgegend. Es kann faszinierend sein, auf diese Weise mit emotionalen Befindlichkeiten zu arbeiten und zu lernen, wann man sich nähern darf und wann man Abstand halten sollte.

Die Meditation als Gewöhnung

Wenn Sie beim Meditieren ein beunruhigendes Gefühl haben, können Sie schnell den Mut verlieren. Machen Sie trotzdem weiter! So ist das eben, wenn man Herz und Verstand kennenlernt. Es hilft, die Meditation als Übung zu betrachten, die langfristig Veränderungen bringt, statt jede einzelne Sitzung nach ihrem Auf und Ab zu beurteilen. Das tibetische Wort für Meditation bedeutet »etwas einüben, sich gewöhnen«.[7] Dies legt nahe, dass man ein besseres Bewusstsein für die eigenen inneren Vorgänge gewinnen und sich mit den Neigungen des Herzens und des Verstandes vertraut machen soll. Jede Erfahrung ist eine Gelegenheit, etwas zu lernen. Wenn die Lage schwierig ist und Sie völlig aus dem Häuschen geraten, müssen Sie sich wenigstens nicht darüber aufregen, *dass* Sie sich aufregen. Die Basis der Meditation bildet das Gewahrsein des Körpers und der Atmung im gegenwärtigen Augenblick, und Sie können jederzeit zu ihrer erdenden und beruhigenden Präsenz zurückkehren.

Manchmal wird man während einer Sitzung immer wieder von der Angst mitgerissen, bemerkt es, kehrt zum Körper zurück, holt tief Luft, verfällt sofort wieder in die Angst, bemerkt es, kehrt zum Körper zurück und so weiter. Dies ist vielleicht nicht angenehm, aber es wäre eine äußerst effektive Meditation. Es ist viel gesünder, sich seiner Erfahrung bewusst zu werden, als die Angst ausblenden zu wollen oder grübelnd in ihr zu versinken. Wenn man lernt, geerdet bei einem starken Gefühl zu bleiben, ist dies ein hervorragendes Training für alle Lebenslagen.

Vor einigen Jahren wurde ich auf einem Retreat von Angst und Verwirrung bestürmt. Jede Sitzung war von starken Gefühlen und Gedanken beherrscht, die völlig außer Kontrolle gerieten. Ich schwitzte nervös, bekam Durchfall, nahm ab und hatte Herzklopfen. Jeden Abend lag ich hellwach und wütend im Bett und fühlte mich gedemütigt. Ich bekam Angst vor der Angst. Es war wie eine Spirale, die mich immer stärker nach unten zog, und ich wusste nicht, wie ich damit umgehen sollte. Ein Freund half mir mit der Erklärung, dass ich vermutlich Angst vor dem Unbekannten hätte, da ich mich in einer fremden inneren Landschaft befände. Er erklärte mir, dass es nie wieder so schlimm sein würde, da mich das nächste Mal eine größere Selbsterkenntnis leiten würde.

Mein Freund hatte recht. Gelegentlich bestimmen Angst und Unsicherheit meine primäre Erfahrung. Aber da ich mich in vielen Jahren der Meditation an meine geistige und emotionale Landschaft gewöhnt habe, kann ich inzwischen bei diesen Gefühlen bleiben, ohne in Panik zu geraten oder in das komplexe Reaktionsmuster zu verfallen, das zu sekundärem Leid führt. So bekomme ich Selbstvertrauen und Stabilität, was zu den größten Gaben der Meditation zählt. Wenn Sie regelmäßig üben, werden Sie lernen, geistige und emotionale Erfahrungen leichter zu nehmen – wie intensiv sie auch sein mögen. Sie werden im Fluss des Lebens ruhen und die kommenden und gehenden Erfahrungen genießen.

Beim Meditieren wallen auch positive Gefühle wie Freude und Liebe auf. Wenn Sie diese Emotionen zulassen, ohne daran festzuhalten, werden Sie feststellen, dass sie ganz automatisch stärker werden. Dies ist einer der schönsten Aspekte der Meditation.

Die intensive Auseinandersetzung mit der Meditation in den Teilen vier und fünf dieses Buches ermöglicht es Ihnen, Ihre ganz persönliche regelmäßige Meditationspraxis zu finden und beizubehalten und mit den unvermeidlichen Ablenkungen zu arbeiten. Ich bin überzeugt, wenn Sie regelmäßig üben, werden Ihnen Frieden und Leichtigkeit – der Lohn der Meditation – zuteil. Dies wird Ihnen helfen, besser mit Ihren Umständen zurechtzukommen, ganz gleich, wie sie aussehen.

Sechster Teil

Stete Achtsamkeit

17 Achtsamkeit im Alltag

In diesem Kapitel werde ich Ihnen zeigen, wie Sie die wichtigen Alltagstätigkeiten achtsam erledigen können. Meditation und achtsame Bewegung sind die Basis des Achtsamkeitstrainings, aber der Schlüssel zu einem guten Leben trotz Schmerz und Krankheit liegt darin, das Gewahrsein auch bei ganz normalen Tätigkeiten zu bewahren. Dies ist nicht leicht und Sie werden Ihre stärksten Gewohnheiten sehr genau unter die Lupe nehmen müssen, um auch außerhalb der Strukturen der in den letzten Kapiteln vorgestellten Übungen achtsam zu bleiben.

Bringen Sie Ihre Ziele mit Ihrer Wirklichkeit in Einklang

Eine der wichtigsten Aufgaben besteht darin, dass Sie Ihre Ziele – das, was Sie erreichen wollen – mit einer genauen Einschätzung Ihrer Umstände in Einklang bringen. Es dauert seine Zeit, bis Sie Ihr Leben in eine Richtung orientiert haben, die einen Sinn für Sie hat und auch angesichts Ihrer gesundheitlichen Umstände realistisch ist.

Als mein Leben mit Schmerz und Behinderung begann, gewöhnte ich mir Verhaltensweisen an, die alles noch schlimmer machten. Weil ich frustriert war, stellte ich Möbel um, schleppte schwere Einkaufstüten, wollte Berge erklimmen und stundenlang am Computer sitzen. Jeden Abend war ich völlig erschöpft, lag verzweifelt im Bett und dachte: »Wenn ich nur einfach kein Verlangen mehr nach den Dingen hätte, die mir schaden.« Dieser Traum schien unerreichbar, da meine persönlichen Ziele und Werte noch an die Vorstellung geknüpft waren, ich sei ein fitter, aktiver Mensch – nicht die von Schmerzen geplagte Frau, die ich tatsächlich war. Kerry, eine junge Frau mit einer schweren chronischen Erkrankung, beschreibt eine ähnliche Erfahrung (siehe Kasten).

> **Kerry**
> Ich habe gute Noten im Studium und will trotz meiner gesundheitlichen Probleme meinen Abschluss machen und mir eine Existenz aufbauen. Leider finde ich nicht das richtige Gleichgewicht, wie ich einerseits für mich sorgen und andererseits meine Ziele erreichen kann. Wenn ich Rücksicht auf meinen Rücken nehme, scheint es, als müsste ich viele meiner Ziele opfern. Und die stehen offenbar wiederum im Widerspruch zu meiner Gesundheit. Ich fühle mich gut, wenn ich etwas erreiche, aber ich habe Schuldgefühle, wenn ich diesen Erfolg mit stärkeren Schmerzen bezahlen muss. Sobald ich auf meinen Körper höre und den Schmerz auf ein Minimum reduziere, wird meine Einstellung positiver. Allerdings habe ich auch das Gefühl, dass das Leben an mir vorüberzieht und ich den Anschluss verpasse.

Ich fühle mit Kerry und den jungen Menschen, die ich aus meinen Kursen kenne. Aber ich erkläre ihnen auch, dass eine beharrliche Schulung der Achtsamkeit es ihnen ermöglicht, ihre Träume mit ihrem Leben in Einklang zu bringen, so wie es ist. Ich schöpfe Mut, da das, was ich mit meinem Leben anfangen möchte, meinem Körper inzwischen eher nutzt als schadet. Ich *will* gar keine Berge mehr erklimmen! Vor zwanzig Jahren hätte ich mir nicht vorstellen können, diesen Traum aufzugeben, aber er wurde beinahe unmerklich von meiner Liebe zur Meditation und zur Erforschung meiner *inneren* Welt abgelöst. Inzwischen finde ich mehr Sinn und Erfüllung als je zuvor und kann langfristig *mit*, nicht *trotz* meines Körpers leben.

Möglicherweise werden sich Ihre Werte und Ziele ganz automatisch verändern, während Sie sich in Achtsamkeit üben und sich Ihrer selbst besser gewahr werden. Hören Sie auf Ihre innere Stimme. Sie können beschließen, den Beruf zu wechseln oder sich einem neuen Hobby zu widmen. Oder Sie erkennen, dass Sie jegliches Vergnügen aus Ihrem Leben verbannt haben und alte Interessen neu wecken müssen. Sie brauchen nur den Mut, Ihrem Herzen zu folgen, und müssen es auf eine Art und Weise tun, die mit Ihrem Gesundheitszustand vereinbar ist. Und Sie müssen einen realistischen Lebensstil finden, der Ihre Ziele unterstützt.

Der Kreislauf aus Aufschwung und Zusammenbruch

Sehen wir uns zunächst einige allgemeine Tendenzen an. Es kommt häufig vor, dass Menschen mit Schmerzen und Erkrankungen die Dinge übertreiben, wenn sie sich gut fühlen. Die Folge davon ist, dass ihre Symptome wieder aufflackern. In null Komma nichts sind sie in einem Kreislauf gefangen und an einem Tag übermäßig aktiv, um am nächsten zu wenig zu tun. Dies verhindert, dass sie ein normales Leben führen können. Im Schmerzmanagement wird dieser Ausschlag vom einen zum anderen Extrem als »Zyklus aus Über- und Unteraktivität« oder »Aufschwung und Zusammenbruch« bezeichnet.

Bei den meisten Menschen sieht das Muster so aus: Wenn die Schmerzen groß sind, lassen sie es langsamer angehen. Unter Umständen legen sie sich sogar ins Bett. Sobald sie eine gute Phase haben, wollen sie alle liegengebliebenen Arbeiten auf einmal erledigen und übertreiben. In der Ruhephase büßen sie Kraft ein, was die Wahrscheinlichkeit erhöht, dass sie ihren Körper überlasten, wenn sie wieder aktiv werden. Das verursacht noch mehr Schmerzen. Im Laufe der Zeit verstärken sich die Symptome, und die allgemeine Fitness leidet. Dazu kommen Angst, Sorge und Frustration. Dieser Kreis-

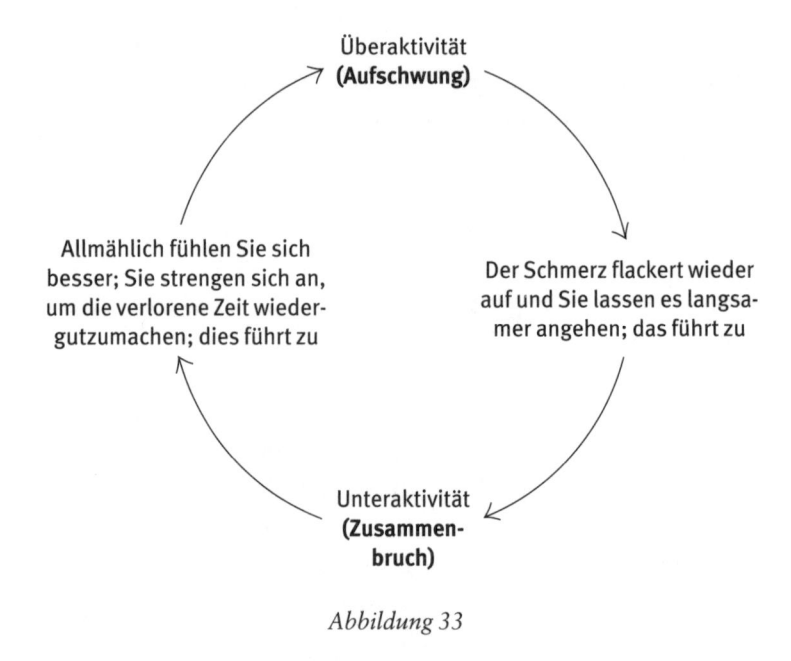

```
              Überaktivität
              (Aufschwung)
          ↗                ↘
Allmählich fühlen Sie sich      Der Schmerz flackert wieder
besser; Sie strengen sich an,   auf und Sie lassen es langsa-
um die verlorene Zeit wieder-   mer angehen; das führt zu
gutzumachen; dies führt zu
          ↖                ↙
              Unteraktivität
              (Zusammen-
                bruch)
```

Abbildung 33

lauf kann sich mehrmals am Tag wiederholen oder über mehrere Tage oder Wochen hinziehen. (Er ist eine verhaltensbezogene Version von »Abblocken« und »Ertrinken« – den beiden Polen des in Kapitel 3 vorgestellten sekundären Leids, siehe S. 49.)

Möglicherweise stecken Sie zudem in Angst und Vermeidungsverhalten fest. Sie wollen nichts tun, was Ihnen Schmerzen bereiten könnte. Aus diesem Grund vermeiden Sie entsprechende Tätigkeiten und vielleicht sogar Beschäftigungen aller Art. Jedes Mal, wenn Sie sich bemühen, wieder auf die Füße zu kommen, wachsen auch die Angst und der Schmerz und Sie schränken sich noch mehr ein. Bald ist Ihr Leben stark beschnitten. Sie hassen die Krankheit, die Ihr Leben zu beherrschen scheint. Unter Umständen glauben Sie sogar, Sie hätten die Kontrolle darüber verloren. Ich weiß, wie beängstigend dieses Gefühl der Ohnmacht sein kann.

Wie Sie den Kreislauf durchbrechen

Um trotz Ihrer Erkrankung gut leben zu können, müssen Sie diesen Kreislauf durchbrechen und ein klares und auf Dauer haltbares Aktivitätsniveau finden. Man könnte sagen, dass Sie das Leben an Ihre gesundheitlichen Umstände anpassen müssen. Dies wird auch »Pacing« – von englisch »Tempo«, »Schritt« – genannt. Sie können es auch so sehen, dass Sie Ihrem Leben einen Rhythmus geben, den Sie langfristig beibehalten können. Ihr Problem mit einer Krankheit oder Schmerzen kann bedeuten, dass Sie Einschränkungen akzeptieren müssen. Für mich kann dies heißen, dass ich aufgrund der Lähmung, die meinen Unterleib erfasst, nicht wie früher gehen und laufen kann und häufig im Rollstuhl sitzen muss. Trotzdem können Sie unter Berücksichtigung Ihrer persönlichen Einschränkungen das für Sie maximale Aktivitätsniveau finden. Sie müssen keinen Marathon laufen. Sie können viel erreichen, wenn Sie im Alltag beweglich bleiben und Ihre Ausdauer ein wenig trainieren, indem Sie zum Beispiel schwimmen oder flott spazieren gehen, um den Herzschlag zu erhöhen. In Zeiten akuter Schmerzen ist vielleicht eine kurze Bettruhe nötig. Halten Sie diese Phasen aber so kurz wie möglich und kehren Sie schnell zu Ihrem normalen Alltagsprogramm zurück.

> **Betty**
> Wenn es gut läuft, mag ich das »Pacing« und achte gern auf mein Lebenstempo. Andererseits will ich mich auch nicht immer darum kümmern und finde es manchmal frustrierend. Aber es hat mein Leben verändert und mir ungeahnte Möglichkeiten eröffnet. Wenn ich ausgeruht bin, kann ich zum Beispiel abends ausgehen. Ich musste mich erst mit der Vorstellung anfreunden, dass ich mich ausruhen sollte, bevor ich müde war. Ich bin es gewohnt, mich so lange zu schinden, bis ich zusammenbreche. Es war neu für mich, vor der völligen Erschöpfung aufzuhören. Nach der Ruhepause gehe ich frisch – nicht ausgelaugt – zum nächsten Punkt der Tagesordnung über.

Finden Sie den richtigen Rhythmus

Bei breathworks haben wir ein systematisches Programm der »Achtsamkeit im Alltag« entwickelt. Dazu müssen Sie zunächst ein Tagebuch führen und Ihre Notizen analysieren, um sich mit Ihren Mustern vertraut zu machen und ein gemessenes Lebenstempo zu finden. Das heißt, Sie machen eine Pause, *bevor* Sie erschöpft sind, und erinnern sich mit einem Timer daran, die Aktivität regelmäßig zu unterbrechen. Wir haben eine Broschüre zusammengestellt, die Sie Schritt für Schritt durch dieses Programm führt und Ihnen zeigt, wie Sie Ihre ganz persönlichen Pacing-Strategien für ein angemessenes Lebenstempo sowie für Achtsamkeit im Alltag entwickeln können. Es ist über die Internetseite www.breathworks.de erhältlich.

Als ich dieses Buch schrieb, saß ich nie länger als zwanzig Minuten am Stück am Computer. Wenn ich mehr arbeite, verschlimmern sich meine Schmerzen. Dann lege ich mich eine Viertelstunde hin oder werkele ein wenig herum, um mich anschließend weitere zwanzig Minuten an den PC zu setzen. Auf diese Weise kann ich stundenlang arbeiten. Wäre ich dagegen unachtsam und täte einfach, was ich will, würde ich so lange arbeiten, bis der Schmerz unerträglich wäre. Vielleicht eine Stunde oder zwei. Anschließend ginge es mir den ganzen restlichen Tag über schlecht. Ich bin überrascht, wie viel ich mit diesem steten, regelmäßigen Ansatz erreichen kann.

Gestalten Sie die Ruhephasen angenehm

Wenn Sie die aktiven Phasen mit angenehm entspannenden Pausen abwechseln, steigt die Wahrscheinlichkeit, dass Sie den Rhythmus beibehalten. Angenommen, Sie müssen sich regelmäßig hinlegen, unterbrechen Ihre Tätigkeit aber nur ungern. In diesem Fall können Sie den Rhythmus vielleicht besser einhalten, wenn Sie ein gutes Buch oder eine gute Zeitschrift lesen. Wenn Sie keine Freude an Ihren Pausen haben, werden Sie frustriert und die Wahrscheinlichkeit steigt, dass Sie weiterarbeiten, obwohl Sie eigentlich aufhören sollten.

Diane war ein großer Fan der Fernsehserie *Die Sopranos*. Sie arbeitete eine Weile im Haushalt und legte dann eine Pause ein, in der sie sich zehn Minuten von einer *Sopranos*-DVD ansah. Danach arbeitete sie weiter.

Mein persönlicher Achtsamkeitsrhythmus liegt bei zwanzig Minuten Computerarbeit, fünfzehn Minuten hinlegen. Ich habe gelernt, dass ich am glücklichsten bin, wenn ich die Ruhephasen mit einem nicht allzu anspruchsvollen Roman mit einer guten Handlung ausfülle. Thriller eignen sich besonders gut! Ich finde schnell in meine »Pausen-Beschäftigung« hinein und bin nicht allzu frustriert. Manchmal würde ich den Timer natürlich am liebsten durchs Zimmer schleudern und ignorieren, wenn er mich zum Pausieren auffordert. Und von Zeit zu Zeit tue ich das auch! Es kann vorkommen, dass ich das Gewahrsein verliere und länger als zwanzig Minuten arbeite, aber ich muss dafür bezahlen: Meine Symptome verschlimmern sich. Deshalb habe ich mich allmählich damit abgefunden, dass ein gemessenes Arbeitstempo die einzig langfristige Möglichkeit ist, die Lebensqualität zu sichern, wenn man mit Schmerzen lebt.

Jenny hat Rückenschmerzen, hat aber gelernt, im Alltag äußerst achtsam zu sein (siehe Kasten).

> **Jenny**
> Ich habe festgestellt, dass ich ungefähr zehn Minuten stehen kann, ohne dass sich die Schmerzen verschlimmern. Beim Abwaschen stelle ich den Timer auf zehn Minuten, und wenn er klingelt, mache ich etwas anderes. Ich lege oder setze mich ein wenig hin. Anschließend spüle ich wieder zehn Minuten ab. Es war mir nie in den Sinn gekommen, das so zu machen. Ich war davon ausgegangen, dass man so lange weitermacht, bis eine Aufgabe erledigt ist. Es war eine revolutionäre Vorstellung, dass man eine Beschäftigung mehrmals unterbrechen und wieder aufnehmen kann.

> Ich lernte schnell, dass ich aus der Besserung oder der Verschlechterung meiner Schmerzen die falschen Schlüsse gezogen hatte. Ich wusste, dass es mir oft besser ging, wenn ich mich hinlegte. Also dachte ich, ich sollte so lange wie möglich liegen bleiben. Außerdem habe ich gemerkt, dass ein Spaziergang wohltuend sein konnte. Daraus schloss ich, dass ich lange Spaziergänge machen sollte. Keine dieser Strategien war sinnvoll. Ich musste lernen, dass ich die Abwechslung brauche. Am besten war es, wenn ich fünfzehn Minuten spazieren ging und mich dann zehn Minuten hinlegte. Wenn ich länger liegen blieb, verschlimmerten sich die Schmerzen.
>
> Mit einem Mal hatte ich die Wahl, wie ich mit meinen Schmerzen umgehen wollte. Ich fühlte mich nicht mehr als Opfer. Ich kann die äußeren Umstände nicht immer beeinflussen, aber ich kann bewusster entscheiden.
>
> Ich habe gelernt: Wenn ich meine Schmerzen in erträglichen Grenzen halten will, muss ich mich alle eineinhalb Stunden fünf Minuten hinlegen. Ich kann nicht länger als zwanzig Minuten am Computer sitzen, kann ungefähr eine Stunde gehen, muss täglich verschiedene achtsame Bewegungen machen und sitze fast nie bequem auf einem Stuhl. Erstaunlicherweise ist mir aufgefallen, dass ich drei Stunden lang in einem fahrenden Auto, aber nur eine Stunde im Zug sitzen kann. Ich muss ein feines Gleichgewicht zwischen meinen Tätigkeiten finden. Im Alltag brauche ich zum Beispiel mehr Ruhephasen als viele andere Menschen, aber auf Meditationsretreats (an denen ich regelmäßig teilnehme) muss ich aktiver sein als alle anderen.

Die Drei-Minuten-Atempause

Eine weitere hervorragende Achtsamkeitstechnik für den Alltag ist die »Drei-Minuten-Atempause«, bei der Sie drei Minuten lang jegliche Tätigkeit einstellen. Bleiben Sie still und in einer Ihnen angenehmen Haltung sitzen. Sie können sich auch gern hinstellen, hinlegen oder eine andere Position Ihrer Wahl einnehmen, wenn Ihnen das lieber ist. In dieser Pause können Sie sich ganz wunderbar Ihres Tuns, Ihrer Gefühle und so weiter bewusst werden. Außerdem ist es meist möglich, regelmäßige Atempausen in die Alltagsbeschäftigung einzubauen. Eine geführte Version ist auf der Audio-CD zu diesem Buch, die 2010 im Handel erhältlich sein wird.

Zunächst müssen Sie jede Tätigkeit einstellen und – vielleicht sogar mit geschlossenen (oder halb geschlossenen) Augen – zur Ruhe kommen. Sie können sich fragen: »Wie fühle ich mich in diesem Augenblick in meinem Körper?« Werden Sie sich Ihrer körperlichen Empfindungen immer deutlicher gewahr. Spüren Sie nun die Bewegungen Ihres Körpers beim Atmen. Richten Sie Ihre Aufmerksamkeit liebevoll auf die Bereiche, in denen Sie körperliche Schmerzen haben, und entspannen Sie beim Ein- und Ausatmen alle Muskeln, die sich um den Schmerz herum verhärtet haben. Werden Sie sich auch Ihrer emotionalen Verfassung bewusst und der Gedanken, die Ihnen gerade durch den Kopf gehen.

> **Janet**
> Es fällt mir schwer innezuhalten. Da ist eine Drei-Minuten-Meditation nützlich und unterbricht die Hektik, die sich so schnell in meinem Alltag breitmacht. Weil ich dazu neige, sie zu vergessen, stelle ich einen Timer, der zu jeder vollen Stunde klingelt und mich daran erinnert, dass ich eine Pause machen sollte. Dann bleibe ich drei Minuten ruhig sitzen, richte mein Gewahrsein auf meinen Atem und meinen Körper und werde sofort viel ruhiger. Das ist eine so einfache und wirkungsvolle Möglichkeit, Meditation und Gewahrsein in den Alltag einzubauen.

Vergegenwärtigen Sie sich auf diese Weise mindestens drei Minuten lang Ihre Atmung sowie Ihre Empfindungen, Gefühle und Gedanken. Sie werden sich wahrscheinlich beruhigen, stärker in Ihrer Mitte ruhen und sich mit einer frischeren, besser geerdeten Perspektive wieder ans Werk machen. Diese Übung kann verhindern helfen, dass Sie auf Autopilot schalten. Vielleicht merken Sie sogar, dass Sie Ihre Initiative dahingehend zurückgewinnen, wie Sie die anstehenden Aktivitäten angehen.

Sie können einen Timer verwenden, damit Sie regelmäßig innehalten und die Drei-Minuten-Atempause einhalten.

Achten Sie auf Ernährung und Schlaf

Will man trotz Schmerz und Krankheit ein gutes Leben führen, übersieht man häufig so offensichtliche Faktoren wie eine gute Ernährung und regelmäßigen Schlaf. Keine noch so langen Meditationssitzungen können drei gute Mahlzeiten am Tag und einen erholsamen Schlaf ersetzen. Deshalb müssen Sie auch diese Dinge beachten, wenn Sie eine sinnvolle Achtsamkeitspraxis aufbauen möchten.

Schmerz und Krankheit führen oft dazu, dass Menschen ihre Arbeit und damit ihren festen Tagesablauf verlieren. Gesundheitliche Probleme können auch den Schlaf stören: Sie bleiben abends lange auf und sind tagsüber ständig müde und erschöpft. Wenn Sie sich dann irgendwann aus dem Bett quälen, schlucken Sie sofort Ihre Medikamente und Ihnen wird übel, weil Sie sie auf nüchternen Magen nehmen. Und weil Ihnen übel ist, machen Sie weder achtsame Dehnübungen noch meditieren Sie. Im Handumdrehen haben Sie sich eine schlechte Ernährung angewöhnt, bewegen sich kaum und haben keine Motivation zum Meditieren. Vielleicht stellen Sie sogar fest, dass Sie nicht eine einzige vernünftige Mahlzeit am Tag zu sich nehmen.

> **Jeremy**
> Jeremy hat sich bei einem entsetzlichen Motorradunfall die Nerven im Arm verletzt. Als er zu einem breathworks-Kurs kam, litt er unter heftigen Nervenbeschwerden und hatte seit Jahren nicht mehr richtig geschlafen. Er nahm starke Medikamente und hatte jedes Gefühl für seinen Tagesablauf verloren: Tagsüber sah er fern, nachts blieb er wach. Er war ständig erschöpft. Gelegentlich schlief er in seinem Sessel ein. Er begann, sich in Achtsamkeit zu üben und baute regelmäßige Mahlzeiten in seinen Tagesablauf ein. Er frühstückte sogar, was er seit Jahren nicht mehr getan hatte. Allmählich baute er eine Routine auf, meditierte regelmäßig und mit der Zeit fühlte er sich viel besser. Als er sich bemühte, seinen Tagesablauf einzuhalten, hatte er zum ersten Mal seit dem Unfall wieder das Gefühl, sein Leben im Griff zu haben.

Wenn solche Verhaltensweisen auf Sie zutreffen, kann es hilfreich sein, zu einer Alltagsroutine zurückzukehren. Achten Sie darauf, dass Sie frühstücken, ehe Sie Ihre Medikamente nehmen, und versuchen Sie, nachts und nicht tagsüber zu schlafen. Es kann eine Weile dauern, ehe Sie wieder auf dem richtigen Weg sind, aber Sie werden enorm davon profitieren. Wenden Sie sich an einen Experten, wenn Sie Hilfe bezüglich Ernährung oder Schlaf brauchen.

Umgehen Sie die Schlaglöcher auf Ihrem Weg

Wenn Sie allen Elementen des Alltags achtsam begegnen, wie ich es in diesem Kapitel beschrieben habe, werden Sie großen Nutzen daraus ziehen. Hier kann das in der formalen Meditation geübte Gewahrsein auf Ihr Verhalten übergreifen und Ihre allgemeine Lebensqualität radikal verbessern. Indem Sie immer wieder und bei jedem noch so kleinen alltäglichen Handgriff eine kreative Wahl treffen, können Sie schädliche Gewohnheiten überwinden und neue, hilfreiche Gepflogenheiten schaffen. Dies geschieht nicht über Nacht, aber mit regelmäßigem Engagement werden Sie wunderbare Ergebnisse erzielen.

Autobiografie in fünf Kapiteln

Kapitel eins
Ich gehe die Straße entlang.
Da ist ein tiefes Loch im Gehsteig.
Ich falle hinein.
Ich bin verloren ... Ich bin ohne Hoffnung.
Es ist nicht meine Schuld.
Es dauert endlos, wieder herauszukommen.

Kapitel zwei
Ich gehe dieselbe Straße entlang.
Da ist ein tiefes Loch im Gehsteig.
Ich tue so, als sähe ich es nicht.
Ich falle wieder hinein.
Ich kann nicht glauben, schon wieder am gleichen Ort zu sein.
Aber es ist nicht meine Schuld.
Wieder dauert es sehr lange, herauszukommen.

Kapitel drei
Ich gehe dieselbe Straße entlang.
Da ist ein tiefes Loch im Gehsteig.
Ich sehe es.
Ich falle immer noch hinein ... aus Gewohnheit.
Meine Augen sind offen.
Ich weiß, wo ich bin.
Es ist meine eigene Schuld.
Ich komme sofort heraus.

Kapitel vier
Ich gehe dieselbe Straße entlang.
Da ist ein tiefes Loch im Gehsteig.
Ich gehe darum herum.

Kapitel fünf
Ich gehe eine andere Straße.

Portia Nelson[1]

18 Am Ball bleiben

Stunde um Stunde, Tag
für Tag wollen wir
das Unfassbare fassen, das
Unberechenbare festmachen. Blumen
welken, wenn man sie berührt. Eis
bricht plötzlich unter unseren Füßen. Vergebens
versuchen wir, der Spur der Vögel am Himmel,
der dummen Fische im tiefen Wasser zu folgen, wollen
das verdiente Lächeln, die sanfte Belohnung
vorwegnehmen, wollen gar
das eigene Leben festhalten. Aber das Leben
gleitet uns durch die Finger
wie Schnee. Das Leben
kann uns nicht gehören. Wir
gehören dem Leben. Das Leben
gibt den Ton an.

Sangharakshita[1]

Das Leben gibt den Ton an

In diesem Buch stelle ich verschiedene Möglichkeiten vor, wie Sie mit Hilfe der Achtsamkeit trotz Schmerz und Krankheit gut leben können.

Es steht Ihnen frei, sich bewusst für das Leben zu entscheiden, statt einfach nur zu überleben. Sie finden eine tiefe Freiheit, wenn Sie sowohl in Ihrer inneren als auch Ihrer äußeren Welt die Initiative ergreifen und nicht mehr das Opfer Ihrer körperlichen Umstände oder Ihrer geistigen und emotionalen Befindlichkeiten sind.

Doch wie es in Sangharakshitas Gedicht heißt, *gibt am Ende das Leben den Ton an*. Ganz gleich, wie viel Verantwortung Sie für sich übernehmen und wie sehr Sie sich bemühen, günstige Abläufe und Bedingungen zu schaffen, Sie können nicht Ihre ganzen Lebensumstände kontrollieren. Es wird immer etwas geschehen, das Sie vom Kurs abbringt. Sie werden zum Beispiel krank und können sich ein paar Tage weder bewegen noch meditieren. Wenn Sie dann wieder in Ihr Programm einsteigen, haben Sie an Fitness und Schwung eingebüßt und alles fühlt sich wie ein Kampf an. Vielleicht stürzt Sie ein Todesfall in der Familie in eine Trauerphase, in der Sie die Motivation verlieren, sich in Achtsamkeit zu üben. Oder Sie fallen hin oder haben einen anderen Unfall, Ihre Symptome flackern wieder auf und Sie fühlen sich stärker behindert als zuvor. Diese Dinge passieren, und manchmal hat es den Anschein, als käme alles zusammen. Da kann es schwerfallen, sich an den Sinn des Gelernten zu erinnern. Dazu möchte ich nur sagen: Geben Sie nicht völlig auf, und wenn Sie sich bereit fühlen, *machen Sie weiter!* Vergessen Sie nicht, schon ein einziger positiver Schritt in diesem Augenblick genügt, um die Initiative wiederzufinden und ins Leben zurückzukehren.

Dies ist eine der wichtigsten Lektionen der letzten zwanzig Jahre, in denen ich nun schon mit Schmerzen lebe und mich in Achtsamkeit übe. Ich hatte mehrere große gesundheitliche Rückschläge, weil ich es übertrieb und mich einer Operation unterziehen musste. Die Folge davon war, dass ich unbeweglich wurde, zu erschöpft zum Meditieren war und mich wie ein blutiger Anfänger fühlte, als ich mich endlich anschickte, aus dem Loch zu klettern, in das ich gefallen war. In all diesen Fällen wandte ich die Prinzipien des Gewahrseins und des Pacing an, baute mich langsam und stetig wieder auf und fand auf ein stabiles Funktionsniveau zurück. Ich weiß, wie ich meine Handlungsfähigkeit zurückgewinnen kann, und das gibt mir mehr Selbstvertrauen als das Wissen, dass ich üben kann, wenn es mir gut geht.

Aufgrund von Stress konnte Rachel einige Monate nicht zur Arbeit gehen, ehe sie ihren breathworks-Fernkurs abschloss. Als sie wieder arbeiten ging, veröffentlichte sie einige nützliche Tipps in unserem Internetforum (siehe Kasten).

> **Rachel**
> Bei der betriebsärztlichen Untersuchung heute Morgen erzählte ich der Krankenschwester, wie mir die Achtsamkeit in der Zeit meiner Krankschreibung geholfen hat, das zu fühlen, was ich fühle, zu erkennen, wie ich reagiere, und meine Gedanken zu managen. Ich erklärte ihr, das Reizdarmsyndrom, der Stress, der Bluthochdruck und die Rückenschmerzen seien weitgehend verschwunden. Nun, da ich den breathworks-Kurs abgeschlossen habe, kann ich die Veränderungen im Vergleich zum Anfang sehen.
> Inzwischen wird es wieder hektischer und ich kann nicht mehr so viel meditieren. Ich merke, dass ich in alte Denk- und Verhaltensmuster zurückfalle. Da kam die Untersuchung gerade zur rechten Zeit, um mich daran zu erinnern, was den Schmerz verschlimmert, wie diese Dinge mich beeinflussen und was ich tun muss, um mir mein Wohlbefinden zu bewahren. Im Augenblick fühle ich mich sehr wohl und das soll auch so bleiben!
> Ich schlage vor, Sie nehmen sich einen Augenblick Zeit und fragen sich, welche Aspekte der Achtsamkeit Ihnen am meisten helfen. Haben sie einen festen Platz in Ihrem Tagesablauf? Wenn Sie sich gut fühlen, tun Sie dann etwas dafür, dass es auch so bleibt? Und falls Sie ein wenig nachlässig werden, welche Unterstützung brauchen Sie, um wieder auf den rechten Weg zurückzufinden?

Das sind gute Fragen und Sie werden jede Hilfe brauchen, die Sie bekommen können. Harry (siehe Kasten) notiert sich seit sieben Jahren, welche Strategien ihm helfen – und wenn es schwierig wird, kann er in seinen Aufzeichnungen nachschlagen.

Ich hoffe, Sie nehmen die in diesem Buch vorgestellten Übungen und Anregungen an. Finden Sie heraus, was Ihnen hilft, und stellen Sie Ihren ganz persönlichen »Erste-Hilfe-Kasten« zusammen, um sich Ihre Absicht ins Gedächtnis zu rufen, wenn die Motivation schwankt. Sie müssen auf Rückschläge vorbereitet sein. Ein wichtiger Teil der Achtsamkeitsschulung ist es, eine tiefe Gleichmütigkeit gegenüber den Ereignissen zu entwickeln und die Bereitschaft aufzubringen, sich immer wieder aufzurappeln, wie verzweifelt Sie auch sein mögen. Auch wenn es Ihnen im Augenblick gut geht, müssen Sie sich – wie Rachel sagt – fragen, was Sie dafür tun, *damit dies auch so bleibt.*

> **Harry**
> Wenn meine Schmerzen aufflackern, hole ich meinen Ordner heraus. Es ist, als wäre ich mein eigener Berater. Wenn es schwierig wird, plane ich, auf welche Weise ich mich um mich kümmern werde. Ich schreibe alles auf, was mir hilft – Meditations-, Bewegungs- und Entspannungstechniken, Kassetten und CDs, Bücher, inspirierende Zitate und hilfreiche Tipps von Freunden. Mein Ordner wird je nach meinen Erfahrungen ständig aktualisiert und modifiziert.

Die Reise geht weiter

Die Erfahrungsberichte in diesem Buch stammen von Männern und Frauen wie Ihnen. Diese Menschen sind nichts Besonderes, ebenso wenig wie ich. Wir tun lediglich unser Bestes, um auf dem Pfad des Gewahrseins zu bleiben und lebendiger und zufriedener zu werden. Das können auch Sie – und Sie werden nie eine bessere Gelegenheit zum Üben bekommen als diesen Augenblick. Die Übung der Achtsamkeit hört niemals auf. Es ist ein Lebensstil und ich lade Sie ein, sich behutsam der umwälzenden Kraft des Atemgewahrseins, der achtsamen Bewegung und der Meditation zu öffnen. Sie werden ein offenes Geheimnis entdecken: das Wunder der

Achtsamkeit. Es wird Ihnen helfen, zu erwachen und das Leben so zu sehen, wie es ist, und ein gutes Leben mit so viel Würde und innerem Frieden zu führen, wie es Ihre Umstände gestatten. Worauf warten Sie noch?

Anhang 1: Übungsplan

In diesem Buch werden folgende sechs Schlüsselelemente des Achtsamkeitsprogramms vorgestellt:

1. Atemgewahrsein
2. Achtsame Bewegung
3. Körper-Scan
4. Atemmeditation »Im Rhythmus des Atems«
5. Liebevolles Gewahrsein
6. Achtsamkeit im Alltag

Ich empfehle Ihnen, alle Programmteile regelmäßig sowie in einem ausgeglichenen Verhältnis in Ihr Leben einzubauen. Es lässt sich nicht vermeiden, dass Ihnen manche Übungen lieber sind als andere. Trotzdem sollten Sie sich gründlich mit allen Techniken vertraut machen. In den breathworks-Seminaren vermitteln wir alle Programmteile im Rahmen eines achtwöchigen Kurses. Bei der Arbeit mit diesem Buch müssen Sie Ihr eigenes Tempo finden und sich jeder Übung ein paar Wochen lang widmen. Im Idealfall sollten Sie an mindestens sechs von sieben Wochentagen meditieren. Am wichtigsten aber ist, dass Sie trotz des unvermeidlichen Auf und Ab bei der Stange bleiben.

Programmempfehlung
Atemübung: 2 Wochen
Körper-Scan: 2 Wochen
»Im Rhythmus des Atems«: 2 Wochen
Liebevolles Gewahrsein: 2 Wochen

Ich rate Ihnen auch, mit den achtsamen Bewegungen zu beginnen, sobald Sie bereit dazu sind. Machen Sie die Übungen von der zweiten Woche an jeden Tag, so weit Ihnen dies möglich ist. Bis man sich in das Modul »Achtsamkeit im Alltag« eingearbeitet hat, dauert es zwei Wochen. In dieser Zeit sollten Sie ein Tagebuch führen und Ihre Notizen analysieren. Erweitern Sie Ihr Programm um dieses Element, wenn Sie bereit dazu sind, und arbeiten Sie anschließend am richtigen Pacing, um Ihren ganz persönlichen Achtsamkeitsrhythmus zu finden.

2010 wird es eine im Handel erhältliche, deutschsprachige CD zu diesem Buch geben. Andere CDs und Audiodateien zum Herunterladen sowie Broschüren zum Programm sind über die Internetseite www.breathworks.de erhältlich. Der Körper-Scan ist gewöhnlich eine geführte Meditation. Darüber hinaus gibt es geführte Versionen der Atemübung, der Meditation »Im Rhythmus des Atems« sowie des liebevollen Gewahrseins. Das Programm der achtsamen Bewegungen ist als Broschüre ebenfalls über die Internetseite erhältlich, genauso wie das breathworks-Pacing-Programm einschließlich der Tagebücher und einer umfassenden Anleitung.

Anhang 2: Tagebuch angenehmer und unangenehmer Ereignisse[1]

Ich empfehle Ihnen, folgende Tabelle in Vorbereitung auf die Übung des liebevollen Gewahrseins auszufüllen, wie ich es bereits in Kapitel 15 beschrieben habe. Werden Sie sich jeden Tag eines angenehmen und eines unangenehmen Ereignisses bewusst, während Sie es erleben. Verwenden Sie die folgenden Fragen, um Ihr Gewahrsein auf die Details Ihrer Erfahrung zu richten. Im Anschluss folgt als Beispiel eine Seite aus meinem Tagebuch. Kopieren Sie die Vorlage (siehe S. 289), und füllen Sie sie jeden Tag aus.

Welche Erfahrung haben Sie gemacht?	Waren Sie sich Ihrer Gefühle *während des Geschehens* bewusst?	Wie hat sich Ihr Körper während dieses Ereignisses angefühlt? Gehen Sie ins Detail.
SONNTAG **Angenehm** ☺ Morgendliche Unterhaltung mit einer Freundin	Ja, meine Stimmung hat sich im Laufe des Gesprächs verändert	Zuerst müde und schwer, aber als meine Stimmung besser wurde, fühlte ich mich auch körperlich energiegeladener.
SONNTAG **Unangenehm** ☹ Müdigkeit und Rückenschmerzen am Nachmittag am Computer	Ja	Ich war angespannt, weil ich den Schmerz verdrängen wollte – eine Art körperlicher Widerstand.
MONTAG **Angenehm** ☺ Im Whirlpool	Ja	Trotz der Schmerzen getröstet; beruhigt.
MONTAG **Unangenehm** ☹ Ein schwieriges Gespräch	Ja	Sehr verkrampft, wütend und angespannt. Mir war heiß. Starke Rückenschmerzen.

Tagebuch angenehmer und unangenehmer Ereignisse

Welche Stimmungen, Gefühle und Gedanken haben das Ereignis begleitet?	Haben Sie etwas aus dieser Erfahrung gelernt?
Die Lebensfreude meiner Freundin hat mich aufgeheitert. Ich fühlte mich positiver, meine Gedanken waren nicht mehr so düster, und sie waren klarer.	Es ist faszinierend, wie sehr ein gutes Gespräch/die Begegnung mit einem anderen Menschen meine Erfahrung sowohl körperlich als auch geistig und emotional verändern kann.
Stimmung = schlecht. Gefühle = frustriert. Gedanken = Verzweiflung und Selbstmitleid.	Ich bin froh, dass ich weiß, was passiert ist. Ich weiß, dass ich meine körperliche, geistige und emotionale Erfahrung verändern kann, indem ich Abstand von einer Situation nehme und mich ausruhe.
Echte Freude. Gute Gefühle, Stimmungen und Gedanken.	Muss dieser Erfahrung eine hohe Priorität einräumen und darf nicht vergessen, wie gut mir das tut.
Bemühte mich, nicht aggressiv zu werden. Stand unter sehr starker geistiger Anspannung. Dachte, ich würde es nicht schaffen.	Es ist offensichtlich, dass schwierige emotionale Befindlichkeiten die Schmerzwahrnehmung verstärken. Das beweist, wie wichtig die Meditation und die Übung der Achtsamkeit für das emotionale Gleichgewicht sind.

Welche Erfahrung haben Sie gemacht?	Waren Sie sich Ihrer Gefühle *während des Geschehens* bewusst?	Wie hat sich Ihr Körper während dieses Ereignisses angefühlt? Gehen Sie ins Detail.
Angenehm ☺		
Unangenehm ☹		
Angenehm ☺		
Unangenehm ☹		

Welche Stimmungen, Gefühle und Gedanken haben das Ereignis begleitet?	Haben Sie etwas aus dieser Erfahrung gelernt?

Anhang 3: Wenn Sie mehr wissen wollen

Hilfsmittel und Formen der Unterstützung

Die Achtsamkeit und die Meditationspraxis lassen sich leichter beibehalten, wenn Sie das Üben mit den entsprechenden Hilfsmitteln so angenehm wie möglich gestalten. Die folgenden Gegenstände können Ihnen unter Umständen eine Hilfe sein.

Wenn Sie im Liegen meditieren

⋄ Meditations- oder Yogamatten können das Üben angenehmer machen.

⋄ Wenn man eine Yogarolle unter die Knie legt, kann das den Druck auf die Wirbelsäule verringern.

⋄ Ein Augenkissen kann helfen, die Augen zu entspannen.

Wenn Sie im Knien meditieren
Sie können auch die folgenden Hilfsmittel verwenden:
⋄ Meditationskissen (auch Zafu genannt)

⋄ Meditationsbank (ein kleiner Holzhocker, unter den Sie die Beine schieben können)

⋄ Yogablöcke (für mich ergibt sich aus zwei 30,5 x 20,5 x 5 Zentimeter großen Blöcken eine gute Höhe)

⋄ Ein Ballkissen aus Gummi, das bis zur geeigneten Höhe aufgeblasen und auf die Yogablöcke gelegt wird, kann Wirbelsäule und Kreuzbein wunderbar entlasten.

Wenn Sie auf einem Stuhl meditieren

Verwenden Sie einen ganz normalen Stuhl mit gerader Lehne. Unter Umständen ist es sinnvoll, ein festes Kissen (zum Beispiel ein Meditationskissen/Zafu) unter die Füße zu legen. Ein Ballkissen kann den Druck auf Kreuzbein und Sitzbeinhöcker lindern.

Achtsame Bewegung

Beim Üben kann eine Yoga- oder Sportmatte, eine gefaltete Decke oder eine Meditationsmatte als Unterlage dienen. Falls es Ihnen schwerfällt, bei den entsprechenden Übungen die Beine zu umfassen, verwenden Sie einen Gürtel, einen Yogagurt oder einen Schal.

Achtsamkeit im Alltag

Ein Timer kann Sie beim Pacing, also bei der Einhaltung Ihres Achtsamkeitsrhythmus unterstützen. Im Grunde eignet sich jeder digitale Zeitmesser, der rückwärts herunterzählt. Ideal wäre ein Modell, das mindestens zwei verschiedene Zeitzyklen verfolgen, also Beschäftigungs- und Ruhephasen abwechseln kann – zum Beispiel fünfzehn Minuten Arbeit, fünf Minuten Liegen in ständigem Wechsel. Über die Website www.kraft-fitness-shop.de wird solch ein Timer der amerikanischen Firma Gymboss vertrieben. Die Vibrations-Armbanduhren der Firma Vibralite (www.vibralite.de) bieten ebenfalls einen Countdown-Timer. Hier lässt sich zwar nur eine Countdown-Zeit einstellen, doch kann eine solche Uhr auch als Intervall-Timer genutzt werden, da bei einer Countdown-Zeit von über zehn Minuten einmal zehn und einmal fünf Minuten vor dem eigentlichen Ablauf durch ein Signal vorgewarnt wird.

Derartige Uhren eignen sich gut für den Einsatz in der Öffentlichkeit sowie zur Einteilung der einzelnen Meditationsabschnitte.

Wenn Sie Ihre Meditationspraxis vertiefen möchten

breathworks-Kurse

Ein breathworks-Kurs ist der ideale Einstieg in das in diesem Buch vorgestellte Material, da Sie beim Lernen von einem Dozenten und den anderen Teilnehmern unterstützt werden. Falls kein Seminar in Ihrer Nähe angeboten wird, können Sie überall auf der Welt an einem Fernkurs mit wöchentlicher Telefon- und/oder E-Mail-Betreuung teilnehmen. Informationen zu diesem Angebot und zu Kursen im deutschsprachigen Raum finden Sie unter www.breathworks.de.

Meditationsanleitungen und -materialien im Internet

www.breathworks.de bietet deutschsprachige breathworks-CDs an, die sich zum Einstieg in die Meditation eignen und Einführungen in die jeweilige Meditationsvorbereitung und -haltung enthalten. Wir raten allen Meditationseinsteigern, nicht nur über CDs und Bücher zu lernen, sondern wenn möglich regelmäßig in der Gruppe zu meditieren. Es ist wichtig, sich mit Menschen auszutauschen, die ähnliche oder auch längere Meditationserfahrung haben.

Unter www.venimed.de finden Sie Downloads zu Meditationen verschiedener Länge, die Dr. Wilfried Kochhäuser aufgenommen hat. Die Meditationen stammen teilweise aus dem breathworks-Programm, teilweise sind sie adaptiert. Dr. Kochhäuser ist Facharzt für Innere Medizin, Psychosomatik und Psychotherapie in Dortmund. Er hat das breathworks-Training absolviert und arbeitet mit uns zusammen.

Außerdem sind die deutschsprachigen Meditations-CDs von Bodhipaksa zu empfehlen (Arkana Audio, www.arkana-verlag.de).

Retreats
Ein Retreat ist ideal, um das Gelernte sowie die eigene Praxis in einer schönen Umgebung zu festigen, die das Üben begünstigt. Im deutschsprachigen Raum bieten Retreats zum Beispiel an:

breathworks Deutschland, Achtsamkeitsbasierte Schmerz- und Stressmanagement-Kurse, Workshops und Weiterbildungen, Tanja Stevanovic und Abhayada Thomas Sopp, Eulerstr. 14, 45883 Gelsenkirchen, Tel.: 0209/275 75 47, E-Mail: T.S.-breathworks@web.de, www.breathworks.de

Ich selbst leite nach Möglichkeit auch einmal im Jahr mit meinen deutschen Kollegen ein breathworks-Trainingsretreat im deutschsprachigen Raum (www.breathworks.de), bei dem es für die von mir gestalteten Teile eine englisch-deutsche Übersetzung gibt. Außerdem führe ich regelmäßig englischsprachige Seminare im Taraloka Women's Buddhist Retreat Centre durch (www.taraloka.org.uk), biete aber auch an anderen Orten weltweit Retreats an (info@breathworks.co.uk).

Aus meiner persönlichen Erfahrung und aus meinem Wissen heraus kann ich die Aktivitäten der Freunde des Westlichen Buddhistischen Ordens empfehlen. Informationen zu Aktivitäten und Kursen im deutschsprachigen Raum entnehmen Sie bitte der Seite www.fwbo.de, die Angebote in anderen Ländern finden Sie unter www.fwbo.org. Einige der Kurse beschäftigen sich mit buddhistischen Lehren und Praktiken, bei anderen liegt der Schwerpunkt auf Themen wie Yoga, Tai-Chi, Wandern oder kreativem Ausdruck.

Das Meditationshaus Vimaladhatu (www.meditationshaussundern.de) der Freunde des Westlichen Buddhistischen Ordens liegt im Herzen des Sauerlands.

Pauenhof e. V., Pauendyck 1, 47665 Sonsbeck Hamb, www.pauenhof.de

Buddhismus im Westen e. V., Waldhaus am Laacher See, Nickenich, www.buddhismus-im-westen.de

Hier einige Personen und Institutionen, die Achtsamkeitsmeditation lehren:

breathworks Deutschland, Kontaktdaten siehe »Retreats«, www.breathworks.de

Zentren der Freunde des Westlichen Buddhistischen Ordens, www.fwbo.de

Auch über folgende Organisationen sind Informationen zu Achtsamkeitsseminaren zu erhalten:

Deutsche Buddhistische Union (DBU), www.dharma.de/dbu

Österreichische Buddhistische Religionsgesellschaft (ÖBR), http://buddhismus-austria.at

Schweizerische Buddhistische Union (SBU), www.sbu.net

Weitere Angebote zur Stressbewältigung durch die Übung von Achtsamkeit (Mindfulness-Based Stress Reduction, MBSR) sowie achtsamkeitsbasierte kognitive Therapie (Mindfulness-Based Cognitive Therapy, MBCT) finden Sie auf der Internetseite www.mbsr-verband.org des MBSR/MBCT-Verbands.

Gesundheit und Achtsamkeit

Im Folgenden führe ich eine Auswahl von Personen und Zentren auf, die Achtsamkeitsmethoden im medizinischen Bereich anwenden:

Praxis Ostenhellweg in Dortmund, Integrative Gemeinschaftspraxis für Psychosomatik, Innere und Allgemeinmedizin, Tel.: 0231/52 59 76, E-Mail: mail@praxis-ostenhellweg.de, www.praxis-ostenhellweg.de

Institut für Naturheilkunde und Traditionelle Chinesische Medizin, ambulantes Behandlungszentrum an den Kliniken Essen-Mitte/Knappschafts-Krankenhaus, www.tcmambulanz-uni-essen.de

Diese Institute und Hochschulen haben u. a. achtsamkeitsbasierte Lehrangebote in ihre Lehr- und Studiengänge integriert:

Fachhochschule Osnabrück, Fakultät für Wirtschafts- und Sozialwissenschaften, Profil Gesundheit, Prof. Dr. Andreas Fischer (Lehrstuhl für Ergotherapie, Beauftragter des Bachelor-Programms Ergotherapie, Logopädie und Physiotherapie), www.wiso.fh-osnabrueck.de/elp-bsc.html
An diesem Lehrstuhl werden auch Studien zum breathworks-Programm durchgeführt.

Die Akademiestiftung Hellweg in Soest u. a. in den Studiengängen »Bachelor of Science Physio-/Ergotherapie« und Master-Universitätslehrgang »Interdisziplinäres Schmerzmanagement«, www.akademiestiftung-hellweg.de

Weitere Informationen zum Dialog zwischen moderner Wissenschaft und Buddhismus finden Sie auf der Internetseite www.mindandlife.org des Mind and Life Institute, das auch über einen deutschsprachigen Zweig verfügt.

Diesen Bereich erforscht auch das Bender Institute of Neuroimaging an der Universität Gießen (www.bion.de).

Danksagung

Viele Menschen haben zu diesem Buch beigetragen. Gewiss wäre es ohne sie niemals zustande gekommen. Mein besonderer Dank gilt Vishvapani, der mit mir am Text arbeitete, seine Arbeit als Lektor mit großer Hingabe und Intelligenz erledigte, das bestmögliche Ergebnis anstrebte und meine Liebe zum Thema teilte. Auch Helen Stanton von Piatkus hat mich beim Schreiben sehr ermutigt. Ihre Erfahrung und ihr klarer Blick halfen uns, das beste Buch herauszubringen, zu dem wir fähig waren. Geoffrey Moorhouse sowie Marilyn und Michael Dugdale ermunterten und unterstützten mich bei der anfänglichen Suche nach einem Verlag und trugen dazu bei, den Erfolg dieses Vorhabens zu garantieren. Ich danke auch Caro Edwards und Bodhaniya, die dieses Projekt mit großzügigen finanziellen Spenden unterstützten, sowie Subhuti und Mokshapriya, deren Cottages in Wales mir Phasen konzentrierten Arbeitens ohne die Ablenkungen zu Hause ermöglichten.

Zur Jahrtausendwende gewährte die britische Millennium Commission behinderten Menschen, die sich gesellschaftlich engagierten, finanzielle Unterstützung und half mir 2001 bei der Verwirklichung des Projekts »Peace of Mind« (Seelenfrieden). Ich bezweifle, dass es breathworks – wie unsere Organisation später heißen sollte – ohne diese Starthilfe gegeben hätte. Mein tief empfundener Dank gilt Sona Fricker und Gary Hennessey (Ratnaguna), den Mitbegründern von breathworks. Sie teilen mein Bestreben, Menschen, die mit Schmerzen, Krankheit oder Stress leben, in Achtsamkeit zu unterrichten. Der Inhalt des Buches wurde überwiegend von uns gemeinsam entwickelt.

Padmadarshini (Rosey Cole) hat mich bei der Entwicklung des Programms der achtsamen Bewegungen unterstützt. Sie ist eine begnadete Yogalehrerin und stellt mir ihre Zeit und ihr Talent stets großzügig zur Verfügung. Darüber hinaus stehe ich in der Schuld von Donna Farhis, die sich vor allem in ihrem Werk *The Breathing Book* intensiv mit dem Atem beschäftigt. Sie half mir, die Philosophie zu entwickeln, die hinter Kapitel 7 steht. Pete Moore vom britischen Persistent Pain Programme (Dauerschmerzprogramm) inspirierte mich zum vierten Teil dieses Buches.

Dr. Amanda C. de C. Williams vom College der Universität London war mir bei der Arbeit eine enorme Hilfe und unterstützte mich darin, Zugang zu den wissenschaftlichen und medizinischen Aspekten der chronischen Schmerzen zu finden. Ich habe den größten Respekt vor ihrem unerschütterlichen Engagement, auf die menschliche Seite von Schmerz und Leid – unabhängig von deren Ursache – einzugehen.

Auch Dr. Jon Kabat-Zinn schenkte mir sehr großzügig seine Zeit und Unterstützung. Ich kam mit seiner Arbeit erstmals in Berührung, als ich mich noch damit herumschlug, effektive Meditationsgewohnheiten zu entwickeln, während ich in einem schmerzenden Körper leben musste. Sein Ansatz war wie eine Oase in der Wüste.

Tiefe Dankbarkeit empfinde ich gegenüber meinem buddhistischen Lehrer Sangharakshita. Er übersetzt die buddhistischen Lehren und bringt sie in eine Form, die auch einer modernen westlichen Frau wie mir zugänglich ist. Seine Lehren haben mein Leben verändert. Er gründete die Bewegung der »Freunde des Westlichen Buddhistischen Ordens« und schuf damit eine Gemeinschaft, die mich auf dem buddhistischen Pfad unterstützt.

Ich danke auch meinen Freunden, meiner Familie und meinen persönlichen Assistenten, die so viel Geduld mit mir hatten, als ich mich ins Schreiben vertiefte, und die mir den dazu nötigen Freiraum ließen. Mein besonderer Dank gilt meinem

Partner Sona Fricker. Er ist ein Quell der Güte und der Beständigkeit. Ich danke auch meinen Eltern, die mich ausgesprochen freundlich und großzügig unterstützten, als ich mich, so gut ich konnte, mit meiner Behinderung arrangierte. Sie waren stets ein leuchtendes Beispiel für den Unternehmer- und den Pioniergeist der Neuseeländer und haben diese Eigenschaften auch in mir gefördert.

Zu guter Letzt danke ich allen Menschen, die krank sind, mit Schmerzen leben müssen und sich im Laufe der Jahre mit breathworks beschäftigt haben. Ihr Mut und ihre Offenheit halfen mir, das vorliegende Material zusammenzustellen. Viele von ihnen ließen mich großzügig an den Geschichten teilhaben, die in diesem Buch zu lesen sind. Zum Schutz ihrer Privatsphäre habe ich ihre Namen geändert.

Ich danke für die Genehmigung, das folgende Material veröffentlichen zu dürfen:

S. 45 ff., Wilhelm Geister, Nyanaponika Mahathera, Hellmuth Hecker, *Die Reden des Buddha*, Verlag Beyerlein – Steinschulte, 1997, Buch vier, S. 123/4

S. 79, 128, aus *Selected Poems* von Rumi, ins Englische übersetzt von Coleman Barks. Mit freundlicher Genehmigung von Coleman Barks, © Coleman Barks 1995

S. 100 f., 287 ff., Jon Kabat-Zinn, *Gesund durch Meditation. Das große Buch der Selbstheilung*, © 2007 Fischer Taschenbuch Verlag, S. 154, 334–335

S. 105 f., aus *Waking* von Matthew Sanford. Mit freundlicher Genehmigung von Rodale, Inc., © Matthew Sanford 2006

S. 108, aus *Heartwood. Meditations on Southern Oaks* von Rumi und William Guinon, ins Englische übersetzt von Coleman Barks, © 1998. Mit freundlicher Genehmigung von Coleman Barks

S. 121, aus *Trust in mind. The Rebellion of Chinese Zen* von Mu Soeng. Mit freundlicher Genehmigung von Wisdom Publications, © Mu Soeng 2004

S. 157, aus *Great Fool* von Ryokan, University of Hawai'i Press, 1996, S. 153

S. 169, aus *Where Many Rivers Meet* von David Whyte, Mit freundlicher Genehmigung von Many Rivers Press, Langley, Washington, © David Whyte 1990

S. 185, aus *Hidden Music* von Rumi, ins Englische übersetzt von Azima Melita und Maryam Mafi. Mit freundlicher Genehmigung von HarperCollins Publishers Ltd., © Azima Melita und Maryam Mafi 2001

S. 278 f., Portia Nelson, »Autobiografie in fünf Kapiteln«, in: Sogyal Rinpoche, *Das tibetische Buch vom Leben und vom Sterben*, © 2004 Fischer Taschenbuch Verlag, S. 53

Es wurden alle Anstrengungen unternommen, die Inhaber der Urheberrechte ausfindig zu machen und zu erwähnen. Der Verlag ist jedoch gern bereit, in künftigen Ausgaben alle Fehler oder Versäumnisse zu korrigieren, die ihm schriftlich zur Kenntnis gebracht werden.

Anmerkungen

Epigraph

1 Rumi, *Hidden Music*, HarperCollins, 2001, S. 197

Vorwort

1 Jon Kabat-Zinn, L. Lipworth, R. Burney, W. Sellers, »Four Year Follow-up of a Meditation-based Programme for the Self-regulation of Chronic Pain: Treatment Outcomes and Compliance«, Clinical Journal of Pain 2 (1986), S. 159–173
2 Bath Centre for Pain Services at the Royal National Hospital for Rheumatic Diseases, L. McCracken, J. Gauntlet-Gilbert, K. Vowles, »The Role of Mindfulness in a Contextual Cognitive-behavioural Analysis of Chronic Pain-related Suffering and Disability«, Pain, Bd. 131 (1–2), IASP, September 2007, S. 63–69

Einleitung

1 Steven Levine, *Wege durch den Tod,* Kamphausen, 1999

1 Mein Weg hierher

1 »Survey of Chronic Pain in Europe: Prevalence, Impact on Daily Life, and Treatment«, H. Breivik, B. Collett, V. Ventafidda, R. Cohen, D. Gallacher, *European Journal*

of Pain, Bd. 10, 2006, S. 287–333. Hier handelte es sich um eine groß angelegte, computergestützte Telefonumfrage. Sie sollte Verbreitung, Intensität, Behandlung und Wirkung chronischer Schmerzen in fünfzehn europäischen Ländern sowie Israel untersuchen.

2 »Pain in America. A Research Report«, Gallup Organization für Merck & Co, Inc., Olgilvy Public Relations, 2000
3 *Siehe* Anhang 3 für weitere Informationen zum Center for Mindfulness und weitere achtsamkeitsbasierte Ansätze.
4 Für weitere Informationen siehe Kapitel 4.

2 Was ist Schmerz?

1 International Association for the Study of Pain (IASP), »Classification of Chronic Pain«, *Pain,* Ergänzungsbd., 1986, S. 53
2 Zitiert in: Patrick Wall, *Pain. The Science of Suffering,* Weidenfeld & Nicholson, 1999, S. 29
3 Michael Bond, Karen Simpson, *Pain. Its Nature and Treatment,* Elsevier, 2006, S. 4
4 Frances Cole, Helen Macdonald, Catherine Carus, Hazel Howden-Leach, *Overcoming Chronic Pain,* Constable & Robinson, 2005, S. 37; Bond & Simpson, 2006, S. 16. Die Autoren liefern alternativ die folgende Einteilung der »International Association for the Study of Pain«: akuter Schmerz (bis zu einem Monat), sub-akuter Schmerz (bis zu sechs Monaten) und chronischer Schmerz (sechs Monate oder länger).
5 Eine dieser Definitionen finden Sie bei Patrick Wall.
6 M. C. Jensen, »Magnetic Resonance Imaging of the Lumbar Spine in People without Back Pain«, *New England Journal of Medicine,* Bd. 331 (2), Juli 1994, S. 69–73
7 W. E. Fordyce, D. Lansky, D. A. Calsyn, J. L. Shelton, W. C. Stolov, D. L. Rock, »Pain Measurement and Pain

Behavior«, *Pain,* Bd. 18, 1984, S. 53–69; A. Gamsa, »The Role of Psychological Factors in Chronic Pain I: A Half Century of Study«, *Pain,* Bd. 57 (1), April 1994, S. 5–15
8 Patrick Wall, S. 78
9 Patrick Wall, Ronald Melzack, *The Challenge of Pain,* Penguin Books, 1982, S. 98
10 Patrick Wall, S. 31

3 Die zwei Pfeile

1 Weitere Informationen finden Sie zum Beispiel im Rahmen der Studien des Mind and Life Institute: www.mindandlife.org.
2 Samyutta Nikaya, 36.6: Sallatha Sutta, »Durch einen Pfeil«, in: Wilhelm Geister, Nyanaponika Mahathera, Hellmuth Hecker, *Die Reden des Buddha,* Beyerlein & Steinschulte (1997), Buch vier, S. 123/4

4 Erkundung der Achtsamkeit

1 Amy Schmidt, *Dipa Ma. Furchtlose Tochter des Buddha,* Arbor, 2004, S. 45
2 »The Satipatthana Sutta« findet sich in Analayo, *Satipatthana: The Direct Path to Realisation,* Windhorse Publications, 2003, S. 3–13.
3 Jon Kabat-Zinn, *Im Alltag Ruhe finden. Meditationen für ein gelassenes Leben,* Fischer Taschenbuch Verlag, 2009, S. 18
4 Mark Williams, John Teasdale, Zindel Segal, Jon Kabat-Zinn, *The Mindful Way Through Depression. Freeing Yourself From Chronic Unhappiness,* Guildford Press, 2007, S. 48
5 Ebenda, S. 5

6 Pierre Hadot, *Philosophie als Lebensform. Geistige Übungen in der Antike*, Gatza, 1991, S. 17
7 B. Alan Wallace, Shauna L. Shapiro, »Mental Balance and Wellbeing: Building Bridges Between Buddhism and Western Science«, *American Psychologist*, Bd. 61 (7), American Psychological Association, Oktober 2006, S. 690–701
8 Analayo (2003), S. 58
9 Analayo (2003) erörtert die Verbindung zwischen dem Wort *sati* und der Erinnerung, S. 46–47.
10 Sangharakshita, *Buddhas Meisterworte für Menschen von heute. Satipatthana-Sutta*, Lotos, 2004, S. 17
11 Dies wird in der *satipatthana*-Meditation *sampajanna* genannt, was als »Achtsamkeit auf das angestrebte Ziel«, »klares Begreifen« oder »Wissen um die Zukunft« übersetzt wird. Siehe Analayo (2003), S. 39, und Sangharakshita (2004), S. 24.
12 Sangharakshita (2004), S. 39. Die Achtsamkeit *(sati)* und das klare Begreifen *(sampajanna)* werden in der buddhistischen Tradition oft zu einem Begriff vereint: *satisampajanna*. Die Bedeutung dieser beiden Worte ist so ähnlich, dass sie praktisch austauschbar sind, und doch gibt es keinen Begriff, der den von ihnen beschriebenen Eigenschaften gerecht würde. Sowohl »Achtsamkeit« als auch »Wissen« sind für ein kreatives Leben unerlässlich.
13 Sangharakshita (2004), S. 206
14 Analayo (2003), S. 54
15 Jon Kabat-Zinn, »Mindfulness-Based Interventions in Context: Past, Present, and Future«, *Clinical Psychology. Science and Practice*, Bd. 10, 2003, S. 45
16 Bhikkuni Kusuma, *A Mental Therapy. The Development of the Four Foundations of Mindfulness or Sati Satipatthana in Theravada Buddhist Meditation* (Vipassana), The Corporate Body of the Buddha Educational Foundation, S. 5

17 Sie werden traditionell als die vier Aspekte oder die vier Grundlagen der Achtsamkeit bezeichnet. Siehe Analayo (2003), S. 29–30.
18 Die vierte Dimension der Achtsamkeit ist *dhamma* (Pali) oder *dharma* (Sanskrit). Ich empfinde die Interpretation am hilfreichsten, wonach man dadurch eine auf Wahrheit beruhende Perspektive gewinnt, aus der man seine Erfahrung betrachten kann. Siehe Analayo (2003), S. 183.
19 Thich Nhat Hanh, *Das Diamant-Sutra*, Theseus Verlag (1993), Vers 32
20 Dies ist eine weitere Deutungsmöglichkeit des *dhamma/dharma*. Das Prinzip der Bedingtheit – dass alle Dinge abhängig von ihren Ursachen und Bedingungen kommen und gehen – besagt, dass Sie Ihrem Leben allmählich eine positive Richtung geben können.
21 Jeffrey Hopkins, *Mitgefühl und Liebe. Meditationstechniken und buddhistische Sichtweisen*, Goldmann, 2002, S. 44
22 Rainer Maria Rilke, »Taube, die draußen blieb«, in: *Sämtliche Werke*, Band 2, Insel Verlag (1963), S. 318
23 Dieses Bild findet sich in einem buddhistischen Text namens *Avatamsaka-Sutra*. Siehe auch Francis H. Cook, *Hua-Yen Buddhism. The Jewel Net of Indra*, Pennsylvania State University, 1977.

5 Die breathworks-Methode der fünf Schritte der Achtsamkeit

1 Coleman Barks (Übersetzer), *Rumi: Selected Poems*, Penguin, 1992, S. 22 (»Quietness«)
2 Charlotte Joko Beck, *Zen im Alltag*, Droemer Knaur, 2000, S. 81 ff.

3 Jon Kabat-Zinn, *Gesund durch Meditation. Das große Buch der Selbstheilung,* Fischer Taschenbuch Verlag (2007), S. 220

6 Heilung, Ganzheit, Heilverfahren

1 Rainer Maria Rilke, »Ach, nicht getrennt sein«, in: *Sämtliche Werke,* Band 2, Insel Verlag (1963), S. 184
2 Siehe Jon Kabat-Zinn (2007), S. 150
3 Siehe Jon Kabat-Zinn (2007), S. 154
4 Stephen Levine, *Sein lassen. Heilung im Leben und im Sterben,* Context Verlag, 1992, S. 14 ff.
5 Sie beschreibt Nicht-wahrhaben-Wollen, Zorn, Verhandeln, Depression und Zustimmung. Elisabeth Kübler-Ross, *Interviews mit Sterbenden,* Droemer Knaur, 2001
6 Matthew Sandford, *Waking. A Memoir Of Trauma and Transcendence,* Rodale Publications (2006), S. 127–128.
7 Ebenda, S. 128
8 Ebenda, S. 127
9 Ebenda, S. 193–194, 199
10 Ebenda, S. 198
11 Ebenda, S. 182
12 »Wild Geese«, aus: *Dream Work* von Mary Oliver. Copyright Mary Oliver 1986. Mit freundlicher Genehmigung der Grove/Atlantic, Inc.

7 Der Atem

1 Rumi, aus: »The Turn: Dance in Your Blood«, *The Essential Rumi,* Castle, 1998, S. 267
2 James Joyce, »Ein betrüblicher Fall«, in: *Werke I,* Suhrkamp Verlag (1969), S. 109

3 Jon Kabat-Zinn, *Zur Besinnung kommen*, Arbor, 2006, S. 281
4 Eric Partridge, *A Short Etymological Dictionary of Modern English*, Routledge and Kegan Paul, 1963. Das Wort ist auch der Ursprung von Wörtern wie engl. *habitation* (»Behausung«), engl. *habit* (»Gewohnheit«) und dt. *rehabilitieren*.
5 Gavin Burt, »It's Your Move«, *Talkback Magazine*, Backcare, Herbst 2007, S. 15
6 Siehe auch Donna Farhi (1996)
7 Weitere Informationen zur Beeinflussung der Atmung finden Sie bei Donna Farhi (1996), S. 98.
8 Donna Farhi (1996), S. 98
9 Mu Soeng, *Trust in Mind*, Wisdom Publications, 2004, S. 142
10 Weitere Informationen zu den Eigenschaften einer optimalen Atmung finden Sie bei Donna Farhi (1996), S. 45–46.

8 Die achtsame Bewegung

1 Rumi: *Selected Poems*, Penguin, 1995, S. 174
2 Ruth Dickstein, Judith E. Deutsch, »Motor Imagery in Physical Therapist Practice«, *Physical Therapy*, Bd. 87, Nr. 7, American Physical Therapy Association, Juli 2007, S. 942–953

9 Was ist Meditation?

1 Ryokan, *Great Fool*, University of Hawai'i Press, 1996, S. 153
2 Ruth A. Baer, »Mindfulness Training as a Clinical Intervention. A Conceptual and Empirical Review«, *Clinical*

Psychology. Science and Practice, Bd. 10 (2), American Psychological Association, 2003, S. 125–143.

3 Vidyamala Burch, Gary Hennessey, Sona Fricker, »The Breathworks Self-Management Mindfulness-Based Pain Management Programme. Measuring is Effectiveness using Qualitative and Quantitative Research – A Service Evaluation«, www.breathworks-mindfulness.co.uk, 2006

4 Paul Grossman, Ludger Niemann, Stefan Schmidt, Harald Walach, »Mindfulness-Based Stress Reduction and Health Benefits. A Meta-Analysis«, *Journal of Psychosomatic Research,* Bd. 57 (1), S. 35–43

5 K. Proulx, »Integrating Mindfulness-Based Stress Reduction«, *Holistic Nursing Practice,* Bd. 17 (4), Kathleen Phelan Publications, 2003, S. 201–208

6 »The Effectiveness of Meditation Techniques to Reduce Blood Pressure Levels: A Meta-Analysis«, Dissertation Abstracts International 47, Nr. 11-B, 1987, 4639.

7 Richard Davidson, Jon Kabat-Zinn, Jessica Schumacher u. a., »Alterations in Brain and Immune Function Produced by Mindfulness Meditation«, *Psychosomatic Medicine,* Bd. 65 (4), American Psychosomatic Society, 2003, S. 564–570.

8 The National Institutes of Health, »Alternative Medicine: Expanding Medical Horizons«, *A Report to the National Institutes of Health on Alternative Medical Systems and Practices in the United States,* NIH Publication Nr. 94-066, 1994

9 Dies ist die Übertragung der entsprechenden Begriffe aus der buddhistischen Meditationslehre, die vor allem mit dem buddhistischen Meditationsmeister Chih-i (Zhiyi) aus dem 6. Jahrhundert in Verbindung gebracht wird. »Innehalten« (oder auch »ruhiges Verweilen«) ist die Übersetzung des Begriffes *samatha,* das Wort »sehen« (oder auch »Einsicht«, »klare Sicht«) übersetzt den Begriff *vipassana.*

10 Die richtige Einstellung

1 David Whyte, *Where Many Rivers Meet,* Many Rivers Press, 1990, S. 2
2 Larry Rosenberg, *Mit jedem Atemzug,* Arbor Verlag, 2002, S. 63
3 Nach: *Opening the Hand of Thought,* Kosho Uchiyama, Wisdom Publications, 2005, S. 54
4 Monty Roberts, *Der mit den Pferden spricht,* Bastei-Lübbe, 1997
5 Sayadaw U. Tejanaya, »The Wise Investigator«, *Tricycle. The Buddhist Review,* Winter 2001, S. 44
6 Shunryu Suzuki, *Zen-Geist, Anfänger-Geist,* Theseus Verlag, 1993, S. 21

11 Mit Schmerzen meditieren

1 Rumi, *Hidden Music,* 2001, S. 90

13 Körper-Scan

1 Rainer Maria Rilke, »Das Stunden-Buch«, in: Rainer Maria Rilke, *Die Gedichte,* Insel, 1986, , S. 266–267
2 Shunryu Suzuki, *Zen-Geist, Anfänger-Geist,* Theseus Verlag, 1993, S. 48
3 William Hart, *Die Kunst des Lebens,* dtv, 2006, S. 114

14 »Im Rhythmus des Atems«

1 Analayo (2003)

15 Liebevolles Gewahrsein

1 *Sutta Nipata* 1.8: The Karaniya Metta Sutta, »Güte« (dt.: www.palikanon.com)
2 *Collins English Dictionary*
3 Vorlesung auf einer Konferenz für achtsamkeitsbasierte Ansätze, Universität Wales, Bangor, Sommer 2006

16 Vom Umgang mit Gedanken und Gefühlen

1 Zindel Segal, Mark Williams, John Teasdale, *Die achtsamkeitsbasierte kognitive Therapie der Depression. Ein neuer Ansatz zur Rückfallprävention*, DGVT Deutsche Gesellschaft für Verhaltenstherapie, 2008, S. 257
2 Spencer Smith, Steven Hayes, *In Abstand zur inneren Wortmaschine. Ein Selbsthilfe- und Therapiebegleitbuch auf der Grundlage der Akzeptanz- und Commitment-Therapie (ACT)*, DGVT Verlag, 2007, S. 104. Die Formulierung »auf die Gedanken statt von ihnen aus schauen« stammt ebenfalls aus diesem Buch.
3 Dieser Begriff wird von Jon Kabat-Zinn (2004), S. 264, verwendet.
4 Spencer Smith, Steven Hayes (2005), S. 104
5 Dieses sowie die folgenden beiden Bilder stammen aus: Segal, Williams, Teasdale (2002), S. 262
6 Diese Bilder wurden erstmals von Buddha verwendet. Bhikkhu Bodhi, *The Connected Discourses of the Buddha. A Translation of the Samyutta Nikaya*, Wisdom Publications, 2000, S. 1611–1613
7 Jeffrey Hopkins (2002), S. 24

17 Achtsamkeit im Alltag

1 Portia Nelson, *There's a Hole in My Sidewalk. The Romance of Self-Discovery*, Beyond Words Publishing, 1994, deutsche Fassung des Gedichts »Autobiografie in fünf Kapiteln« in: Sogyal Rinpoche, *Das tibetische Buch vom Leben und vom Sterben*, Fischer Taschenbuch Verlag, 2004, S. 53

18 Am Ball bleiben

1 Sangharakshita, *Complete Poems*, Windhorse Publications, 1995, S. 446–447

Anhang 2

1 Nach Jon Kabat-Zinn, *Gesund durch Meditation. Das große Buch der Selbstheilung*, Fischer Taschenbuch Verlag, 2007, S. 334–335

Weiterführende Literatur

Meditation und Achtsamkeit
Analayo, *Satipatthana. The Direct Path to Realisation,* Windhorse Publications, 2003
Bodhipaksa, *Wildmind. A Step-by-Step Guide to Meditation,* Windhorse Publications, 2007
Hart, W., *Die Kunst des Lebens. Vipassana-Meditation nach S. N. Goenka,* dtv, 2006
Kabat-Zinn, J., *Im Alltag Ruhe finden. Meditationen für ein gelassenes Leben,* Fischer Taschenbuch Verlag, 2007
Kamalashila, *Meditation. Der buddhistische Weg zu Glück und Erkenntnis,* Theseus Verlag, 2005
Paramananda, *Change Your Mind,* Windhorse 1996
Rosenberg, L., *Mit jedem Atemzug. Buddhas Weg zu Achtsamkeit und Einsicht,* Arbor, 2002
Sangharakshita, *Buddhas Meisterworte für Menschen von heute. Sattipathana-Sutta,* Lotos, 2004

Buddhismus
Beck, C. J., *Zen im Alltag,* Droemer Knaur, 2000
– *Einfach Zen,* Droemer Knaur, 2000
Bodhi, *In den Worten des Buddha,* Beyerlein und Steinschulte, 2008
Hopkins, J., *Mitgefühl und Liebe,* Goldmann, 2002
Kulananda, *Buddhismus auf einen Blick. Lehre, Methoden und Entwicklung,* Do Evolution, 1999
Nanamoli, *The Life of the Buddha According to the Pali Canon,* Buddhist Publication Society, 1972
Salzberg, S., *Ein Herz so weit wie die Welt. Buddhistische Achtsamkeitsmeditation als Weg zu Weisheit, Liebe und Mitgefühl,* dtv, 2002

Sangharakshita, *Buddhistische Praxis. Meditation, Ethik und Weisheit,* Do Evolution, 2002
- *Die drei Juwelen. Ideale des Buddhismus,* Do Evolution, 2007
- *What Is the Dharma? The Essential Teachings of the Buddha,* Windhorse Publications, 2007
- *What Is the Sangha? The Nature of Spiritual Community,* Windhorse Publications, 2001
- *Who Is the Buddha?* Windhorse Publications, 2002

Schmidt, A., *Dipa Ma. Furchtlose Tochter des Buddha,* Arbor, 2004

Sogyal Rinpoche, *Das tibetische Buch vom Leben und vom Sterben. Ein Schlüssel zum tieferen Verständnis von Leben und Tod,* Fischer Taschenbuch Verlag, 2004

Suzuki S., *Zen-Geist, Anfänger-Geist,* Theseus Verlag, 1975

Thich Nhat Hanh, *Das Wunder der Achtsamkeit,* Theseus Verlag, 2001

Vajragupta, *Buddhism. Tools for Living Your Life,* Windhorse Publications, 2007

Gesundheit

Bertherat, T./Bernstein C., *Der entspannte Körper. Schlüssel zu Vitalität, Gesundheit und Selbstbestimmung,* Fischer Taschenbuch, 1992

Dahl, J./Lundgren, T., *Living Beyond Your Pain,* New Harbinger Publications, 2006

Farhi, D., *The Breathing Book,* Henry Holt, 1996

Kabat-Zinn, J., *Gesund durch Meditation. Das große Buch der Selbstheilung,* Fischer Taschenbuch Verlag, 2006
- *Zur Besinnung kommen,* Arbor, 2006

Klein, A., *Chronic Pain. The Complete Guide to Relief,* Carroll & Graf, 2001

Kübler-Ross, E., *Interviews mit Sterbenden,* Droemer Knaur, 2001

Levine, S., *Wege durch den Tod,* Kamphausen, 1999

– *Sein lassen. Heilung im Leben und im Sterben*, Context Verlag, 1992

Santorelli, S., *Zerbrochen und doch ganz. Die heilende Kraft der Achtsamkeit*, Arbor, 2006.

Segal, Z./Williams, M./Teasdale, J., *Die achtsamkeitsbasierte kognitive Therapie der Depression. Ein neuer Ansatz zur Rückfallprävention*, DGVT Deutsche Gesellschaft für Verhaltenstherapie, 2008

Smith, S./Hayes S., *In Abstand zur inneren Wortmaschine. Ein Selbsthilfe- und Therapiebegleitbuch auf der Grundlage der Akzeptanz- und Commitment-Therapie (ACT)*, DGVT-Verlag, 2007

Williams, M./Segal, Z./Teasdale, J./Kabat-Zinn, J., *The Mindful Way Through Depression. Freeing Yourself From Chronic Unhappiness*, Guildford Press, 2007

Berichte zur Bewältigung gesundheitlicher Probleme mithilfe von Meditation oder Gewahrsein

Bedard, J., *Lotus in the Fire. The Healing Power of Zen*, Shambhala Publications, 1999

Boucher, S., *Im Herzen des Feuers. Eine buddhistische Frau durchlebt den Krebs*, Theseus Verlag, 2001

Cohen, D., *Turning Suffering Inside Out. A Zen Approach to Living with Physical and Emotional Pain*, Shambhala Publications, 2003

Rosenbaum, E., *Here For Now. Living Well with Cancer Through Mindfulness*, Satya House Publications, 2007

Sadler, J., *Pain Relief Without Drugs*, Healing Arts Press, 2007

Sanford, M., *Waking. A Memoir of Trauma and Transcendence*, Rhodale Publications, 2006

Shone, N., *Coping Successfully with Pain*, Sheldon Press, 1995

Schmerz

Bond, M./Simpson, K., *Pain. Its Nature And Treatment*, Elsevier, 2006

Cole, F./Macdonald, H./Carus, C./Howden-Leach, H., *Overcoming Chronic Pain*, Constable & Robinson, 2005

Nicholas, M./Molloy, A./Tonkin, L./Beeston, L., *Manage Your Pain*, Souvenir Press, 2003

Padfield, D., *Perceptions of Pain*, Dewi Lewis Publications, 2003

Wall, P./Melzack R., *The Challenge of Pain*, Penguin Books, 1982

Wall, P., *Pain. The Science of Suffering*, Weidenfeld & Nicolson, 1999

Lyrik

Oliver, M., *New and Selected Poems*, Beacon Press, 1992

Rilke, R. M., *Sämtliche Werke*, Insel Verlag, 1963

Rumi, *Selected Poems*, übersetzt von C. Barks, Penguin, 1995

– *The Essential Rumi*, übersetzt von C. Barks, Castle, 1998

– *Hidden Music*, übersetzt von M. Mafi und A. M. Kolin, Thorsons, 2001

Ryokan, *Great Fool. Zen Master Ryokan – Poems, Letters, and Other Writings*, übersetzt von P. Haskel und R. Abe, University of Hawai'i Press, 1996

– *Eine Schale, ein Gewand*, Kristkeitz Verlag, 1999

Sangharakshita, *Complete Poems*, Windhorse Publications, 1995

Whyte, D., *Where Many Rivers Meet*, Many Rivers Press, 1990

Weitere

Hadot, P., *Philosophie als Lebensform. Antike und moderne Exerzitien der Weisheit*, Fischer Taschenbuch, 2005

Nelson, P., *There's a Hole in My Sidewalk*, Beyond Words Publishing, 1994

Roberts, M., *Der mit den Pferden spricht*, Bastei Lübbe, 1997

Buddhistische Wege

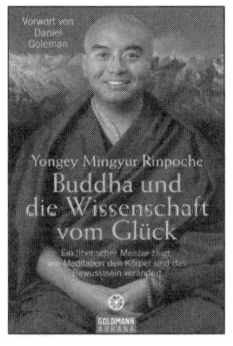

Mingyur Rinpoche, 21779
Buddha und die Wissenschaft vom Glück

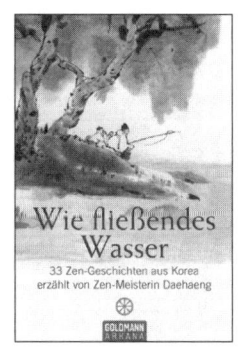

Zen-Meisterin Daehaeng, 21819
Wie fließendes Wasser

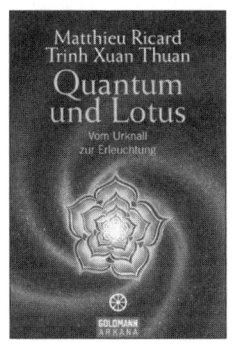

Matthieu Ricard / 21820
Trinh Xuan Thuan,
Quantum und Lotus

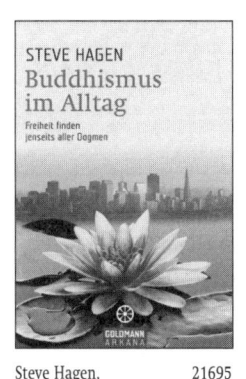

Steve Hagen, 21695
Buddhismus im Alltag

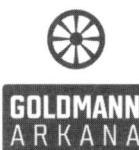

GOLDMANN ARKANA

Mehr Informationen unter:
www.arkana-verlag.de

Meditation für Anfänger

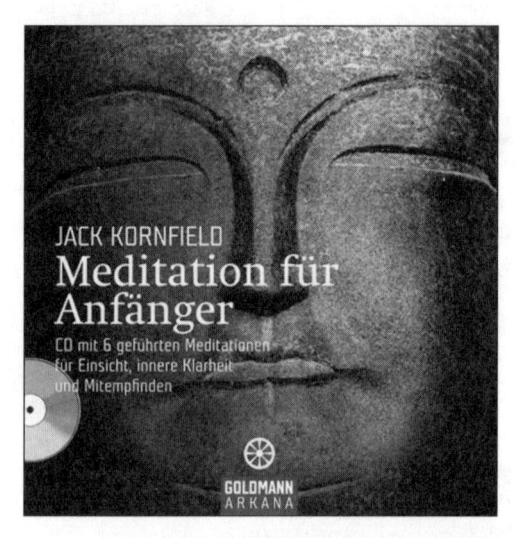

978-3-442-33733-0

»Jack Kornfield ist wohl der beste Meditationslehrer, den wir aktuell im Westen haben. Sein Humor, sein Mitgefühl sowie seine Klarheit und Einsicht machen dieses Werk zu einem kostbaren Schatz, der den Übenden sein Leben lang begleitet.«
Kwan Yin Society

Mit 6 geführten Meditationen auf CD

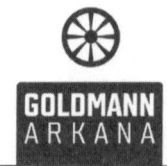

Mehr Informationen unter:
www.arkana-verlag.de